# 甲状腺疾病超声与病理精选

## Ultrasound and Pathology Selection for Thyroid Diseases

**主审** 刘金钢

**主编** 柴 芳 张 浩 杨 静

北方联合出版传媒（集团）股份有限公司

辽宁科学技术出版社

图文编辑

杨 帆 刘 娜 张 浩 刘玉卿 肖 艳 刘 菲 康 鹤 王静雅 纪凤薇 杨 洋

**图书在版编目（CIP）数据**

甲状腺疾病超声与病理精选 / 柴芳，张浩，杨静主编. 一沈阳：辽宁科学技术出版社，2024.8
ISBN 978-7-5591-3555-1

Ⅰ. ①甲… Ⅱ. ①柴… ②张… ③杨… Ⅲ. ①甲状腺疾病—超声波诊断 ②甲状腺疾病—病理学—诊断学 Ⅳ. ①R581.04

中国国家版本馆CIP数据核字（2024）第084516号

出版发行：辽宁科学技术出版社
　　　　　（地址：沈阳市和平区十一纬路25号　邮编：110003）
印 刷 者：辽宁新华印务有限公司
经 销 者：各地新华书店
幅面尺寸：185mm×260mm
印　　张：9.5
插　　页：4
字　　数：200千字
出版时间：2024年8月第1版
印刷时间：2024年8月第1次印刷
责任编辑：苏　阳
封面设计：周　洁
版式设计：袁　舒
责任校对：李　霞

书　　号：ISBN 978-7-5591-3555-1
定　　价：168.00元

投稿热线：024-23280336
邮购热线：024-23280336
E-mail:cyclonechen@126.com
http://www.lnkj.com.cn

# 编委名单
## List of the Editors

**主　审**

刘金钢　中国医科大学附属第四医院

**主　编**

柴　芳　锦州医科大学附属第一医院　　　张　浩　中国医科大学附属第一医院

杨　静　锦州医科大学附属第一医院

**副主编**

郭玲玲　锦州医科大学附属第一医院　　　赵志娟　锦州医科大学附属第一医院

杨传家　中国医科大学附属盛京医院　　　杨　立　锦州医科大学附属第一医院

**秘　书**

霍建平　锦州医科大学附属第一医院

**编　者（按姓名首字笔画为序）**

王志宏　中国医科大学附属第一医院　　　王晓雷　中国医学科学院肿瘤医院

王培松　吉林大学第一医院　　　　　　　田　川　锦州医科大学附属第一医院

朱占胜　锦州医科大学附属第一医院　　　刘　臻　中国医科大学附属盛京医院

刘克毅　锦州医科大学附属第一医院　　　祁　明　锦州医科大学附属第一医院

孙绍龙　中国医科大学附属盛京医院　　　李　博　锦州医科大学附属第一医院

李　鑫　锦州医科大学附属第一医院　　　李纪男　锦州医科大学附属第一医院

李振东　辽宁省肿瘤医院　　　　　　　　杨　立　锦州医科大学附属第一医院

杨　静　锦州医科大学附属第一医院　　　杨传家　中国医科大学附属盛京医院

张　浩　中国医科大学附属第一医院　　　张　巍　中国人民解放军北部战区总医院

张志兴　锦州医科大学附属第一医院　　　张淑伟　锦州医科大学附属第一医院

| | | | |
|---|---|---|---|
| 林本瑞 | 锦州医科大学附属第一医院 | 周　勇 | 中国医科大学附属第四医院 |
| 郑　通 | 锦州医科大学附属第一医院 | 赵元元 | 锦州医科大学附属第一医院 |
| 赵永福 | 大连医科大学附属第二医院 | 赵志娟 | 锦州医科大学附属第一医院 |
| 聂春磊 | 哈尔滨医科大学附属肿瘤医院 | 柴　芳 | 锦州医科大学附属第一医院 |
| 郭玲玲 | 锦州医科大学附属第一医院 | 崔　丹 | 锦州医科大学附属第一医院 |
| 程广明 | 中国人民解放军北部战区总医院 | 霍建平 | 锦州医科大学附属第一医院 |

# 前言
## Preface

甲状腺疾病是全球患病人数增长较快的疾病之一，诊治理念在过去10多年里有了翻天覆地的变化，越来越走向规范化、专业化、精准化。甲状腺结节的良、恶性判定是甲状腺疾病诊断的关键所在。除甲状腺结节的细针穿刺术被认为是常用的诊断手段之外，超声在临床诊断中得到了广泛的应用。但是超声工作目前面临着许多问题：首先，超声诊断的主观性较强，较高水平的超声科医生对结节良、恶性的判定准确率可以达到90%以上。然而，部分超声报告不够准确、规范，容易让临床医生做出错误的判断，进而为患者提供不恰当的治疗。其次，目前对结节良、恶性的评分或分级系统不够统一，还有很多争议，在临床工作中不容易把握。再次，作为一名超声科医生很少有时间和机会近距离观察临床标本，影响了其诊断水平的进一步提升。本书作者作为一名外科医生有机会将超声与病理资料积累起来，历经4年时间将部分精选病例整理成书，与大家分享。

本书尽量采用超声图像与大体标本对照方式收集病例资料，尽力呈现给读者直观的效果。力求精练，对于大家平时已经掌握的基础知识（如甲状腺疾病的生理、解剖、超声影像基础等）不再赘述。成书特点是对各种临床疾病予以简单概述，然后提供具体病例，病例通过临床资料、超声图像、病理资料的顺序讲述，使读者快捷掌握相关疾病的信息及诊断。

每个临床资料均由外科、超声科、病理科医生共同协作整理。在此衷心感谢本书编写过程中各位编者的艰辛付出，希望本书能够为更多同仁提供帮助。感谢孔庆儒老师提供病理技术支持，感谢霍建平医生为后期图片处理做出的重要工作。由于水平有限，书中难免有瑕疵及纰漏，恳请广大同仁及读者批评、指正。

柴芳

2024年2月21日于锦州

# 参考值范围
## Reference Ranges

FT3：2.63 ~ 5.70pmol/L

FT4：9.01 ~ 19.05pmol/L

TSH：0.35 ~ 4.94μIU/mL

TPO：0 ~ 5.61IU/mL

TgAb：0 ~ 4.11IU/mL

TRAb：0 ~ 1.75IU/mL

降钙素：0 ~ 6.40pg/mL

CEA：0 ~ 5.00ng/mL

# 缩略语
## Abbreviations

| | | | |
|---|---|---|---|
| CDFI | color doppler flow imaging<br>彩色多普勒血流显像 | HCG | human chorionic gonadotropin<br>人绒毛膜促性腺激素 |
| FT3 | free triiodothyronine<br>游离三碘甲状腺原氨酸 | ECT | Emission Computed Tomography<br>发射计算机断层扫描 |
| FT4 | free thyroxine<br>游离四碘甲状腺原氨酸 | FT-UMP | follicular tumor of uncertain<br>malignant potential<br>恶性潜能未定的滤泡性肿瘤 |
| TSH | thyroid stimulating hormone<br>促甲状腺激素 | PTC | papillary thyroid carcinoma<br>甲状腺乳头状癌 |
| FNA | fine needle aspiration<br>细针穿刺术 | PTMC | papillary thyroid microcarcinoma<br>甲状腺微小乳头状癌 |
| ESR | erythrocyte sedimentation rate<br>红细胞沉降率 | FNA-Tg | FNA-thyroglobulin washout<br>measurement<br>FNA穿刺洗脱液甲状腺球蛋白检测 |
| SLE | systemic lupus erythematosus<br>系统性红斑狼疮 | FT-UMP | follicular tumor, uncertain<br>malignant potential<br>恶性潜能未定的滤泡性肿瘤 |
| HT | hashimoto thyroiditis<br>桥本甲状腺炎 | | |
| TgAb | antithyroglobulin antibody<br>抗甲状腺球蛋白抗体 | FTC | follicular thyroid cancer<br>甲状腺滤泡癌 |
| TPOAb | thyroid peroxidase antibody<br>甲状腺过氧化物酶抗体 | DTC | differentiated thyroid cancer<br>分化型甲状腺癌 |
| CRP | C-reactive protein<br>C-反应蛋白 | MTC | medullary thyroid carcinoma<br>甲状腺髓样癌 |
| GD | graves disease<br>弥漫性毒性甲状腺肿 | MEN | multiple endocrine neoplasm<br>多发性内分泌腺瘤病 |
| TRAb | thyrotrophin receptor antibody<br>促甲状腺激素受体抗体 | | |

ATC       anaplastic thyroid carcinoma
           甲状腺未分化癌

PTL       primary thyroid lymphomas
           原发性甲状腺淋巴瘤

DLBCL    diffuse large B-cell lymphoma
弥漫性大B细胞淋巴瘤

MALT   mucosa-associated lymphoid
淋巴瘤   tissue lymphoma
黏膜相关淋巴组织结外边缘区
淋巴瘤

# 目录
**Contents**

# 第1章 单纯性甲状腺肿

## 概述

单纯性甲状腺肿又称地方性甲状腺肿，是甲状腺最常见良性疾病，女性发病率明显高于男性。其发病与缺碘、遗传等诸多因素有关。

多数患者早期只表现为甲状腺轻度弥漫性肿大，质地柔软。随着疾病进展，部分可扪及明显肿大的结节，单发或多发。肿大结节可压迫周围器官，表现为不同程度的呼吸困难、吞咽困难，少数可压迫喉返神经出现声音嘶哑。甲状腺结节可出现急性囊内出血，迅速增大，并伴有明显疼痛。部分患者可继发甲状腺功能亢进症及并发恶性结节。

## 病理

根据单纯性甲状腺肿的发生、发展过程，一般将其分为3个时期：

增生期：又称弥漫性增生性甲状腺肿。肉眼观：甲状腺弥漫性对称性中度增大，表面光滑。镜下：滤泡上皮细胞增生呈立方或低柱状，伴小滤泡和小假乳头形成，胶质较少，间质充血。

胶质贮积期：又称弥漫性胶样甲状腺肿。肉眼观：甲状腺呈弥漫性、对称性显著增大，重200~300g，有的可达500g以上，表面光滑，切面呈淡褐色或棕褐色，半透明胶冻状。镜下：大部分滤泡上皮细胞变扁平，滤泡腔高度扩大，腔内大量胶质贮积，可有小滤泡或假乳头形成。

结节期：又称结节性甲状腺肿。肉眼观：甲状腺呈不对称结节性增大，结节大小不一，多无完整包膜，切面可有出血、囊性变、钙化、瘢痕形成等改变。镜下：部分滤泡上皮细胞呈柱状或乳头样增生，伴小滤泡形成；部分滤泡上皮细胞复旧或萎缩，胶质贮积；间质纤维组织增生，间隔包绕形成大小不一的结节状病灶。

## 超声

1.单纯性弥漫性甲状腺肿超声表现

（1）甲状腺呈弥漫性、对称性肿大，表面平整。

（2）病程后期：腺体普遍回声不均，可弥漫分布多发小胶质囊肿。

（3）CDFI：血流正常或稍丰富。

2.结节期超声表现

（1）甲状腺两侧叶不对称性增大，腺体内见多个大小不一、回声不同的结节，边界清晰或模糊，可伴有弧形或颗粒状钙化,可伴有囊性变。

（2）结节以外的腺体回声可能表现为：尚均匀、不均匀或散在的点状或条状高回声,此为纤维组织增生的表现。

（3）CDFI:多数结节周边可见明显的环绕血流信号。

## 病例

### 病例1

女,46岁。

**病史:**甲状腺肿大25年,加重伴呼吸困难2个月。

**查体:**甲状腺双叶Ⅲ度肿大,多发结节,质地韧,表面光滑,无压痛。

**超声:**甲状腺弥漫性肿大,内见多发囊实性结节,部分结节相互融合（图1-1A,B）。

**病理:**结节性甲状腺肿（图1-1C～E）。

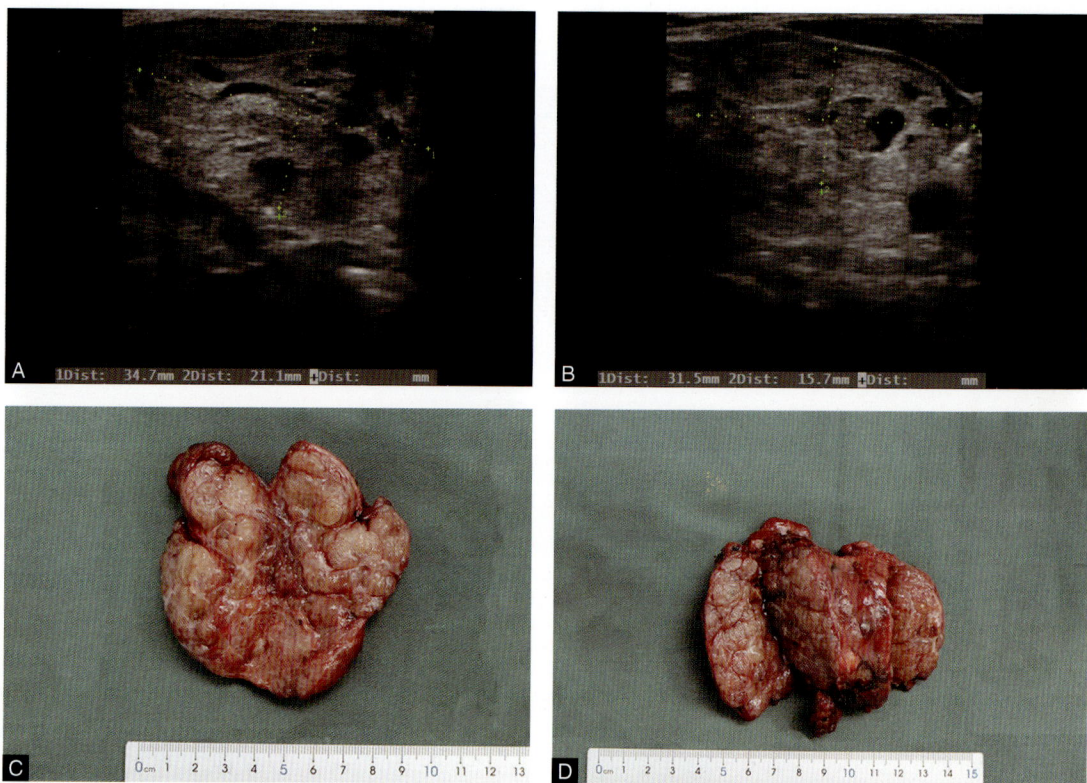

**图1-1** 结节性甲状腺肿。A.右叶纵切面超声;B.左叶横切面超声;C（右叶）,D（左叶）.甲状腺双叶多发囊实性结节,几乎占据全部腺体,局部有纤维化、钙化;E.间质纤维组织长入,形成大小不等、不完全包裹的结节状病灶（×200）

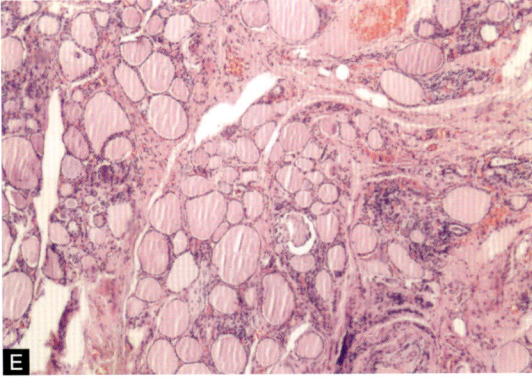

E

图1-1（续）

**病例2**

女，59岁。

病史：甲状腺肿大30余年。

查体：甲状腺Ⅲ度肿大，可扪及多发肿大结节，质地韧，边界清。

化验检查：FT3：5.10pmol/L；FT4：13.53pmol/L；TSH：0.1044μIU/mL↓。

超声：甲状腺不对称增大，弥漫性分布多个大小不等实性及囊实性结节，融合状，边界欠清，部分伴有粗大强回声，后伴声影（图1-2A，B）。

病理：结节性甲状腺肿，伴纤维化、钙化（图1-2C）。

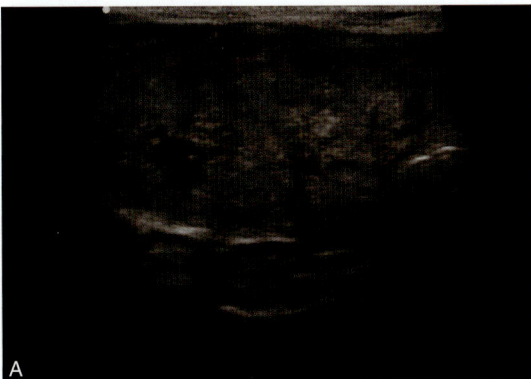

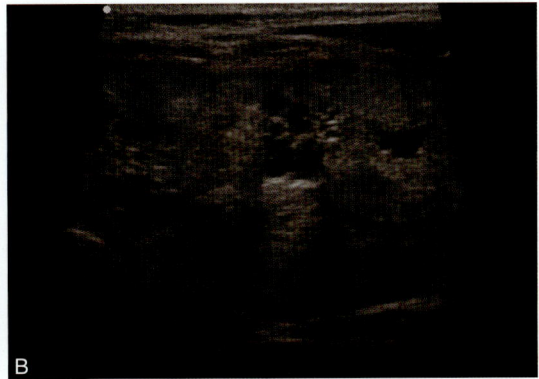

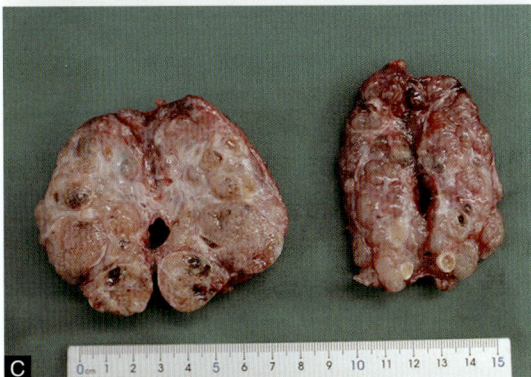

图1-2 结节性甲状腺肿。A. 右叶横切面超声；B. 左叶横切面超声；C. 甲状腺双叶呈多结节状，伴有出血、坏死、囊性变，并可见多灶灰白色纤维化、钙化

**病例3**

女，45岁。

病史：甲状腺结节7年，近4年肿物逐渐增大，4个月前出现吞咽费力。

超声：甲状腺双叶见多发囊实性结节，边界不清，囊性部见分隔（图1-3A，B）。

病理：结节性甲状腺肿伴局部间质纤维化、钙化（图1-3C）。

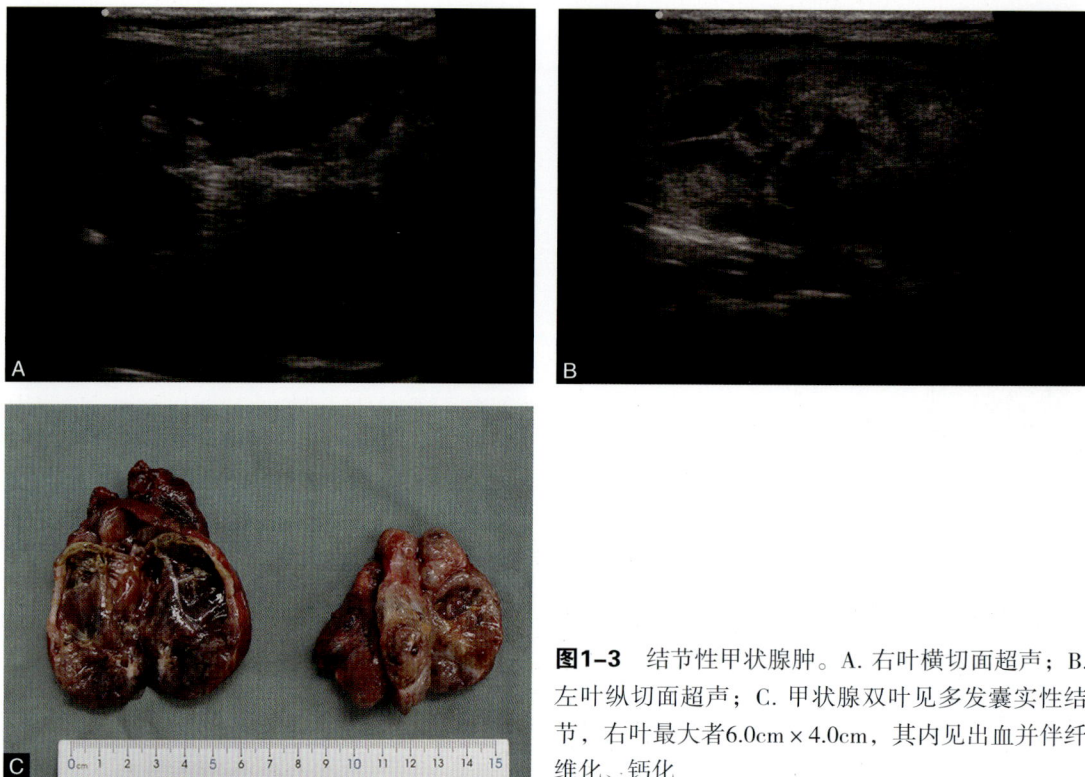

**图1-3**　结节性甲状腺肿。A. 右叶横切面超声；B. 左叶纵切面超声；C. 甲状腺双叶见多发囊实性结节，右叶最大者6.0cm×4.0cm，其内见出血并伴纤维化、钙化

**病例4**

女，62岁。

病史：甲状腺结节10余年，伴吞咽不适20天。

超声：甲状腺左叶中部见实性结节，回声不均，内见粗大强回声，后伴声影，向胸骨后方生长。CDFI：周边见点条状血流信号（图1-4A，B）。

病理：结节性甲状腺肿，左叶腺瘤样结节形成伴间质纤维化、钙化（图1-4C）。

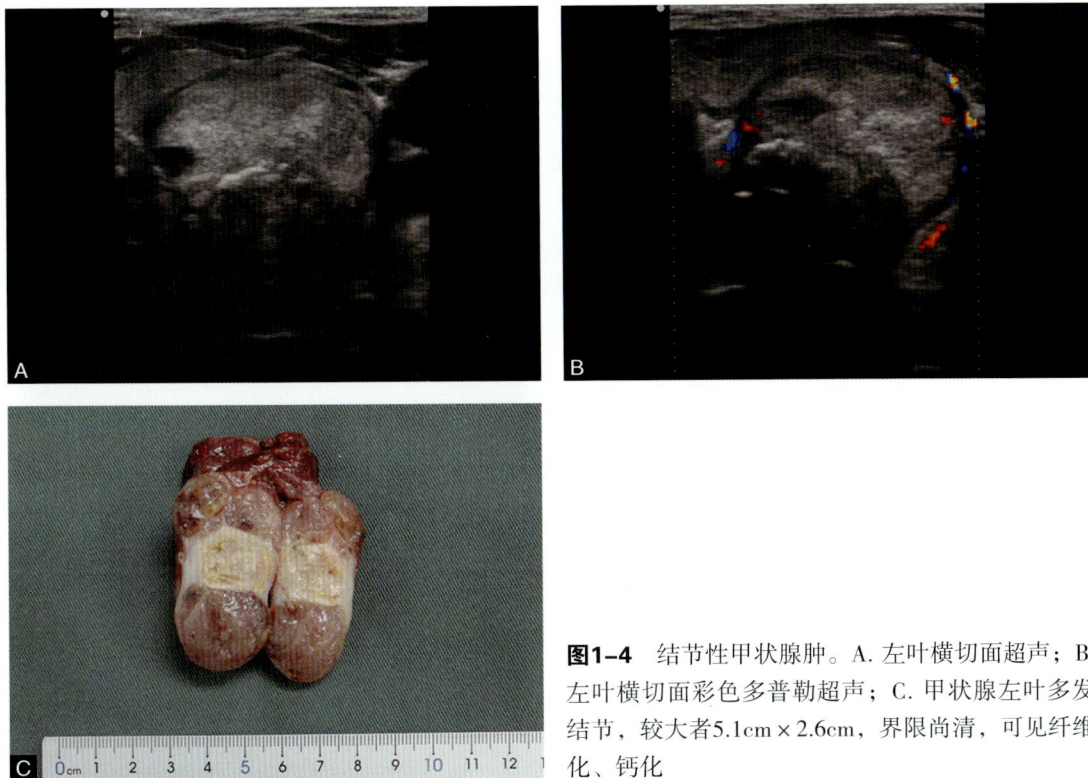

**图1-4**　结节性甲状腺肿。A. 左叶横切面超声；B. 左叶横切面彩色多普勒超声；C. 甲状腺左叶多发结节，较大者5.1cm×2.6cm，界限尚清，可见纤维化、钙化

**病例5**

女，62岁。

病史：甲状腺结节1个月。

超声：右叶见3.1cm×2.6cm低回声实性结节，边界清，形态尚规则，周边伴有蛋壳样钙化（图1-5A～C）。

病理：右叶结节性甲状腺肿伴囊性变、纤维化、钙化（图1-5D）。

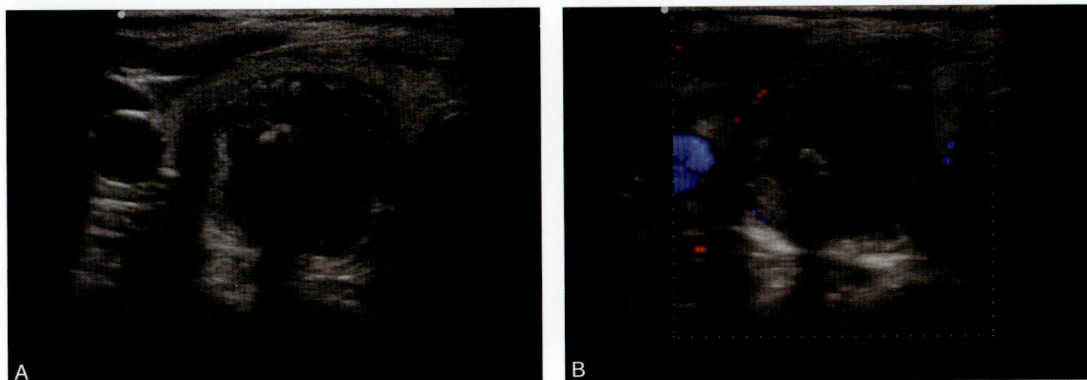

**图1-5**　右叶结节性甲状腺肿。A. 右叶横切面超声；B. 右叶横切面彩色多普勒超声；C. 右叶纵切面超声；D. 甲状腺右叶见囊实性结节，其内见陈旧黄色胶样物，囊壁明显纤维化、钙化

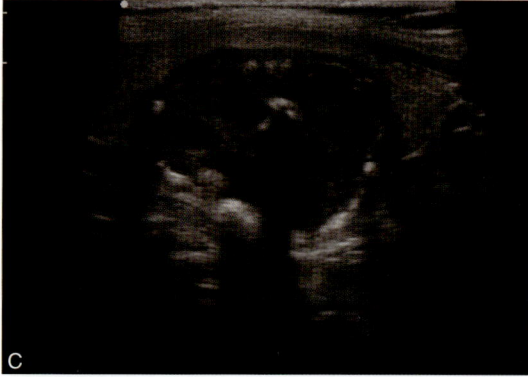

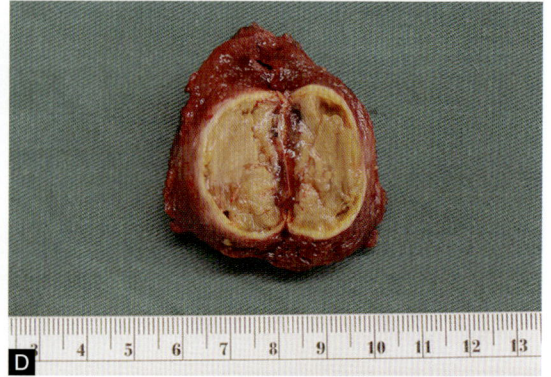

**图1-5（续）**

## 病例6

男，60岁。

**病史：** 甲状腺结节20余年，增大伴吞咽不适6个月。

**超声：** 甲状腺双叶内见多个大小不等囊实性结节。右叶见2.1cm×1.7cm极低回声实性结节，形态规则。右叶另见1个0.7cm×0.8cm结节，回声不均。左叶见囊实性结节，边界清，囊性部分伴多发点状强回声，囊壁见乳头状结构（图1-6A～D）。

**病理：** 结节性甲状腺肿伴囊性变，（右叶）间质纤维化、钙化（图1-6E）。

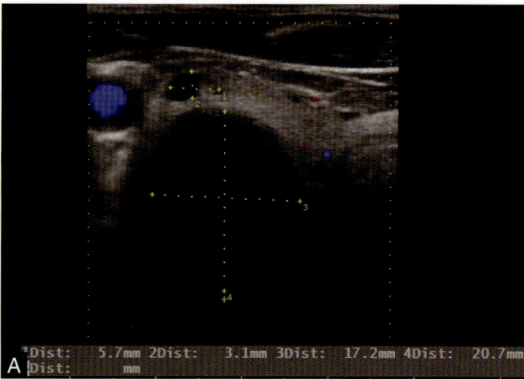

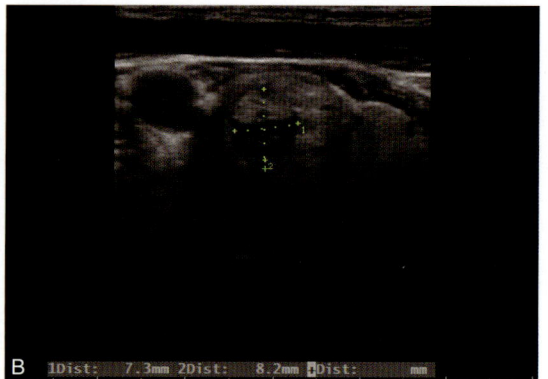

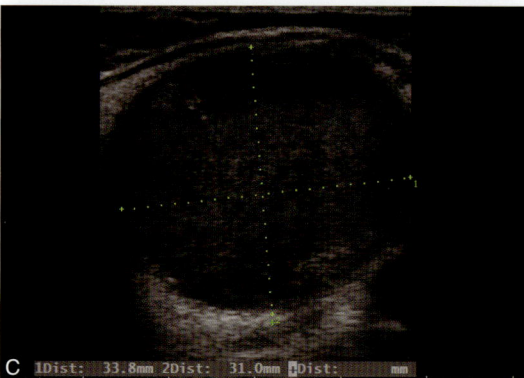

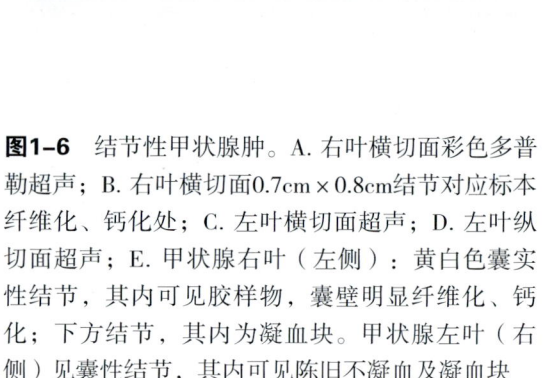

**图1-6** 结节性甲状腺肿。A. 右叶横切面彩色多普勒超声；B. 右叶横切面0.7cm×0.8cm结节对应标本纤维化、钙化处；C. 左叶横切面超声；D. 左叶纵切面超声；E. 甲状腺右叶（左侧）：黄白色囊实性结节，其内可见胶样物，囊壁明显纤维化、钙化；下方结节，其内为凝血块。甲状腺左叶（右侧）见囊性结节，其内可见陈旧不凝血及凝血块

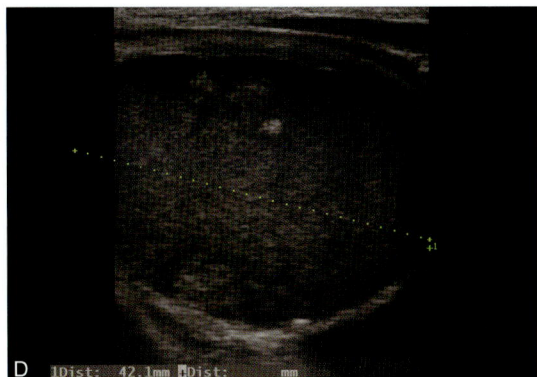

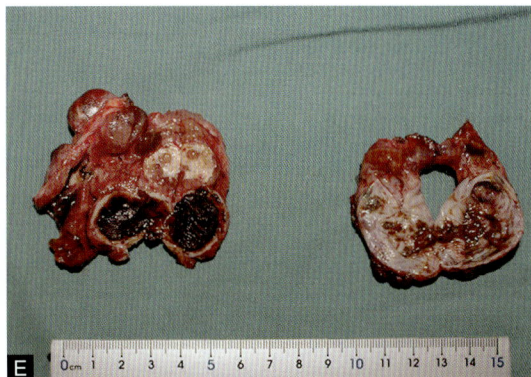

**图1-6（续）**

## 病例7

男，58岁。

**病史：** 甲状腺左叶结节5个月，伴有吞咽不适。

**超声：** 甲状腺左叶见3.5cm×6.0cm囊性结节，边界清，包膜完整，内见密集点状强回声（图1-7A，B）。

**病理：** 左叶结节性甲状腺肿伴囊性变（图1-7C）。

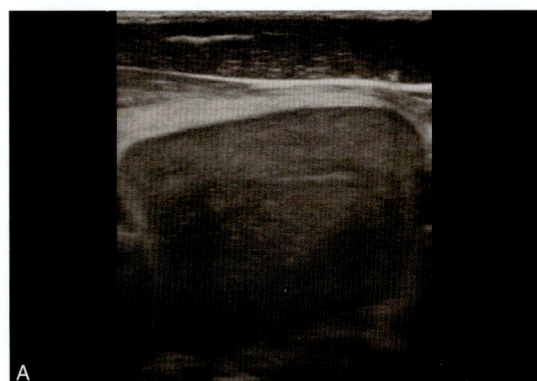

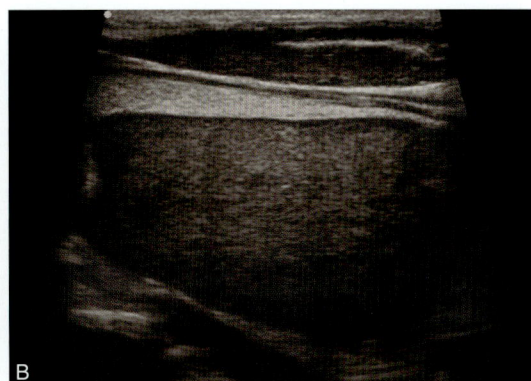

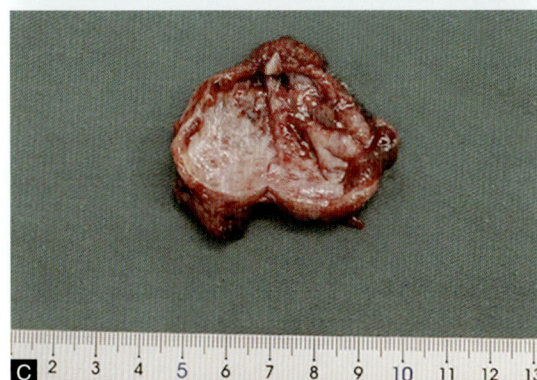

**图1-7** 左叶结节性甲状腺肿伴囊性变。A. 左叶横切面超声；B. 左叶纵切面；C. 甲状腺左叶囊性结节，其内为陈旧不凝血

## 病例8

女，66岁。

病史：甲状腺结节30余年。

彩超：甲状腺右叶见5.3cm×4.4cm囊实性结节，囊壁不规则变厚，内见多个强回声（图1-8A）。

病理：右叶结节性甲状腺肿伴囊性变及囊壁纤维化、钙化（图1-8B）。

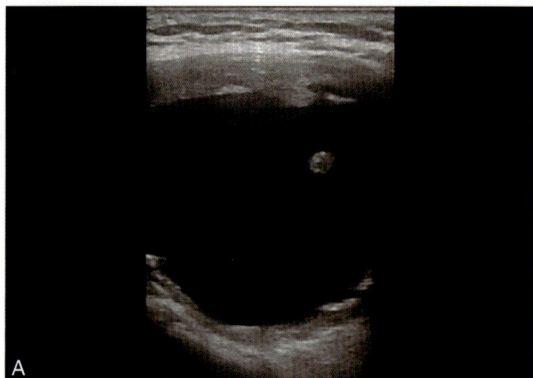

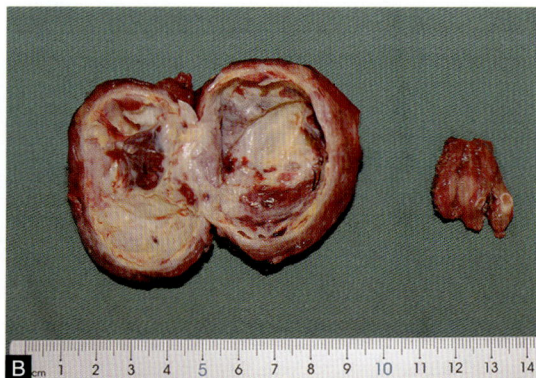

**图1-8** 右叶结节性甲状腺肿伴囊性变。A. 右叶横切面超声；B. 甲状腺右叶囊实性结节，囊壁质硬伴钙化，其内为淡黄色透明液体

## 病例9

女，45岁。

病史：甲状腺结节3年。

超声：甲状腺右叶中部见5.5cm×3.5cm囊实性结节，形态规则，包膜完整，以无回声为主，内见大量点状强回声后伴彗星尾征（图1-9A，B）。

病理：右叶结节性甲状腺肿伴囊性变（图1-9C）。

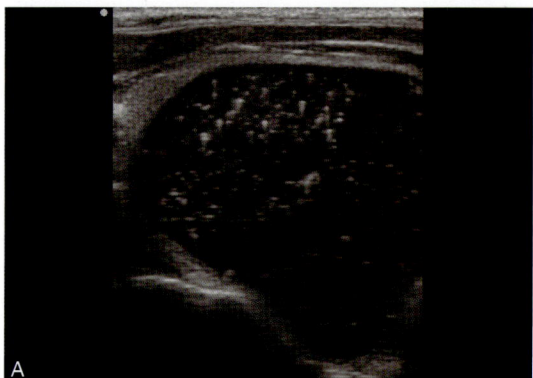

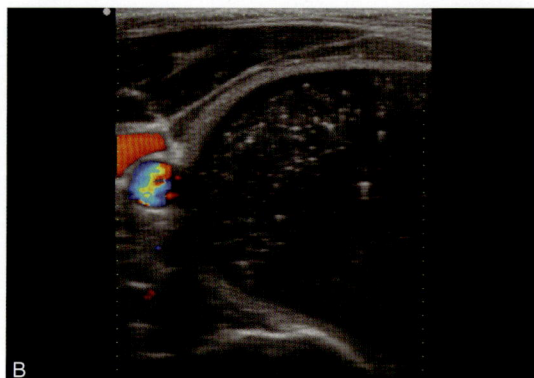

**图1-9** 右叶结节性甲状腺肿伴囊性变。A. 右叶横切面超声；B. 横切面彩色多普勒超声；C. 甲状腺右叶囊实性结节，其内为胶状物，囊壁有乳头状突起

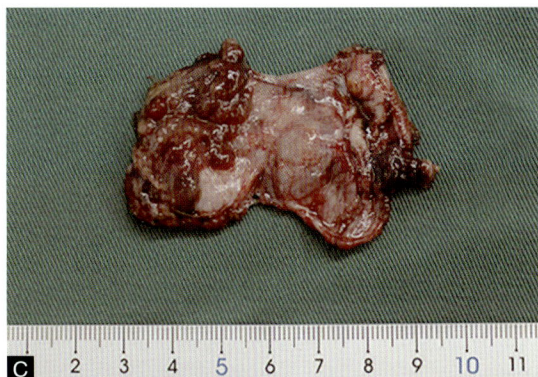

图1-9（续）

**病例10**

男，53岁。

病史：甲状腺结节伴吞咽不适4年余。

超声：甲状腺峡部偏右见3.1cm×3.3cm囊实性结节，囊壁见乳头状突起，内见多个点状强回声（图1-10A）。

病理：结节性甲状腺肿伴囊性变，滤泡上皮乳头状增生（图1-10B）。

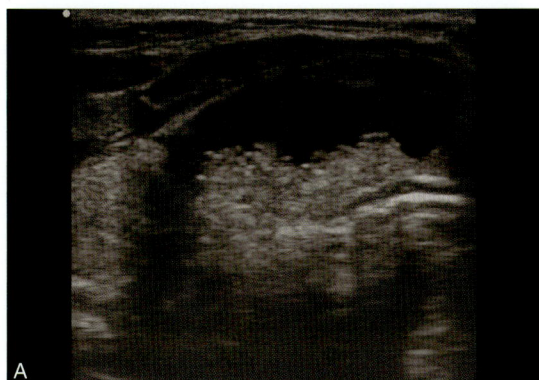

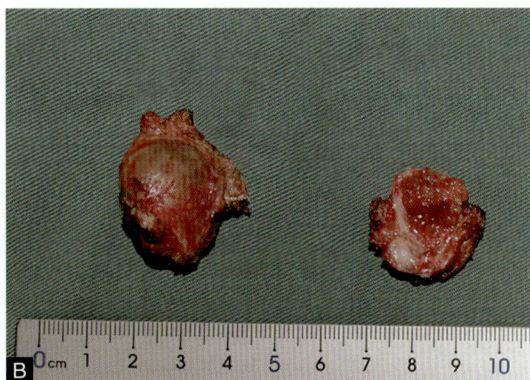

图1-10　结节性甲状腺肿伴囊性变。A. 右叶横切面超声；B. 部分峡部囊实性结节，内为胶样物，囊壁见乳头状突起

**病例11**

女，47岁。

病史：甲状腺左叶结节3年。

超声：甲状腺左叶内见4.6cm×3.3cm囊实性结节，囊壁不光滑伴强回声，囊内见乳头状结构，伴散在强回声（图1-11A）。

病理：左叶结节性甲状腺肿伴囊性变（图1-11B）。

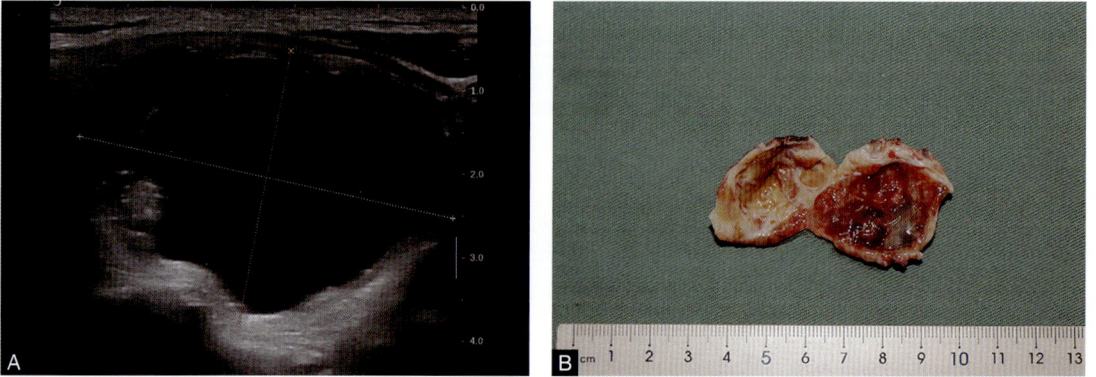

**图1-11** 左叶囊实性结节。A. 左叶纵切面超声；B. 甲状腺左叶结节，囊内为胶样物，囊壁较厚，灰红欠光滑，明显纤维化、钙化

**病例12**

女，41岁。

**病史**：甲状腺左叶乳头状癌术后6年复发，拟行放射碘治疗，入院切除右叶甲状腺。

**超声**：右叶中下极见实性结节，内见弧形强光斑，后伴声影（图1-12A）。

**病理**：右叶结节性甲状腺肿，间质纤维化、钙化（图1-12B）。

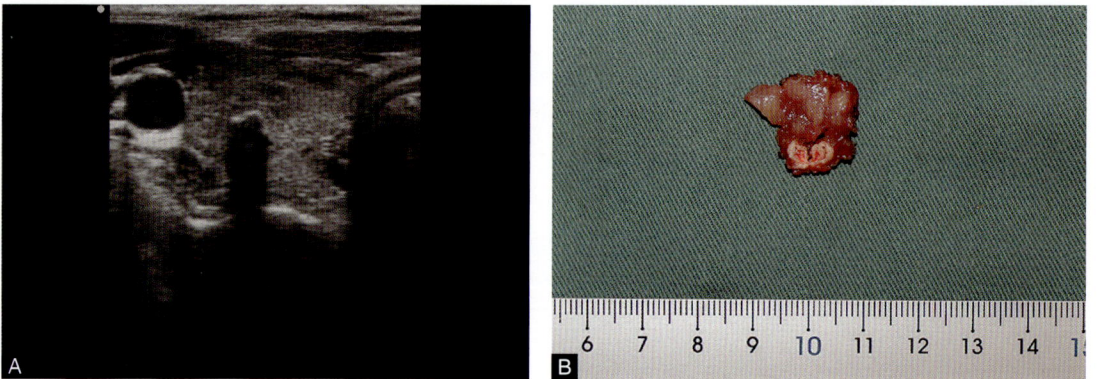

**图1-12** 右叶钙化结节。A. 右叶横切面超声；B. 右叶见1个钙化结节，界限尚清，形态不规则，质硬如骨

# 第2章　甲状腺炎性疾病

## 第1节　亚急性甲状腺炎

### 概述

亚急性甲状腺炎又称亚急性肉芽肿性甲状腺炎或De Quervain甲状腺炎。1904年由De Quervain首先报道，是最常见的引起甲状腺疼痛的疾病。

多数学者认为本病是由病毒感染引起的一种甲状腺破坏性疾病，遗传因素可能参与发病。患者常在上呼吸道病毒感染后1~3周发病，女性多于男性。患者逐渐或突然发生甲状腺区不同程度疼痛，常先累及一侧后扩展到另一侧，常放射至同侧耳颞、咽喉等处。可伴体温不同程度升高。典型病例通常会经历一过性甲状腺功能亢进期、甲状腺功能减退期，恢复期，数周至数月后甲状腺功能恢复正常，仅少数成为永久性甲状腺功能减退。

患者甲状腺弥漫性或不对称轻、中度增大，质地较硬，触痛明显，无震颤及杂音。早期红细胞沉降率（ESR）会增快。甲状腺毒症期血清T3、T4水平升高，但甲状腺摄碘率降低，称为分离现象，可以与其他甲状腺功能亢进性疾病相鉴别。

### 病理

肉眼观：甲状腺中度肿大，两侧腺体常不对称，质地韧，有弹性。切面灰白色或黄白色，与周围甲状腺组织分界清晰。

镜下：病变呈灶性分布，范围大小不一，各病变处于不同发展阶段。部分滤泡被破坏，胶质外溢，可见含有异物巨细胞肉芽肿形成，并有明显炎症反应，可伴微脓肿形成。恢复期滤泡上皮再生，间质纤维化、瘢痕形成。

### 超声

（1）甲状腺内可见散在或融合性片状低回声区，边界模糊，呈地图样或云雾样，为本病特征性表现。

（2）病变区无实质性结节，无囊性变及钙化，病程早期低回声区常有压痛。

（3）病灶回声随病程变化而改变，恢复期回声增强、不均匀，低回声区缩小甚至消失，逐渐恢复为正常腺体回声。

（4）CDFI：血流信号杂乱稀少。有甲状腺功能亢进症状患者，甲状腺内血流也不增加。

该病变超声改变，需与甲状腺恶性肿

瘤相鉴别。尤其是炎症吸收期，由于疼痛等症状不明显，在未广泛开展甲状腺细针穿刺术（fine needle aspiration，FNA）之前有时会被误诊为恶性肿瘤行手术治疗。

## 病例

### 病例1

女，42岁。

**主诉**：颈前区肿物1个月。

**查体**：甲状腺右叶可触及3.5cm×2.0cm肿物，边界清，质地韧，无明显压痛。

**超声**：甲状腺右叶见低回声实性结节，形态不规则，边界欠清，前被膜边界不清。CDFI：血流分布未见异常（图2-1A，B）。

**化验**：甲状腺功能正常。

**病理**：右叶亚急性甲状腺炎（图2-1C，D）。

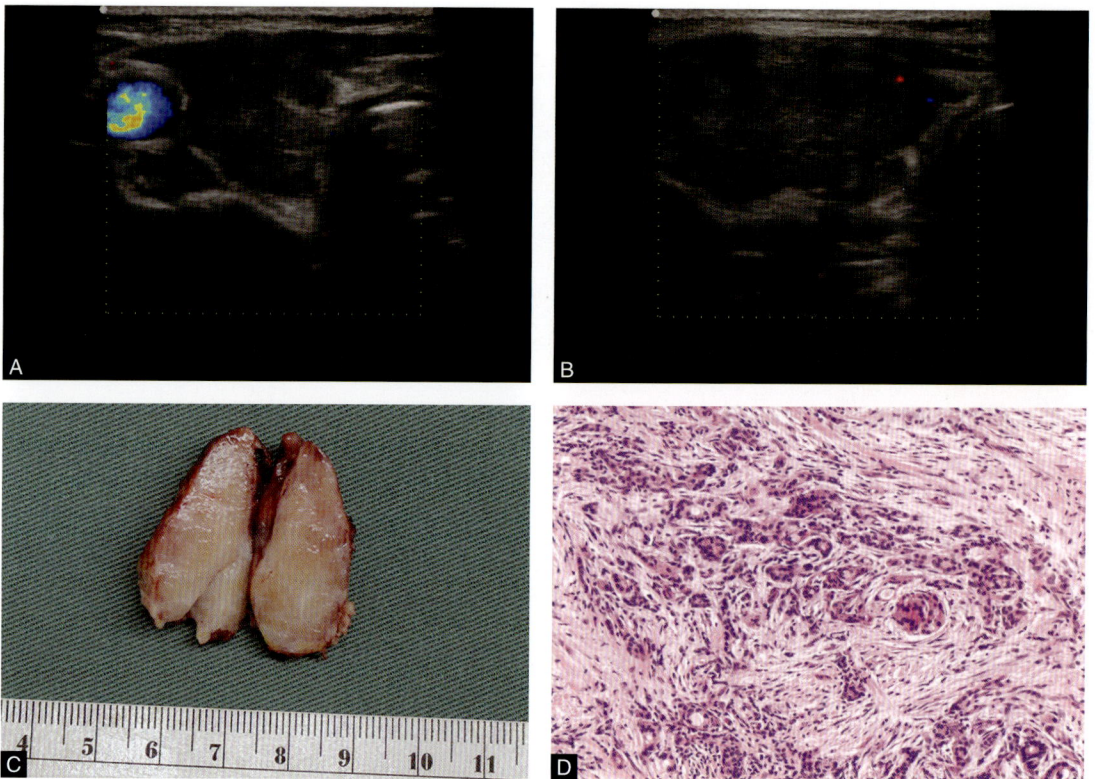

**图2-1**　右叶亚急性甲状腺炎。A. 右叶横切面彩色多普勒超声；B. 纵切面彩色多普勒超声；C. 甲状腺右叶质地韧，切面灰红、灰黄色；D. 可见显著的炎症和含有异物巨细胞的肉芽肿区域，间质广泛纤维化，炎细胞浸润以淋巴细胞为主，局灶可见浆细胞（×100）

**病例2**

女，44岁。

病史：甲状腺肿物1个月，杏核大小，伴有轻度疼痛，无发热。

超声：甲状腺左叶上极见大小约1.3cm×1.0cm低回声实性结节，边界欠清，形态不规则，内见强光点。CDFI：结节内见较丰富血流信号（图2-2A～C）。

病理：左叶亚急性甲状腺炎（图2-2D）。

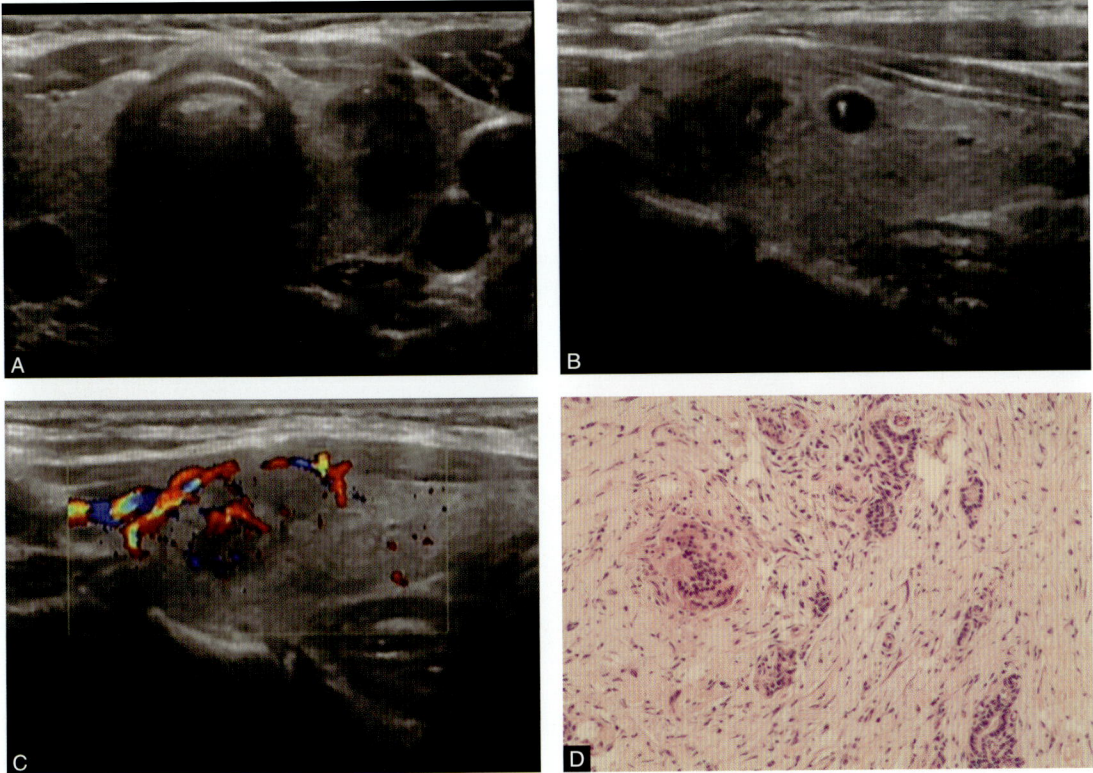

**图2-2**　左叶亚急性甲状腺炎。A. 左叶横切面超声；B. 左叶纵切面超声；C. 左叶纵切面彩色多普勒超声；D. 亚急性甲状腺炎修复期改变，间质广泛纤维化，可见多核巨细胞，炎细胞浸润以淋巴细胞为主（×100）

**病例3**

女，61岁。

主诉：甲状腺结节1周。

超声：甲状腺右叶见1.1cm×1.4cm低回声实性结节，形态不规则，边界清。CDFI：未见异常血流信号（图2-3A，B）。

颈部增强CT：动脉期右叶结节区强化不均（图2-3C）。

病理：右叶亚急性甲状腺炎（图2-3D，E）。

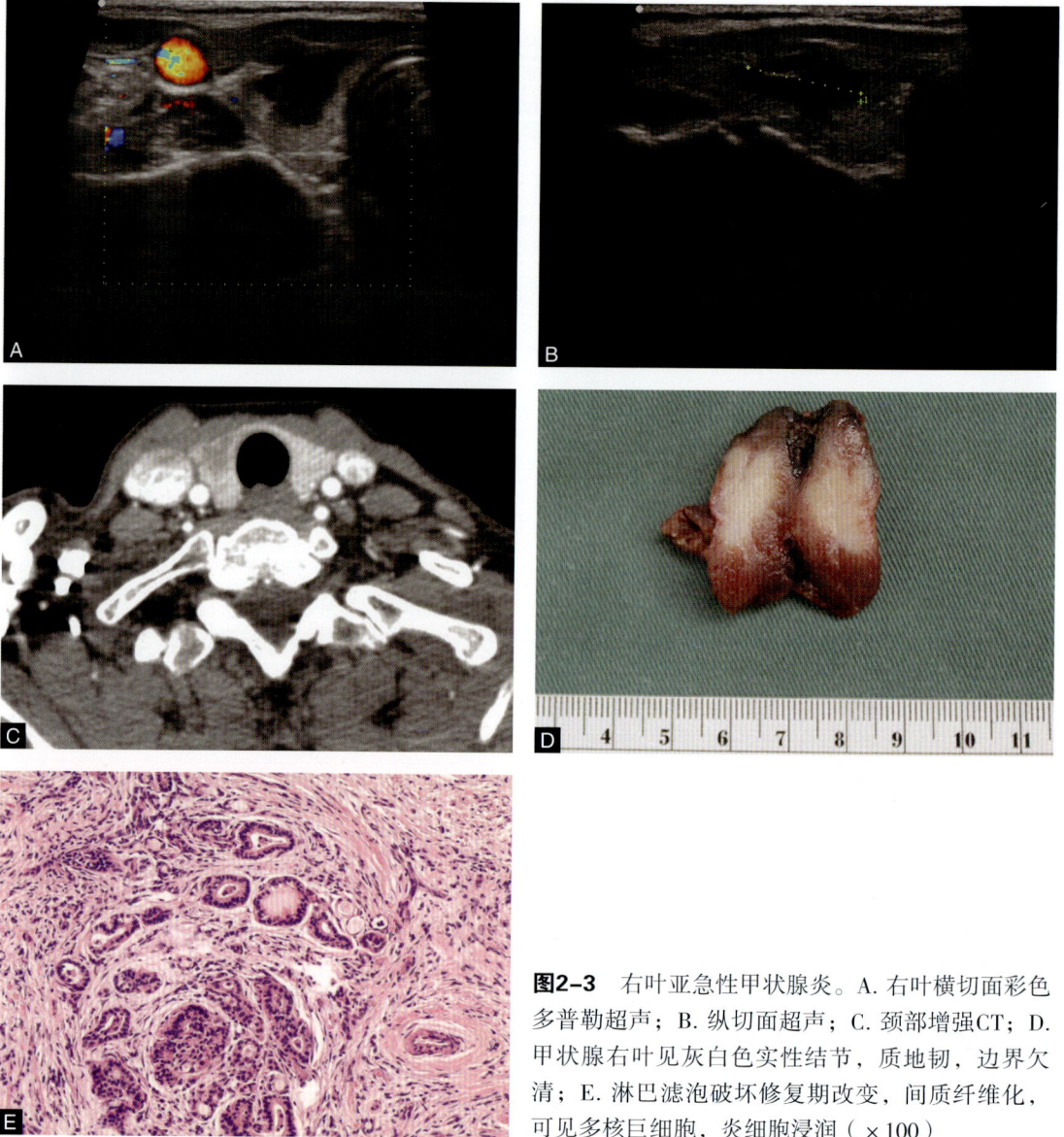

图2-3 右叶亚急性甲状腺炎。A. 右叶横切面彩色多普勒超声；B. 纵切面超声；C. 颈部增强CT；D. 甲状腺右叶见灰白色实性结节，质地韧，边界欠清；E. 淋巴滤泡破坏修复期改变，间质纤维化，可见多核巨细胞，炎细胞浸润（×100）

# 第2节　慢性淋巴细胞性甲状腺炎

## 概述

慢性淋巴细胞性甲状腺炎是一种自身免疫性甲状腺炎，又称桥本甲状腺炎（Hashimoto thyroiditis，HT），由日本学者Hakaru Hashimoto于1912年首先报道。

HT的发生是遗传因素和环境因素共同作用的结果，目前公认的病因是Ⅰ型辅助性T细胞（Th1）免疫功能异常，可与其他自身免疫性疾病［如恶性贫血、干燥综合征、系统性红斑狼疮（SLE）等］并存。

HT起病隐匿，进展缓慢，早期的临床表现常不典型。伴有咽部不适或颈部压迫感，偶有局部疼痛与触痛。随病程延长、甲状腺组织的进一步破坏，而出现甲状腺功能减退。部分HT与GD可以并存，称为桥本甲状腺毒症。

患者甲状腺弥漫或不对称轻度、中度增大，多伴有结节形成，质地较韧。甲状腺自身抗体甲状腺过氧化物酶抗体（TPOAb）和抗甲状腺球蛋白抗体（TgAb）滴度明显升高是本病的特征之一。病程进展后会出现促甲状腺激素（TSH）升高等甲状腺功能减退表现。甲状腺摄碘率常因甲状腺滤泡细胞破坏而降低。

## 病理

肉眼观：甲状腺弥漫性增大，质地韧，切面分叶状，灰白色或灰黄色。某些病例呈明显的多结节状。

镜下：两个主要特点是间质淋巴细胞浸润和滤泡上皮嗜酸性变，常可见具有显著生发中心的淋巴滤泡形成。另外，还可见到浆细胞、巨噬细胞及多核巨细胞。

## 超声

甲状腺两侧叶弥漫性肿大，以前后径改变为著，峡部可增厚。腺体内回声弥漫性减低，伴较多条状高回声。CDFI显示腺体内血流信号丰富。常伴有颈中央区淋巴结反应性肿大。

腺体声像图表现为以下类型：

（1）弥漫回声减低型：肿大腺体弥漫性回声减低，较为均匀，伴较多条状高回声，腺体内布满彩色血流信号。

（2）弥漫网格型：肿大腺体内见细小低回声、不规则网格状改变；CDFI显示血供丰富，呈弥漫性分布。

（3）局限型：甲状腺局限性不均匀低回声区，形态不规则。

（4）结节形成型：结节可呈单结节，但更多表现为多结节，双侧甲状腺可布满多个大小不等的结节样回声区，以低回声多见。

（5）萎缩型：腺体呈弥漫性萎缩，无或轻度血流信号增加。

## 病例

### 病例1

女，68岁。

**病史：** 甲状腺弥漫性肿大30年，伴呼吸困难2年。

**查体：** 甲状腺双叶Ⅲ度肿大，质地韧，呈结节感。

**化验检查：** FT4：6.54pmol/L↓；FT3：正常；TSH：12.0808μIU/mL↑；TPO：>1000IU/mL↑；TgAb：554.13IU/mL↑。

**超声：** 甲状腺增大，内回声减低，粗糙不均匀，呈结节感；CDFI：腺体内见略丰富血流信号（图2-4A，B）。

**病理：** 桥本甲状腺炎（图2-4C，D）。

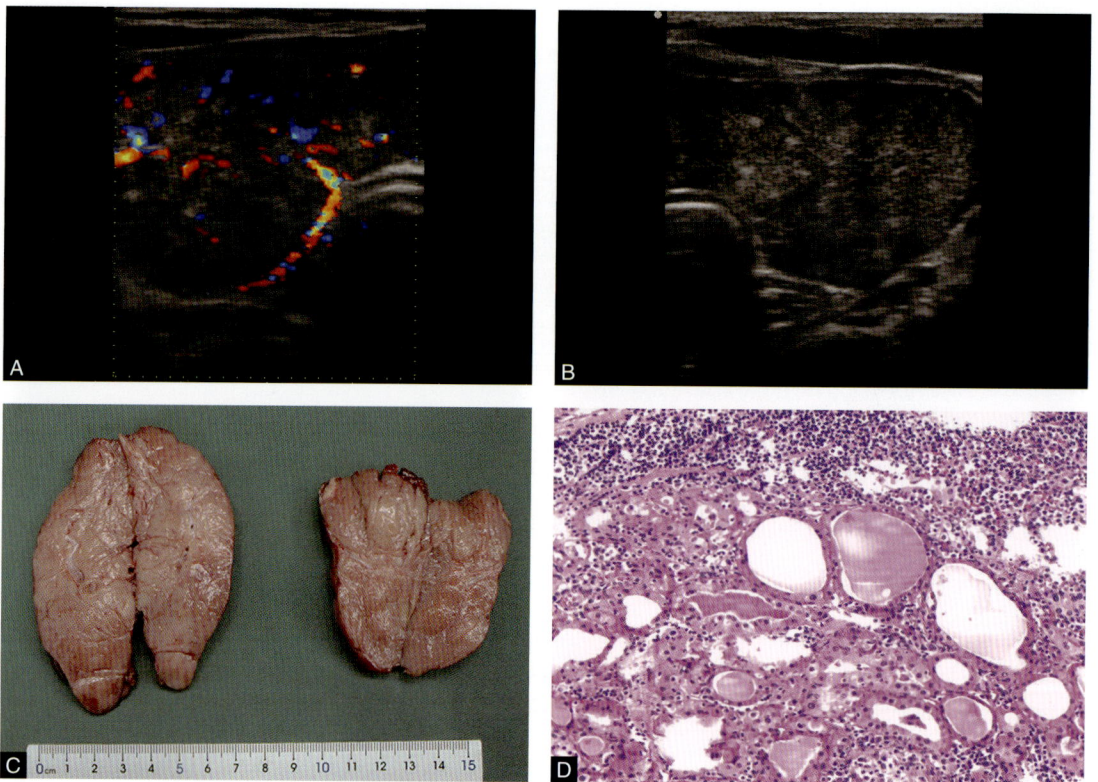

**图2-4** 桥本甲状腺炎。A. 右叶横切面彩色多普勒超声；B. 左叶横切面超声；C. 甲状腺双叶弥漫性肿大，切面灰白、灰红色，质地韧；D. 甲状腺间质内淋巴细胞浸润，可见淋巴滤泡形成，甲状腺滤泡萎缩，滤泡上皮细胞嗜酸性变（×100）

### 病例2

女，57岁。

**病史：** 发现颈部肿物10年余，颈前呼吸不适1年余。

**既往史：** 10年前便有甲状腺功能亢进病史，口服药物缓解。

**查体：** 甲状腺双叶Ⅲ度肿大，质地韧，光滑，无压痛。

化验检查：FT4：6.48pmol/L↓；FT3：正常；TSH：21.920μIU/mL↑；TPO：>994.00IU/mL↑；TgAb：4.60IU/mL↑。

超声：甲状腺双叶明显增大，回声明显减低不均匀。CDFI：甲状腺内血流信号增多（图2-5A，B）。

FNA：桥本甲状腺炎（图2-5C）。

病理：桥本甲状腺炎（图2-5D）。

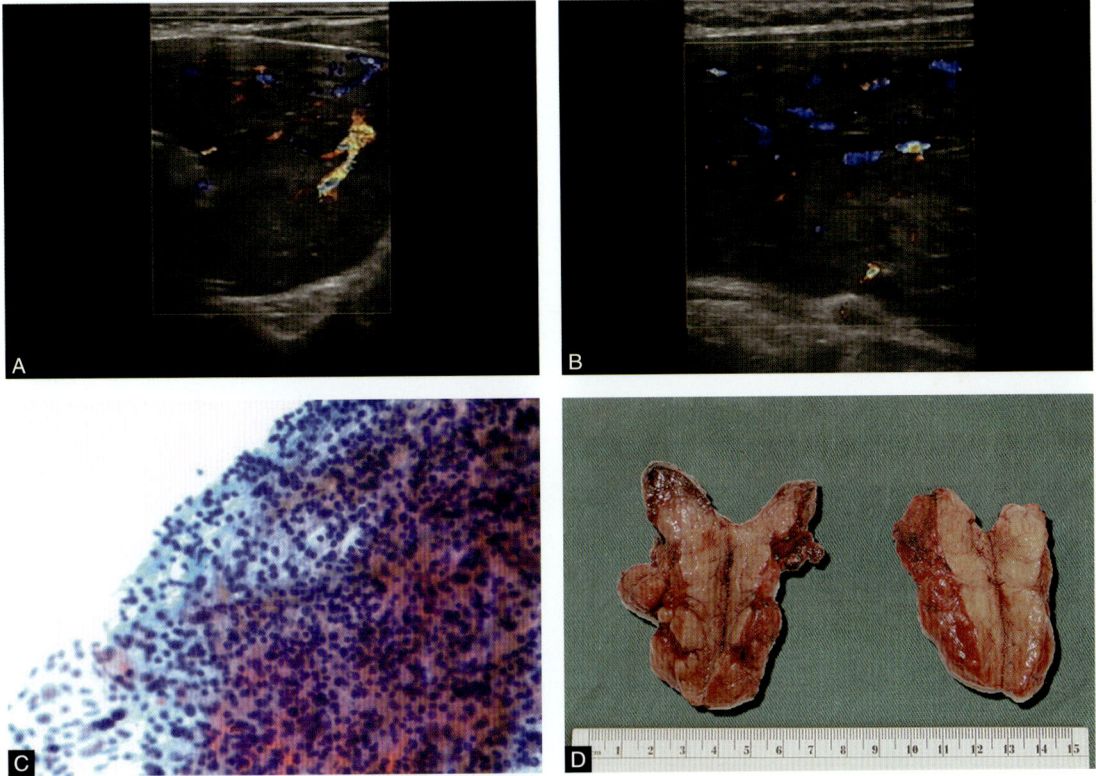

**图2-5**　桥本甲状腺炎。A. 左叶横切面彩色多普勒超声；B. 左叶纵切面彩色多普勒超声；C. FNA（巴氏染色）：涂片可见较多淋巴细胞及少量滤泡上皮细胞（×200）；D. 甲状腺双叶明显肿大，切面呈牛肉状

**病例3**

女，60岁。

病史：甲状腺肿大25年，伴呼吸困难1年余。

既往史：20年前因甲状腺肿物行双叶部分切除术。

查体：甲状腺双叶Ⅲ度肿大，结节感，质地韧。

化验检查：TPO：>1016.00IU/mL↑，甲状腺功能正常。

超声：甲状腺弥漫性肿大，内回声减低不均，呈结节感（图2-6A）。

病理：桥本甲状腺炎（图2-6B，C）。

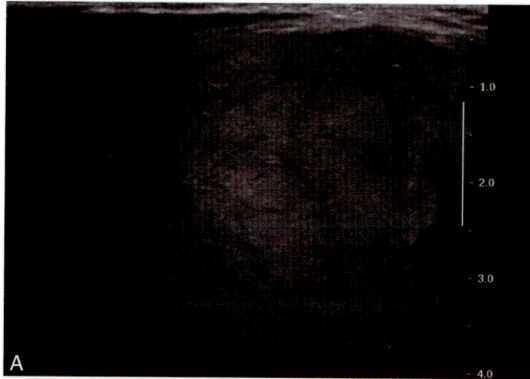

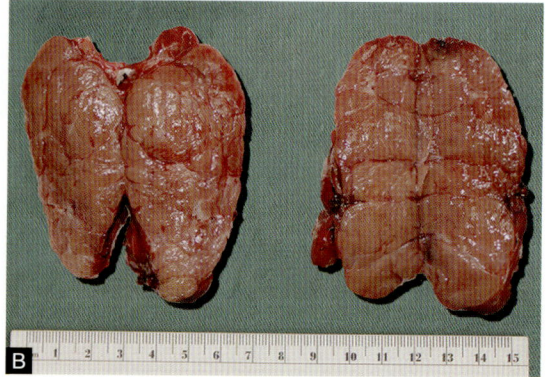

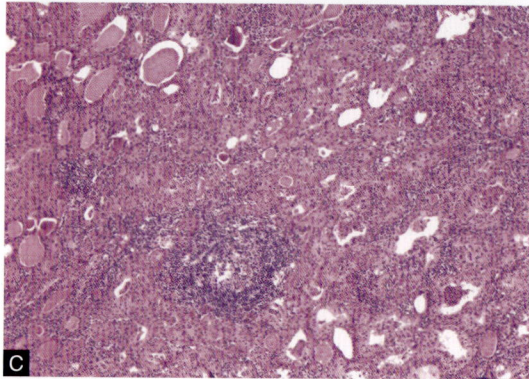

**图2-6** 桥本甲状腺炎。A. 左叶横切面超声；B. 甲状腺双叶弥漫性增大，呈结节状，质地韧，切面呈灰红色；C. 间质淋巴细胞浸润和滤泡上皮嗜酸性变，有显著生发中心的淋巴滤泡（×40）

**病例4**

女，52岁。

**主诉**：甲状腺肿大20年，颈前压迫感半年。

**查体**：甲状腺Ⅲ度肿大，质地韧。

**化验检查**：TPO：>1000IU/mL↑；

TgAb：>1000IU/mL↑。

**超声**：甲状腺双叶弥漫性肿大，回声粗糙不均，部分区域可见实性或囊实性结节，形态规则（图2-7A～D）。

**病理**：桥本甲状腺炎（图2-7E）。

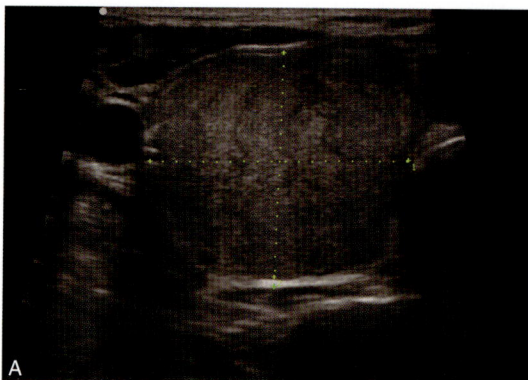

**图2-7** 桥本甲状腺炎。A. 右叶横切面超声；B. 右叶纵切面超声，可见等回声实性结节；C. 左叶横切面超声；D. 左叶纵切面超声，下极可见囊实性结节；E. 甲状腺弥漫性增大，切面呈灰红、灰黄色，呈结节状，质地韧

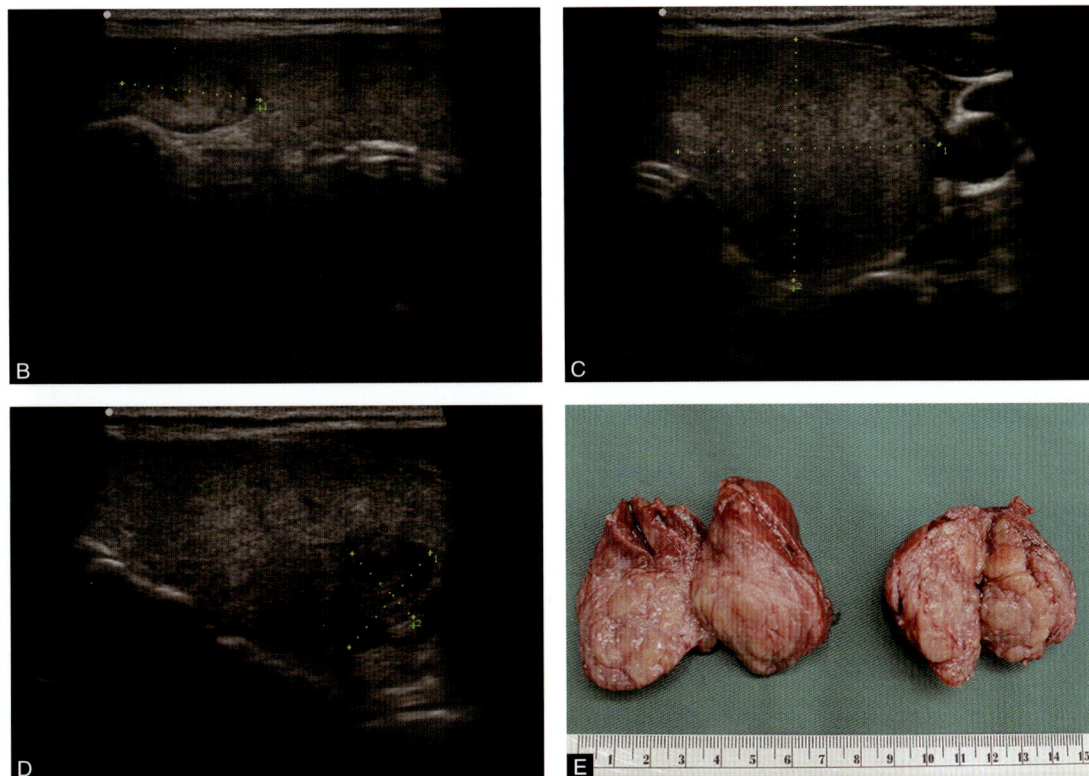

图2-7（续）

**病例5**

女，56岁。

病史：甲状腺结节1年。

超声：甲状腺右叶见低回声实性结节，形态欠规则，边界欠清；CDFI：血流分布未见异常（图2-8A，B）。

化验检查：TgAb：23.19IU/mL↑。

病理：桥本甲状腺炎（图2-8C）。

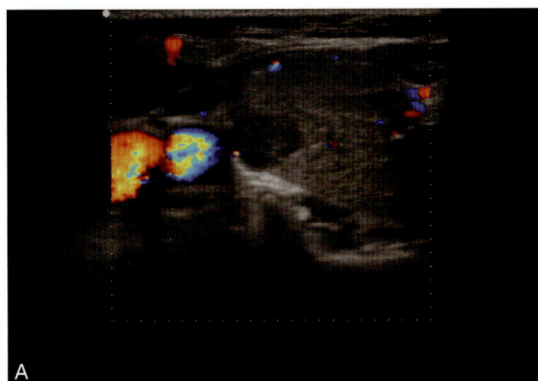

图2-8　桥本甲状腺炎。A. 右叶横切面彩色多普勒超声；B. 右叶纵切面彩色多普勒超声；C. 甲状腺右叶，质地韧，切面灰红、灰黄色，有1个灰黄色结节（0.6cm×0.7cm），边界清，质地韧

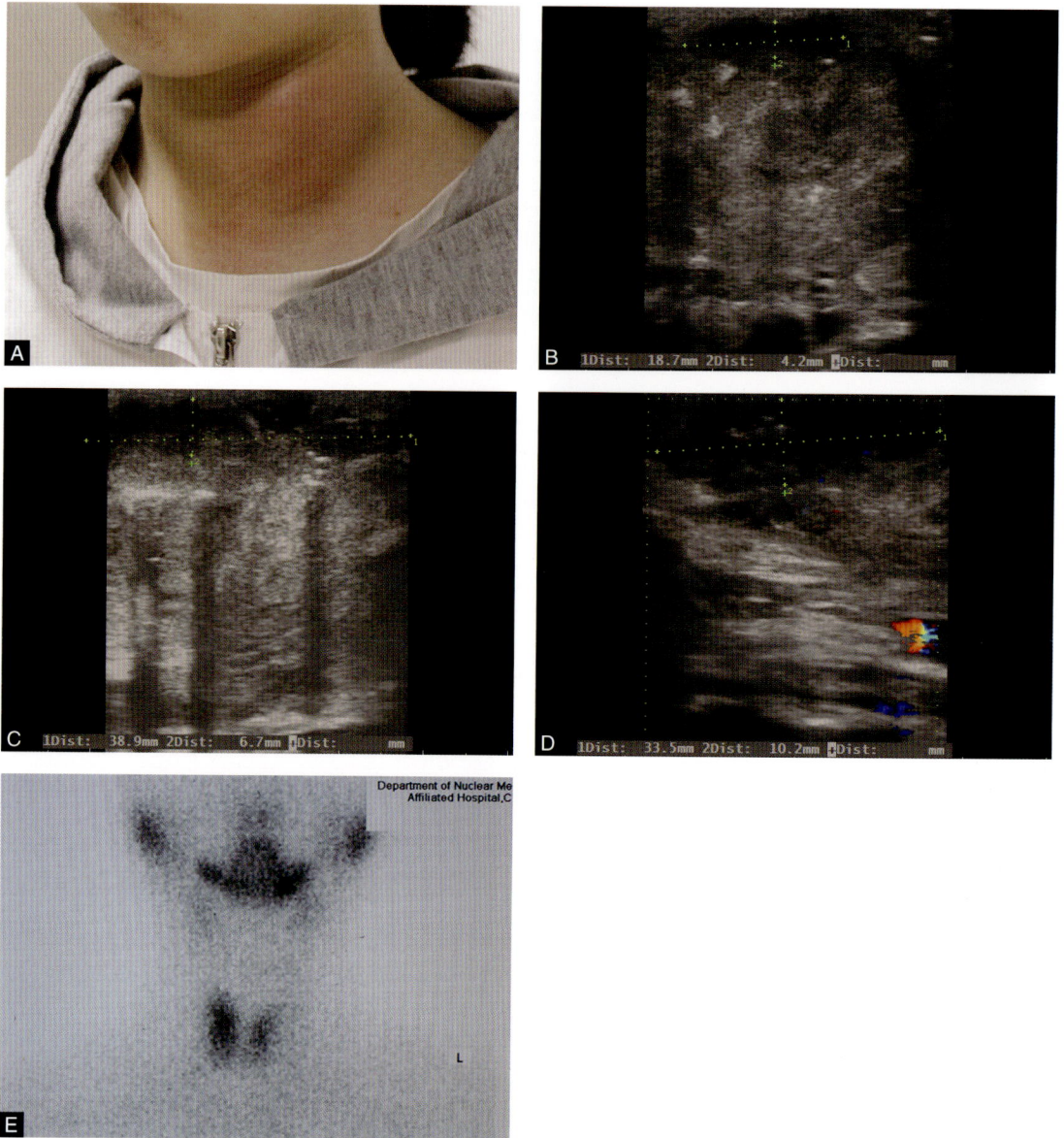

**图2-10** 急性化脓性甲状腺炎。A. 颈部皮肤红肿；B ~ D. 甲状腺左叶横切面超声，腺体回声不均，皮下可见液性暗区；E. 甲状腺ECT：甲状腺左叶摄碘率明显降低

# 第3章 甲状腺功能亢进症

## 概述

甲状腺功能亢进症（hyperthyroidism，简称甲亢）是指甲状腺自身合成和分泌甲状腺激素过多而引起的临床综合征候群。甲亢是内分泌系统的常见病，可发生于任何年龄，多见于青年及中年女性。

甲亢病常见的病因是弥漫性毒性甲状腺肿（Graves病，CD）、多结节性毒性甲状腺肿和甲状腺自主高功能腺瘤（Plummer病）。此外，碘致甲状腺功能亢进症（碘甲亢）、桥本甲状腺毒症（Hashitoxicosis）、新生儿甲状腺功能亢进症、甲状腺滤泡癌、妊娠一过性甲状腺毒症、垂体TSH腺瘤等也是甲亢的病因。

GD是甲亢最常见病因，占全部甲亢的80%～85%。GD的发病机制比较复杂，其确切机制尚不完全明确，一般认为与遗传、环境、自身免疫、碘的作用及人绒毛膜促性腺激素（HCG）等因素有关。GD患者常伴有突眼，一般分为单纯性突眼及浸润性突眼。约50%的GD患者存在浸润性突眼的症状及体征，5%的患者病情较为严重。

大多数甲亢患者有程度不等的甲状腺肿大。甲状腺肿为弥漫性、对称性，一般

质地较软，严重者甲状腺上下极可触及震颤，闻及血管杂音。少数病例可无甲状腺肿大。

甲亢患者常有甲状腺毒症表现，主要由循环中甲状腺激素过多引起。一般表现为怕热多汗、多食善饥、体重减轻等高代谢综合征，以及心悸、烦躁易怒等神经系统、心血管系统、消化系统、肌肉骨骼系统、血液系统、生殖系统功能紊乱。

甲亢患者T3、T4水平增高，TSH水平降低。其中TSH是诊断甲亢的首选指标，敏感性和特异性最高。目前临床上把甲状腺自身抗体促甲状腺激素受体抗体（Thyrotrophin Recepter Antibody，TRAb）作为GD诊断及停药的指标。甲亢时可出现摄碘率增加及摄碘高峰前移。

## 病理

肉眼：甲状腺呈弥漫性、对称性肿大，一般为正常的2～4倍，表面光滑，质地较软，切面灰红，胶质含量少。

镜下：以滤泡增生为主，滤泡大小不等，以小滤泡为主。小滤泡上皮呈立方形，大滤泡上皮呈高柱状，常向腔内形成乳头状突起；滤泡腔内胶质少而稀薄，胶质的周边出现大小不等的吸收空泡；间质

血管丰富，显著充血，有大量淋巴细胞浸润并有淋巴滤泡形成。

## 超声

GD的超声表现为弥漫性、对称性、均匀性增大，内部呈密集、增强的光点，血流丰富，呈火海征。

多结节性毒性甲状腺肿病理及超声表现类似于结节性甲状腺肿，甲状腺自主高功能腺瘤表现类似于甲状腺滤泡性肿瘤。

## 病例

### 病例1

女，15岁。

**主诉**：颈前区肿物伴心悸2年余。

**查体**：甲状腺Ⅲ度肿大，质地软，未触及结节。

**化验检查（首诊）**：FT3：>46.08pmol/L↑；FT4：>77.62pmol/L↑；TSH：<0.0038μIU/mL↓；TRAb：>40/mL↑；TPO：>994IU/mL↑；TgAb：1472IU/mL↑。

**超声**：甲状腺弥漫性增大，回声减低。CDFI：腺体内血流信号丰富（图3-1A，B）。

**病理**：毒性结节性甲状腺肿（图3-1C～E）。

### 病例2

女，45岁。

**主诉**：甲亢3年余，伴呼吸困难半年。

**查体**：甲状腺Ⅲ度肿大，质地韧。

**化验检查（首诊）**：FT3：13.08pmol/L↑；FT4：25.15pmol/L↑；TSH：0.2389μIU/mL↓；TPO：>1000IU/mL↑；TgAb：173IU/mL↑；TRAb：>40IU/mL↑。

**超声**：甲状腺弥漫性增大，回声减低。CDFI：腺体内血流信号丰富（图3-2A，B）。

**病理**：毒性结节性甲状腺肿（图3-2C）。

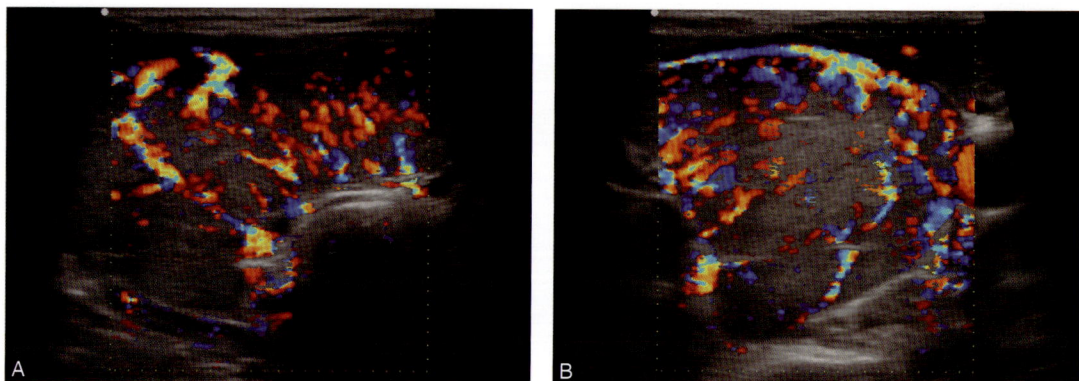

**图3-1** GD。A. 右叶横切面彩色多普勒超声；B. 左叶横切面彩色多普勒超声；C.（右叶），D.（左叶）甲状腺双叶明显增大，切面灰红色且呈牛肉样外观；E. 滤泡上皮增生，滤泡周边胶质出现吸收空泡，间质淋巴细胞浸润（×100）

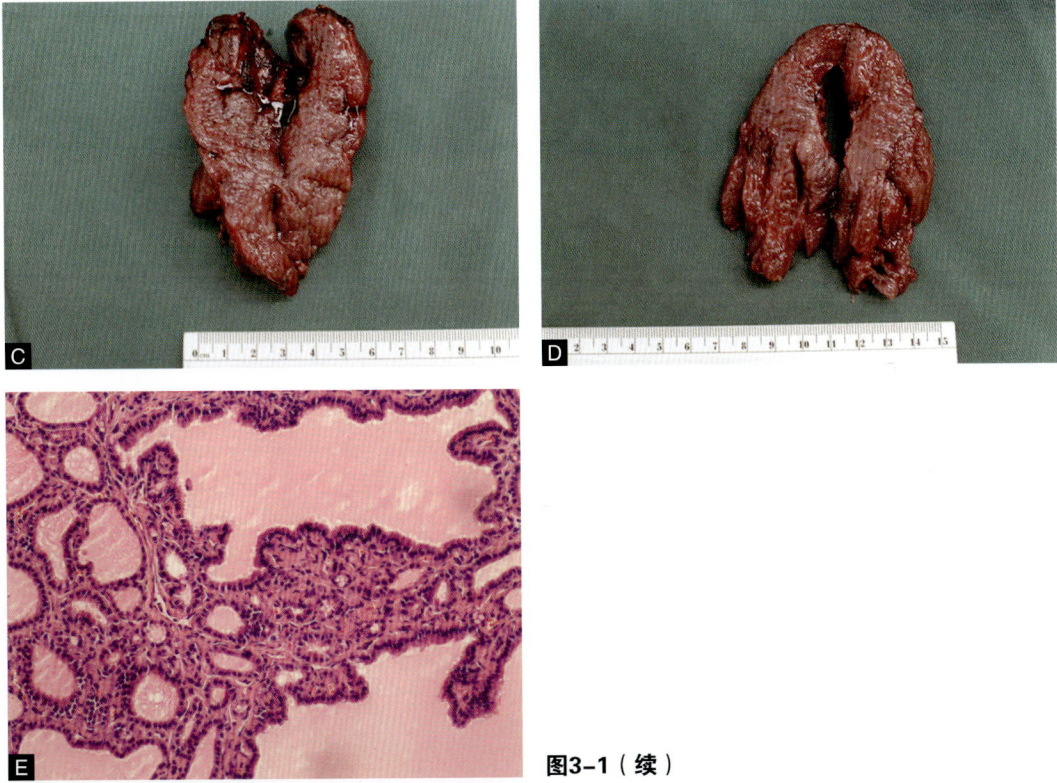

图3-1（续）

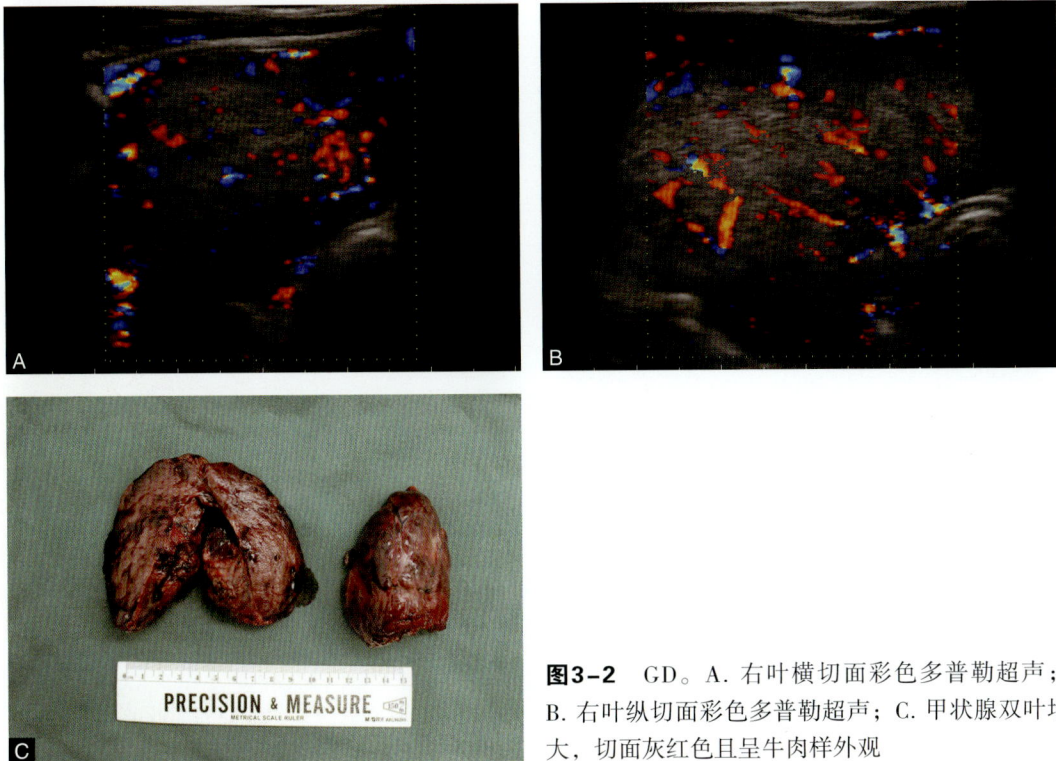

图3-2　GD。A. 右叶横切面彩色多普勒超声；B. 右叶纵切面彩色多普勒超声；C. 甲状腺双叶增大，切面灰红色且呈牛肉样外观

**病例3**

女，39岁。

**病史**：因GD行甲状腺次全切除术后13年，甲亢复发1年，口服甲巯咪唑治疗，因有压迫症状考虑手术治疗。

**查体**：甲状腺Ⅲ度肿大，质地韧，结节感，边界清，光滑，无压痛。

**化验检查**：FT3：4.33pmol/L；FT4：4.00pmol/L；TSH：0.91μIU/mL↓；TRAb：>40IU/mL↑；TPO：超出正常值的结果；TgAb：>2618.00IU/mL↑。

**超声**：甲状腺弥漫性肿大，回声减低、不均匀（图3-3A，B）。

**病理**：毒性结节性甲状腺肿(图3-3C)。

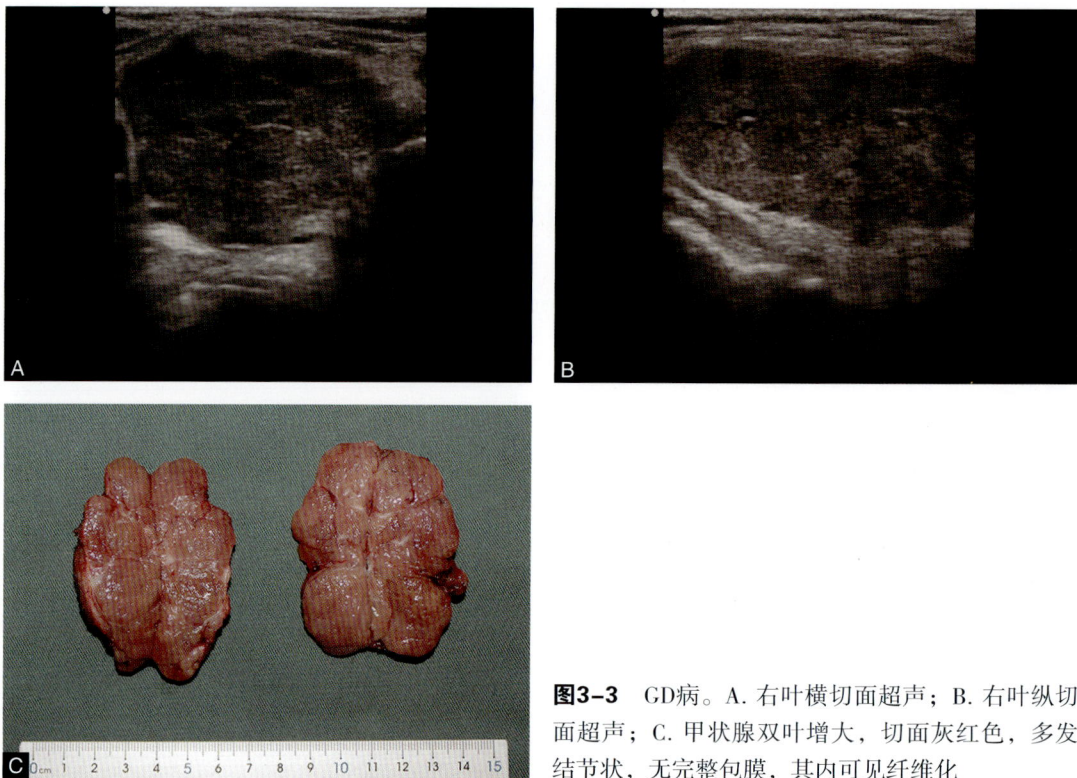

**图3-3**　GD病。A. 右叶横切面超声；B. 右叶纵切面超声；C. 甲状腺双叶增大，切面灰红色，多发结节状，无完整包膜，其内可见纤维化

**病例4**

女，43岁。

**病史**：确诊甲亢1年余，口服抗甲状腺药物。

**化验检查（首诊）**：FT3：25.09pmol/L↑；FT4：45.58pmol/L↑；TSH：<0.0038μIU/mL↓；TRAb：>40IU/mL↑；TPO：0.41IU/mL；TgAb：0.92IU/mL。

**超声**：甲状腺双侧叶弥漫性增大，内部回声不均，蜂窝状改变。CDFI：结节内可见点条状血流信号（图3-4A～C）。

**病理**：甲状腺右叶乳头状癌，结节性甲状腺肿（图3-4D，E）。

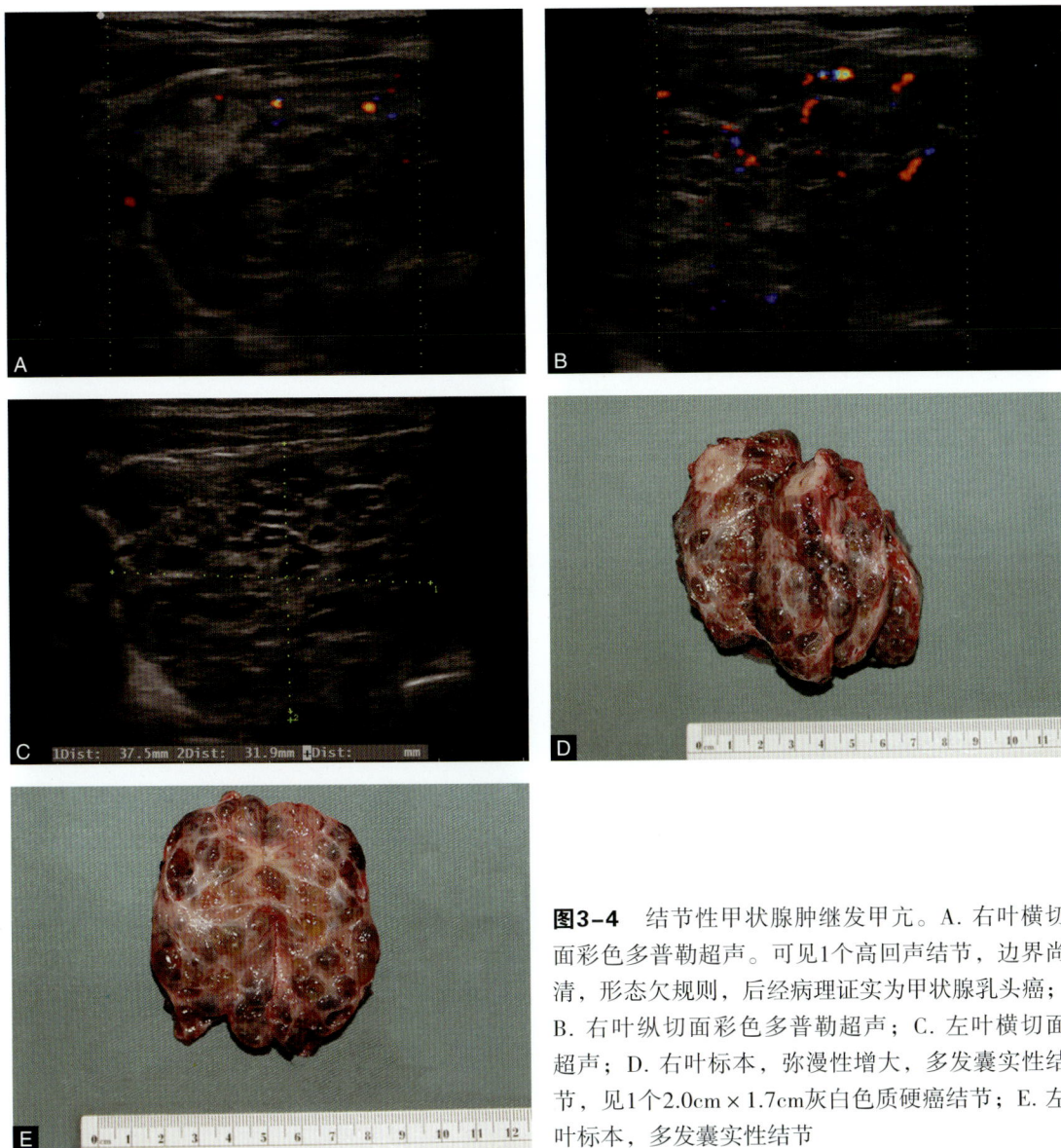

**图3-4**　结节性甲状腺肿继发甲亢。A. 右叶横切面彩色多普勒超声。可见1个高回声结节，边界尚清，形态欠规则，后经病理证实为甲状腺乳头癌；B. 右叶纵切面彩色多普勒超声；C. 左叶横切面超声；D. 右叶标本，弥漫性增大，多发囊实性结节，见1个2.0cm×1.7cm灰白色质硬癌结节；E. 左叶标本，多发囊实性结节

**病例5**

女，72岁。

**病史**：颈部增粗37年，伴呼吸不畅1个月。7年前曾诊断为"结节性甲状腺肿继发甲亢、房颤"，口服药物治疗。

**查体**：甲状腺Ⅲ度肿大，可扪及多发结节，光滑，质地韧，延及胸骨后。

**超声**：甲状腺弥漫性肿大，回声粗糙、不均匀，呈结节感（图3-5A，B）。

**病理**：毒性结节性甲状腺肿（图3-5C）。

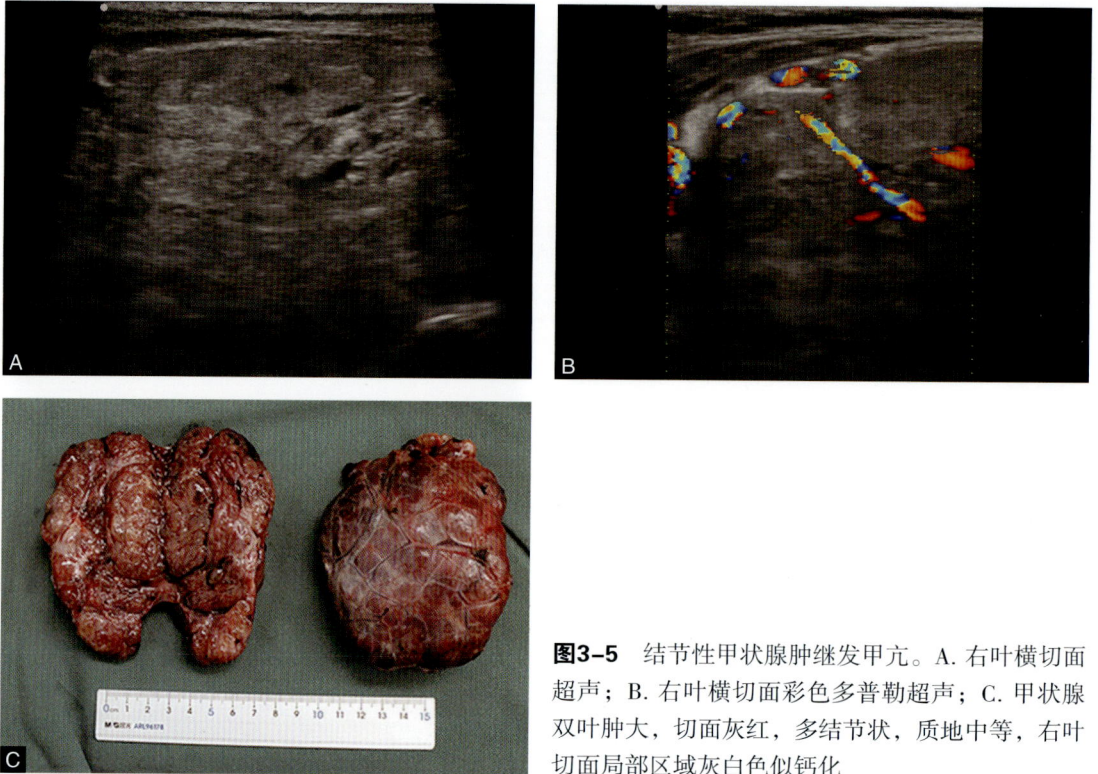

图3-5　结节性甲状腺肿继发甲亢。A. 右叶横切面超声；B. 右叶横切面彩色多普勒超声；C. 甲状腺双叶肿大，切面灰红，多结节状，质地中等，右叶切面局部区域灰白色似钙化

## 病例6

女，46岁。

**病史：**甲状腺肿大3年，10个月前诊断为"结节性甲状腺肿继发甲亢"，口服药物治疗。

**化验检查：**FT3：8.81pmol/L；FT4：12.58pmol/L；TSH：0.12μIU/mL↓。

**超声：**甲状腺双叶内见多发囊实性结节，融合状。右叶较大者位于中部，大小约4.3cm×4.7cm（图3-6A～C）。

**病理：**结节性甲状腺肿伴腺瘤样结节形成（图3-6D）。

## 病例7

男，54岁。

**病史：**甲状腺结节伴心悸、烦躁、易怒2年。诊断为"甲亢"，不规律服药。

**化验检查（首诊）：**FT3：7.06pmol/L↑；FT4：19.22pmol/L↑；TSH：0.0164μIU/mL↓。

**超声：**甲状腺右叶大小正常。左叶中部见4.8cm×3.7cm低回声结节，大分叶状，边界清，内见多处片状强回声，后伴声影。CDFI：内部及周边可探及条状血流。

**病理：**左叶结节性甲状腺肿伴腺瘤样结节形成，间质伴纤维化、钙化（图3-7）。

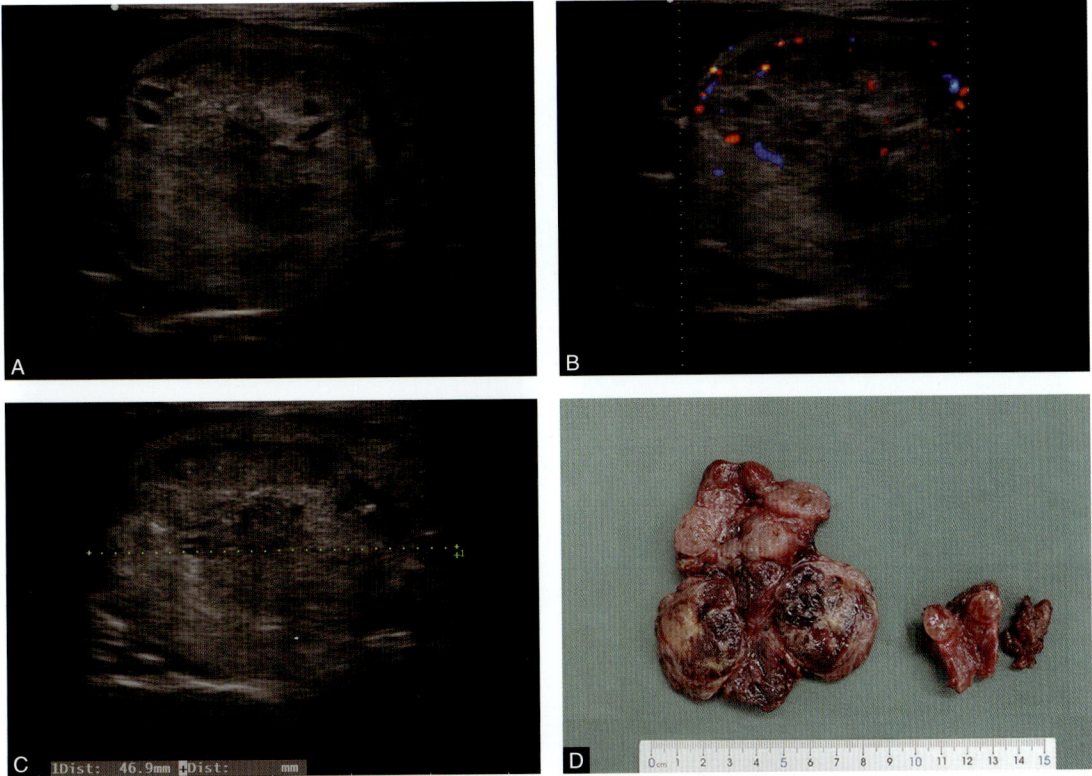

**图3-6** 结节性甲状腺肿继发甲亢。A. 右叶横切面超声；B. 右叶横切面彩色多普勒超声；C. 右叶纵切面超声；D. 甲状腺右叶明显肿大，切面多发结节，部分融合。较大结节包膜不完整，切面灰红、灰黄相间，有出血及纤维化、钙化

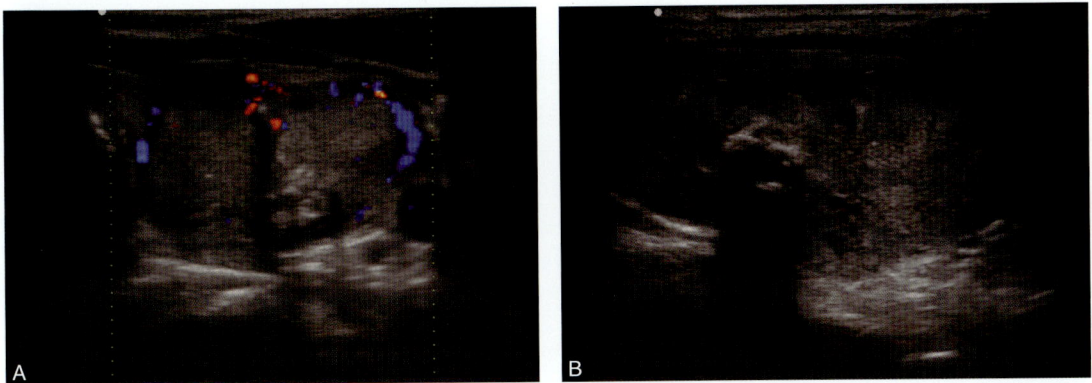

**图3-7** 甲状腺左叶高功能结节。A. 左叶横切面彩色多普勒超声；B. 左叶纵切面超声；C. 甲状腺左叶见灰红、灰白色结节，形态不规则，局部纤维化、钙化

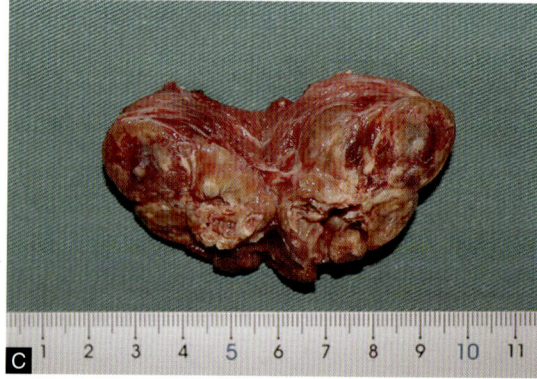

**图3-7（续）**

**病例8**

男，45岁。

**病史：**甲状腺肿物1年，伴心悸、乏力、多汗4个月。诊断为"高功能腺瘤"，口服药物治疗。

**化验检查（首诊）：**FT3：9.79pmol/L↑；FT4：20.20pmol/L↑；TSH：0.02μIU/mL↓。

**超声：**甲状腺左叶内见囊实性结节，边界清，形态规则。CDFI：其内及周边见丰富血流信号（图3-8A，B）。

**甲状腺ECT：**甲状腺左叶高功能腺瘤（图3-8C）。

**病理：**甲状腺左叶腺瘤（图3-8D）。

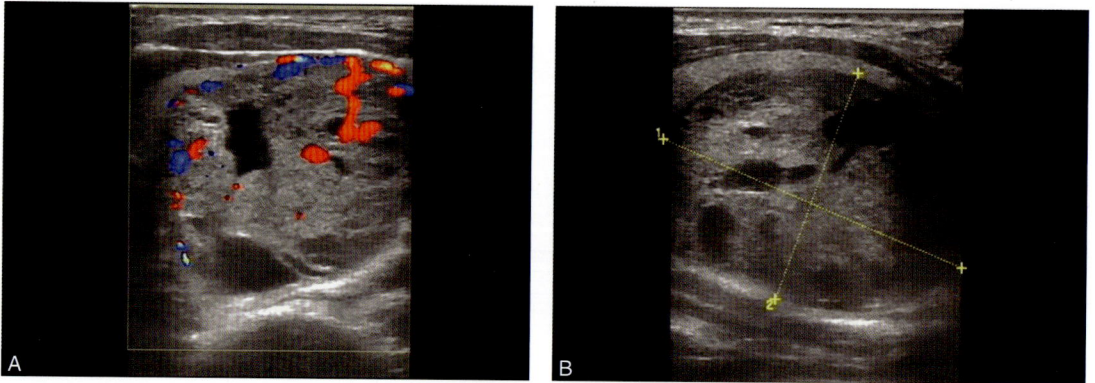

**图3-8** 甲状腺左叶高功能腺瘤。A. 左叶横切面彩色多普勒超声；B. 左叶纵切面超声；C. ECT：甲状腺左叶"热结节"；D. 甲状腺左叶4.5cm×4.0cm结节，包膜完整，切面灰黄、灰红色，质软，局部囊性变

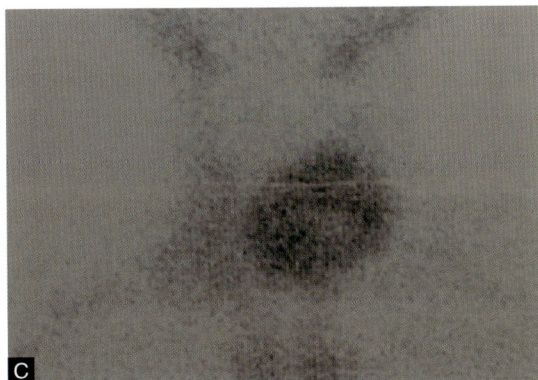

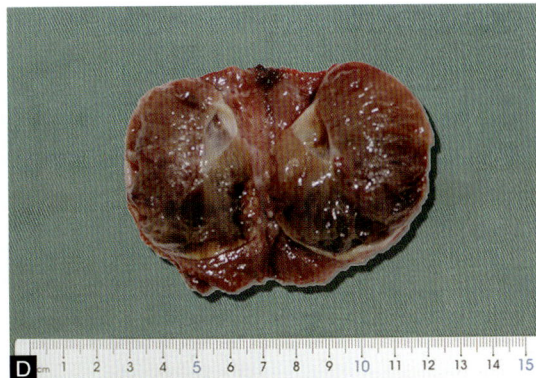

图3-8（续）

## 病例9

女，47岁。

病史：甲状腺结节3年，心慌伴呼吸困难4个月。诊断为"甲亢，房颤，心功能不全"，口服药物治疗。

化验检查(首诊)：FT3：37.92pmol/L↑；FT4：>100pmol/L↑；TSH：0.0038μIU/mL↓；TRAb：6.6IU/L↑；TgAb：605.7U/L↑。

摄碘率：2小时为37.26%↑；24小时为81.1%↑。

超声：甲状腺左叶下极见4.0cm×2.3cm囊实性结节，以中高回声实性为主，边界清（图3-9A，B）。

病理：甲状腺左叶高功能腺瘤（图3-9C）。

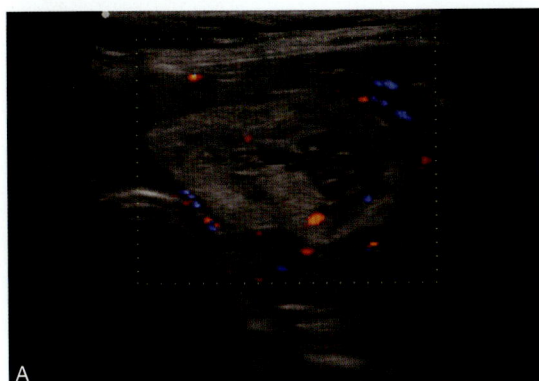

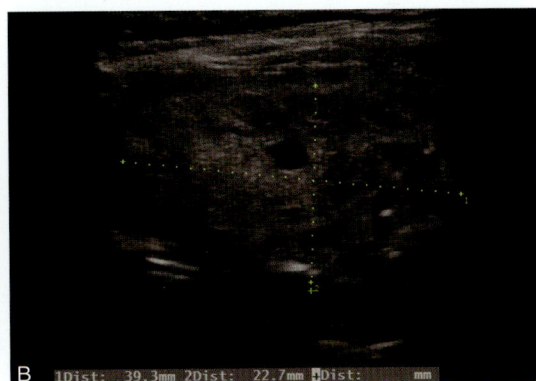

图3-9 甲状腺左叶高功能腺瘤。A. 左叶横切面彩色多普勒超声；B. 左叶纵切面超声；C. 左叶灰红、灰白色结节，包膜完整，质地中等，可见出血，局部纤维化、钙化

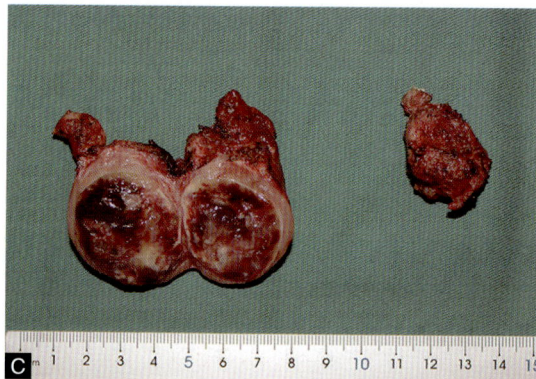

**图3-9（续）**

**病例10**

男，52岁。

**主诉：** 甲亢1年，不规律用药。

**超声：** 甲状腺左叶囊实性结节，形态规则，中低回声实性为主，散在多发片状无回声区，部分囊壁回声增强。CDFI：结节内可见血流信号。

**病理：** 甲状腺左叶腺瘤伴囊性变（图3-10）。

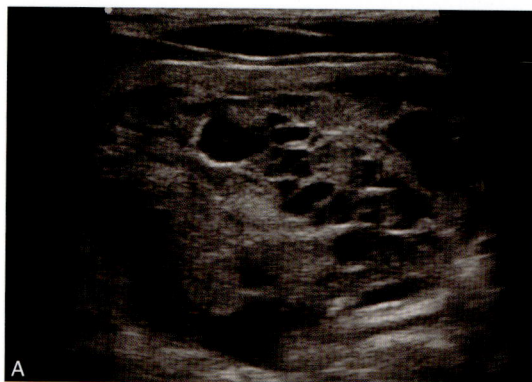

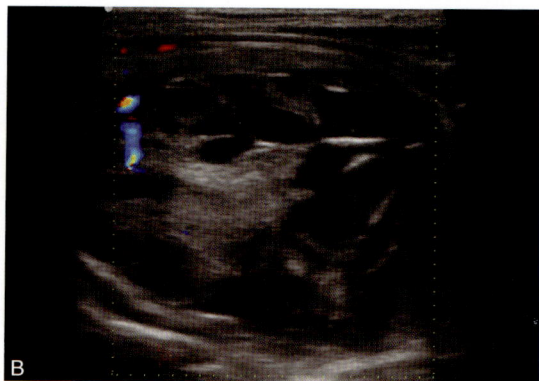

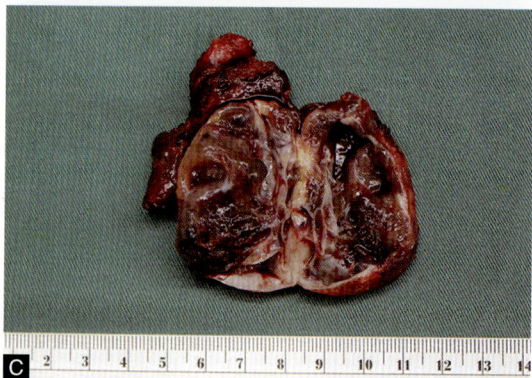

**图3-10** 甲状腺左叶高功能腺瘤伴囊性变；A. 左叶纵切面超声；B. 左叶纵切面彩色多普勒超声；C. 甲状腺左叶6.0cm×3.5cm囊实性结节，切面灰红色，腔内为陈旧不凝血，囊壁局部变厚伴纤维化

# 第4章 甲状腺腺瘤

## 概述

甲状腺腺瘤是甲状腺最常见的良性肿瘤，来源于滤泡上皮细胞。发病机制尚不清楚。女性多见，发病年龄多在40岁以下。常为单发结节，呈圆形或椭圆形，表面光滑，边界清。除并发甲状腺功能亢进症（简称甲亢）外，多数患者甲状腺功能正常。有继发甲亢和恶变的可能，故应尽早手术切除。

## 病理

肉眼观：多为单发，圆形或类圆形，有完整的、薄的包膜，常压迫周围组织，切面多为实性，颜色暗红或棕黄，可有出血、囊性变、钙化和纤维化。

镜下：腺瘤结节有完整的包膜，无包膜侵犯现象，并且压迫周围腺体。腺瘤内细胞形态不同于周围的甲状腺上皮细胞。腺瘤往往依据滤泡大小进行分类，虽然镜下差异较大，但对预后影响不大。常见的腺瘤类型如下：

（1）单纯性腺瘤：肿瘤包膜完整，肿瘤组织由大小较一致的、腔内含胶质的甲状腺滤泡构成。

（2）巨滤泡性腺瘤：肿瘤组织多由大滤泡组成，腔内充满胶质，可互相融合成囊。肿瘤间质少。

（3）嗜酸细胞腺瘤：肿瘤细胞多呈多角形，核小，胞浆丰富、嗜酸，内含嗜酸性颗粒。瘤细胞排列成索条状或巢片状，很少形成滤泡。

（4）不典型腺瘤：瘤细胞丰富，生长较活跃，有轻度不典型性，可见核分裂象。瘤细胞排列成索条或巢片状，很少形成滤泡，间质少，但无包膜和血管侵犯。

## 超声

多表现为甲状腺内单发结节，内部均匀呈中低回声，与周围正常甲状腺分界清晰，形态规则，周边有均匀的细晕。CDFI：周边部分环绕血流，内部穿入。腺瘤供血不足，内部可出现囊性变。部分瘤体内可见斑片状或环状钙化。

腺瘤与结节性甲状腺肿可并存，有时区分困难，结节性甲状腺肿表现更复杂，常为多发，更易出现囊性变及钙化。腺瘤常单发，并有完整包膜。

## 病例

### 病例1

女，50岁。

**主诉：**甲状腺结节2个月。

**超声：**甲状腺右叶见囊实性结节，以中低回声实性为主，边缘处见片状无回声区，边界欠清，形态欠规则。CDFI：周边及内部见点条状血流信号（图4-1A，B）。

**FNA：**甲状腺滤泡性病变（图4-1C）。

**病理：**甲状腺右叶腺瘤（图4-1D，E）。

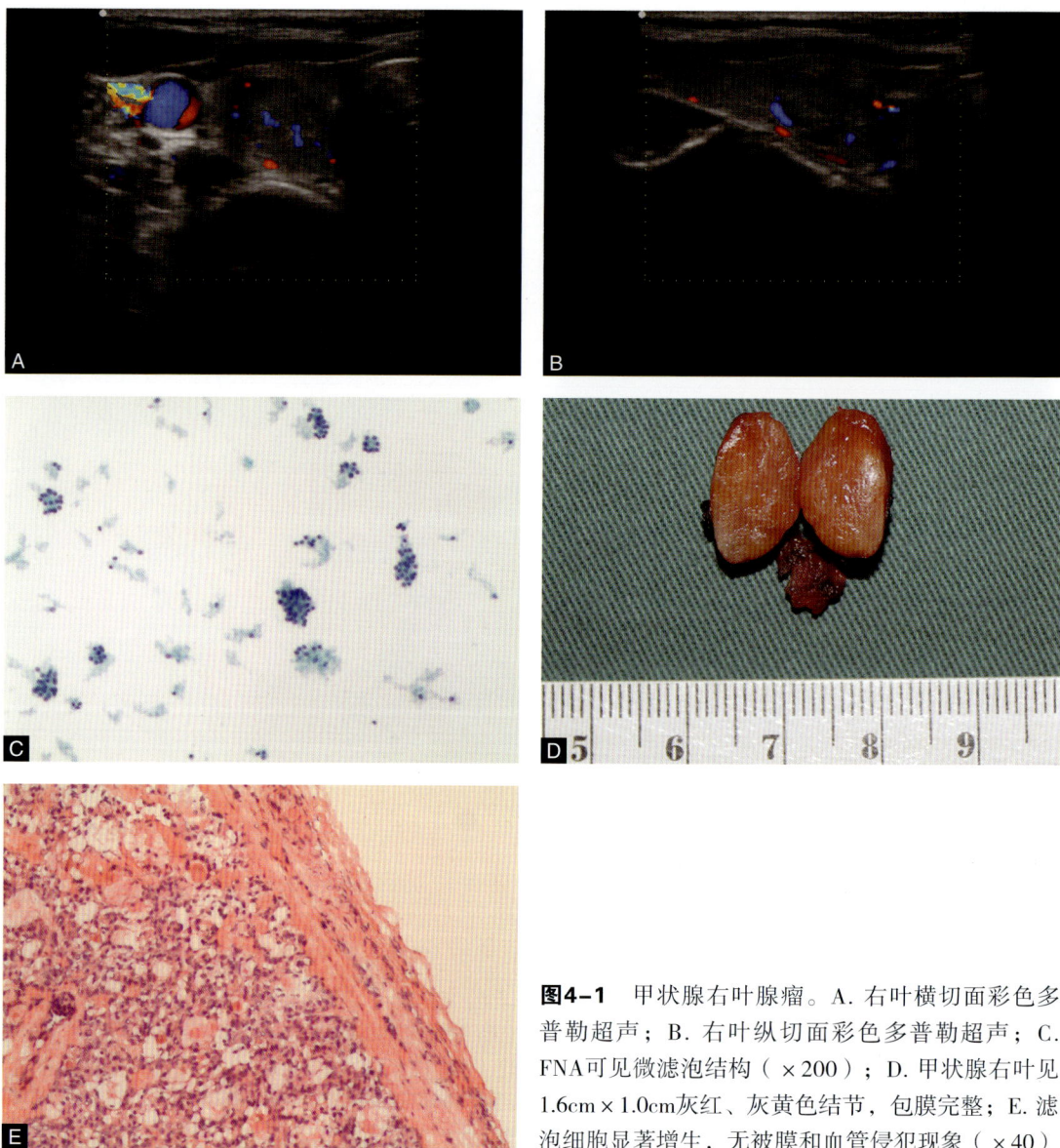

**图4-1** 甲状腺右叶腺瘤。A. 右叶横切面彩色多普勒超声；B. 右叶纵切面彩色多普勒超声；C. FNA可见微滤泡结构（×200）；D. 甲状腺右叶见1.6cm×1.0cm灰红、灰黄色结节，包膜完整；E. 滤泡细胞显著增生，无被膜和血管侵犯现象（×40）

**病例2**

女，53岁。

病史：甲状腺肿物2年伴逐渐增大。

超声：甲状腺右叶见中等回声实性结节，内见无回声，边界清，形态规则，周边见细晕。CDFI：周边见条状血流信号（图4-2A～C）。

病理：甲状腺右叶滤泡性腺瘤（图4-2D，E）。

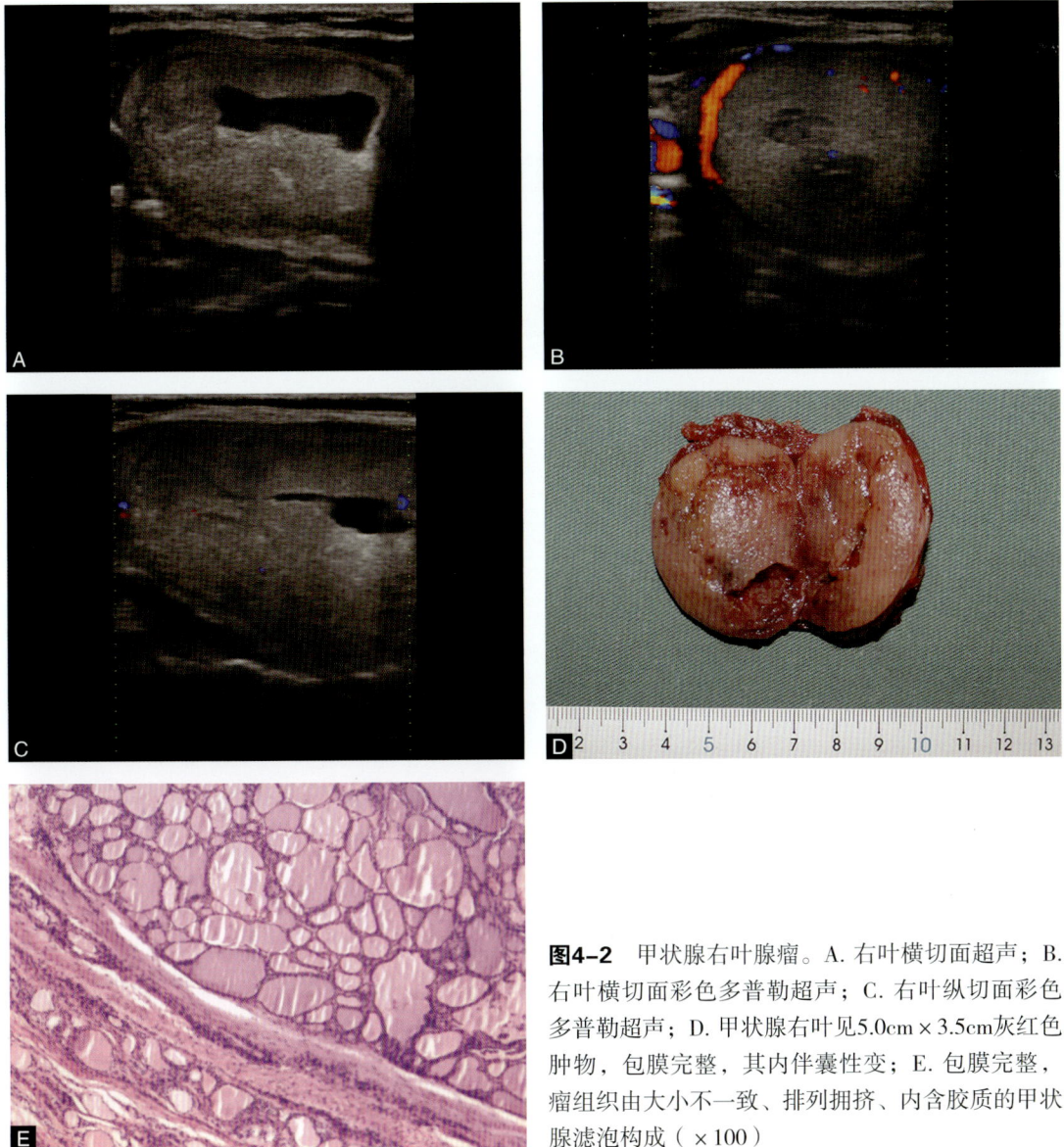

图4-2 甲状腺右叶腺瘤。A. 右叶横切面超声；B. 右叶横切面彩色多普勒超声；C. 右叶纵切面彩色多普勒超声；D. 甲状腺右叶见5.0cm×3.5cm灰红色肿物，包膜完整，其内伴囊性变；E. 包膜完整，瘤组织由大小不一致、排列拥挤、内含胶质的甲状腺滤泡构成（×100）

**病例3**

女，38岁。

主诉：甲状腺结节伴颈前区压迫感3个月。

超声：甲状腺左叶见等回声实性结节，边界清，形态规则，内部可见条状低回声区。CDFI：周边见环状血流信号（图4-3A，B）。

病理：甲状腺左叶腺瘤（图4-3C）。

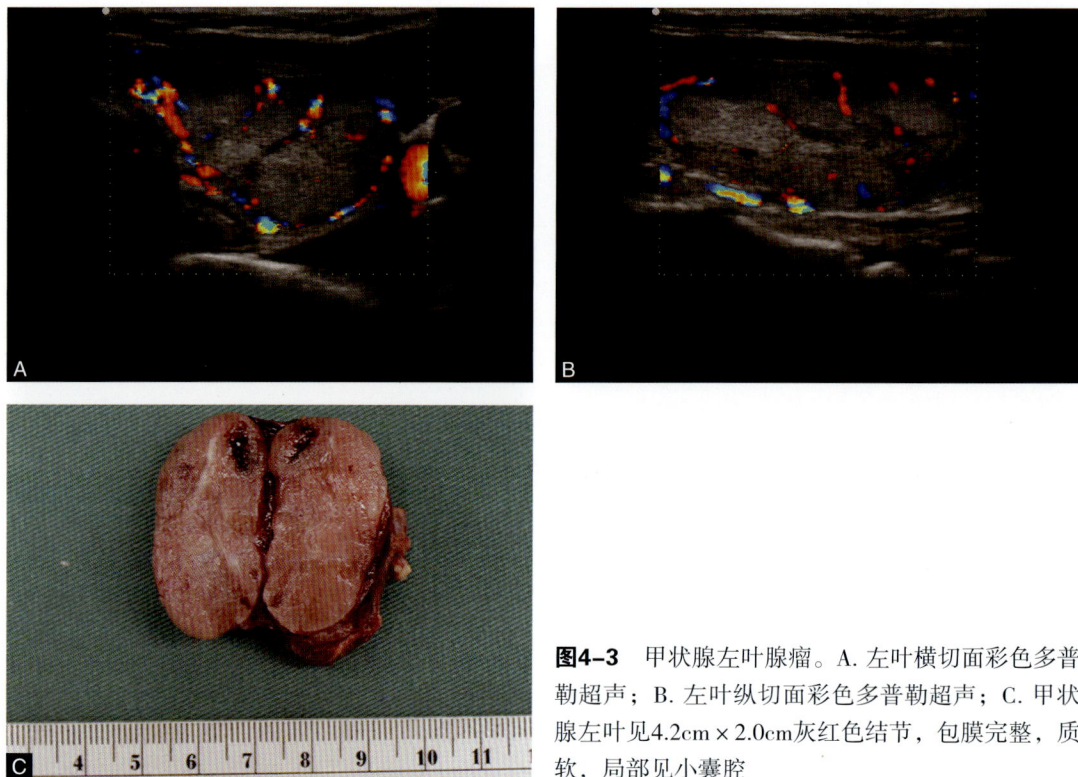

图4-3 甲状腺左叶腺瘤。A. 左叶横切面彩色多普勒超声；B. 左叶纵切面彩色多普勒超声；C. 甲状腺左叶见4.2cm×2.0cm灰红色结节，包膜完整，质软，局部见小囊腔

**病例4**

女，55岁。

主诉：甲状腺结节1年。

超声：甲状腺左叶见中等回声实性结节，边界清，形态规则，周边细晕。CDFI：周边见环状血流信号（图4-4A，B）。

病理：甲状腺左叶腺瘤，局灶间质伴纤维化（图4-4C）。

**病例5**

女，53岁。

主诉：颈前肿物10个月。

超声：甲状腺右叶见等回声实性结节，边界清，形态规则，周边可见低回声晕。CDFI：内部见点条状血流信号（图4-5A，B）。

病理：甲状腺右叶腺瘤（图4-5C）。

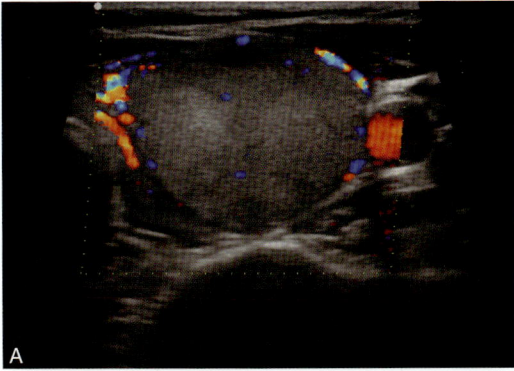

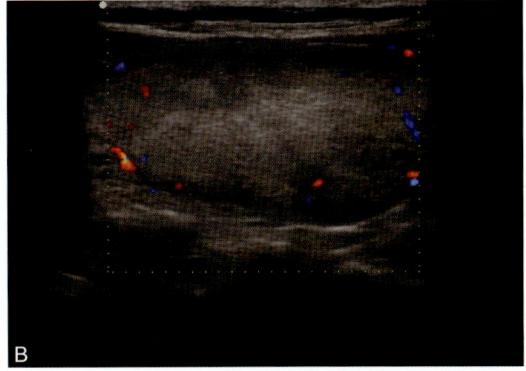

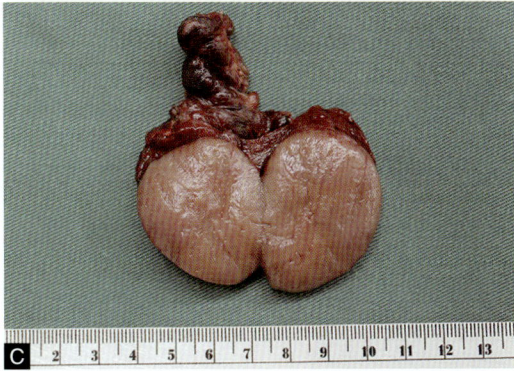

图4-4　甲状腺左叶腺瘤。A. 左叶横切面彩色多普勒超声；B. 左叶纵切面彩色多普勒超声；C. 甲状腺左叶见4.5cm×3.3cm灰红色结节，包膜完整，质软

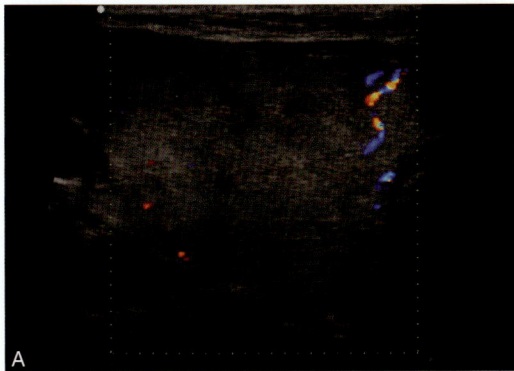

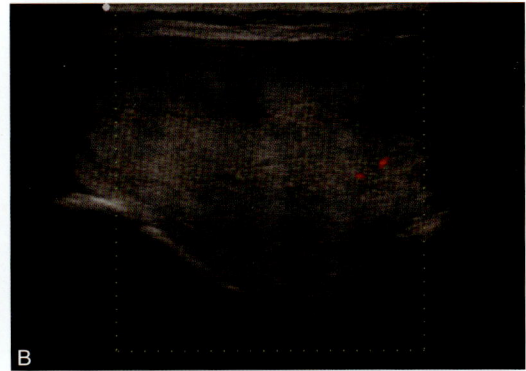

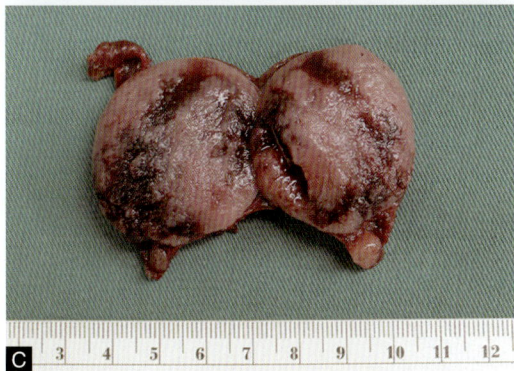

图4-5　甲状腺右叶腺瘤。A. 右叶横切面彩色多普勒超声；B. 右叶纵切面彩色多普勒超声；C. 甲状腺右叶见4.3cm×3.6cm灰红色结节，包膜完整，质软，创面有出血

**病例6**

女，67岁。

**主诉：**甲状腺结节3年，近1年增大明显。

**超声：**甲状腺双叶多发囊实性结节，其中左叶见囊实性结节，边界清，形态规则。CDFI：未见异常血流信号（图4-6 A，B）。

**病理：**甲状腺左叶腺瘤伴囊性变（图4-6C）。

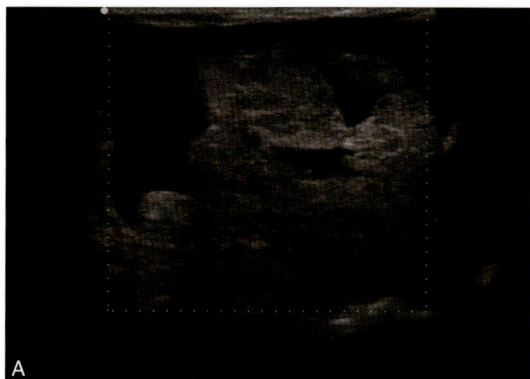

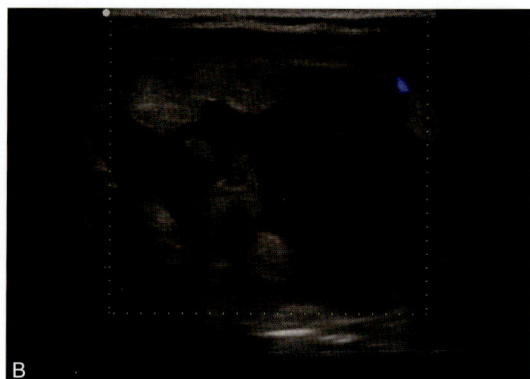

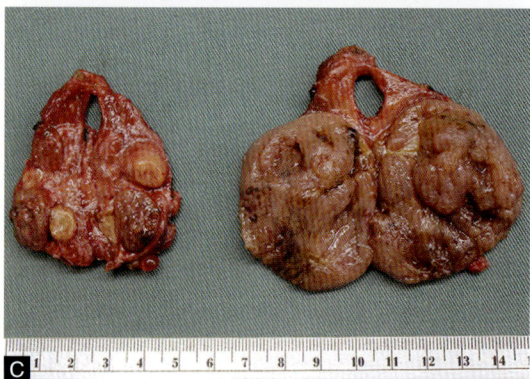

图4-6　甲状腺左叶腺瘤。A. 左叶横切面彩色多普勒超声；B. 左叶纵切面彩色多普勒超声；C. 甲状腺左叶见5.5cm×4.0cm囊实性结节，切面灰红色，包膜完整，质软（右侧）

**病例7**

女，76岁。

**病史：**左侧颈前区肿物10年，伴吞咽不适感6个月。

**超声：**甲状腺左叶见中等回声实性结节，见少许无回声，边界清，周边见细晕。CDFI：结节内及周边见条状血流信号（图4-7A，B）。

**病理：**甲状腺左叶腺瘤（图4-7C）。

**病例8**

女，55岁。

**病史：**甲状腺结节0.5个月。

**超声：**甲状腺右叶见等回声实性结节，内见无回声，边界清，形态规则。CDFI：周边见环状血流信号（图4-8A，B）。

**病理：**甲状腺右叶腺瘤（图4-8C）。

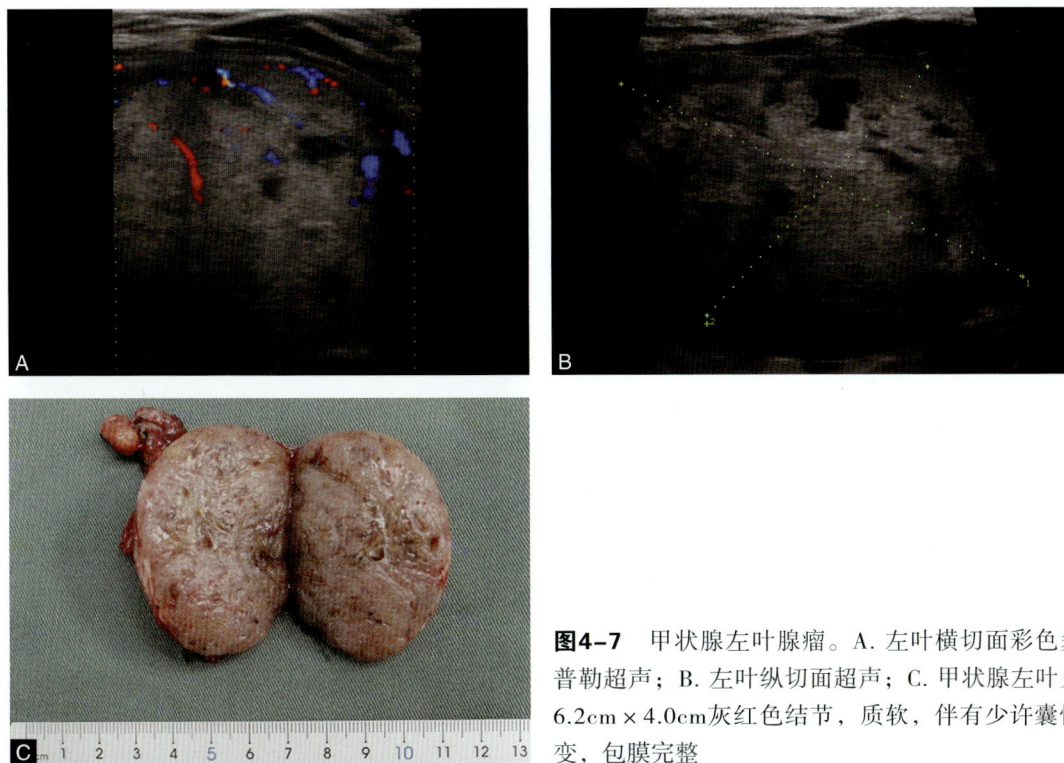

**图4-7** 甲状腺左叶腺瘤。A. 左叶横切面彩色多普勒超声；B. 左叶纵切面超声；C. 甲状腺左叶见6.2cm×4.0cm灰红色结节，质软，伴有少许囊性变，包膜完整

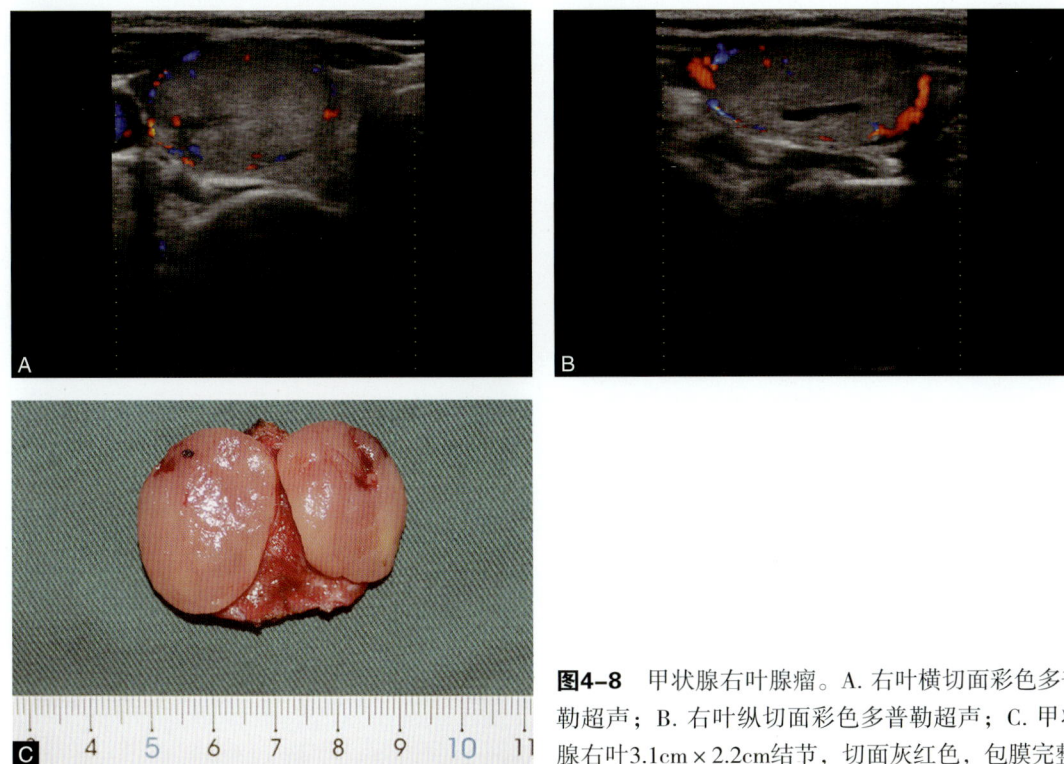

**图4-8** 甲状腺右叶腺瘤。A. 右叶横切面彩色多普勒超声；B. 右叶纵切面彩色多普勒超声；C. 甲状腺右叶3.1cm×2.2cm结节，切面灰红色，包膜完整

**病例9**

女，64岁。

病史：甲状腺结节1年。

超声：甲状腺左叶中下部见3.8cm×2.5cm低回声实性结节，边界清，形态规则，其内可见点状强回声。CDFI：结节内血流略丰富，周边见环状血流信号（图4-9A～C）。

病理：甲状腺左叶腺瘤（图4-9D）。

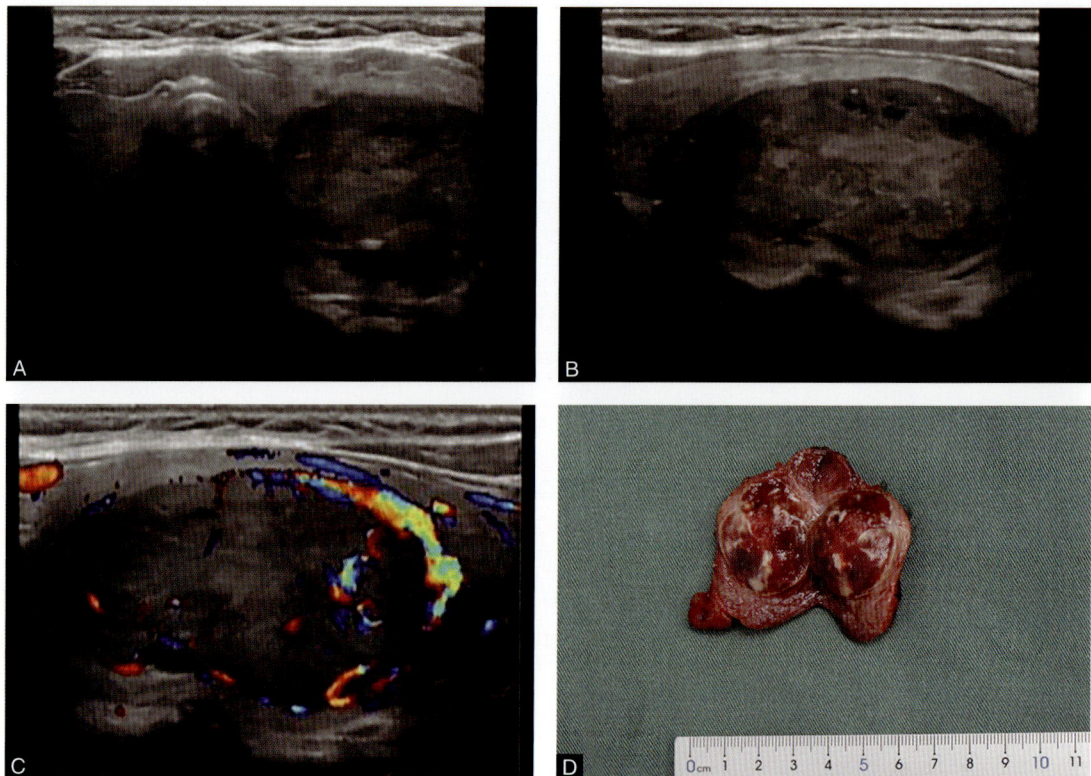

图4-9　甲状腺左叶腺瘤伴钙化。A. 左叶横切面超声；B. 左叶纵切面超声；C. 左叶纵切面彩色多普勒超声；D. 甲状腺左叶见灰红、灰黄色结节，包膜完整，伴有钙化

**病例10**

女，43岁。

病史：甲状腺结节2周。

超声：甲状腺左叶近峡部见低回声实性结节，内回声不均，内见多发点状强回声。CDFI：内部及周边见点条状血流信号（图4-10A，B）。

病理：甲状腺左叶腺瘤伴间质纤维化（图4-10C）。

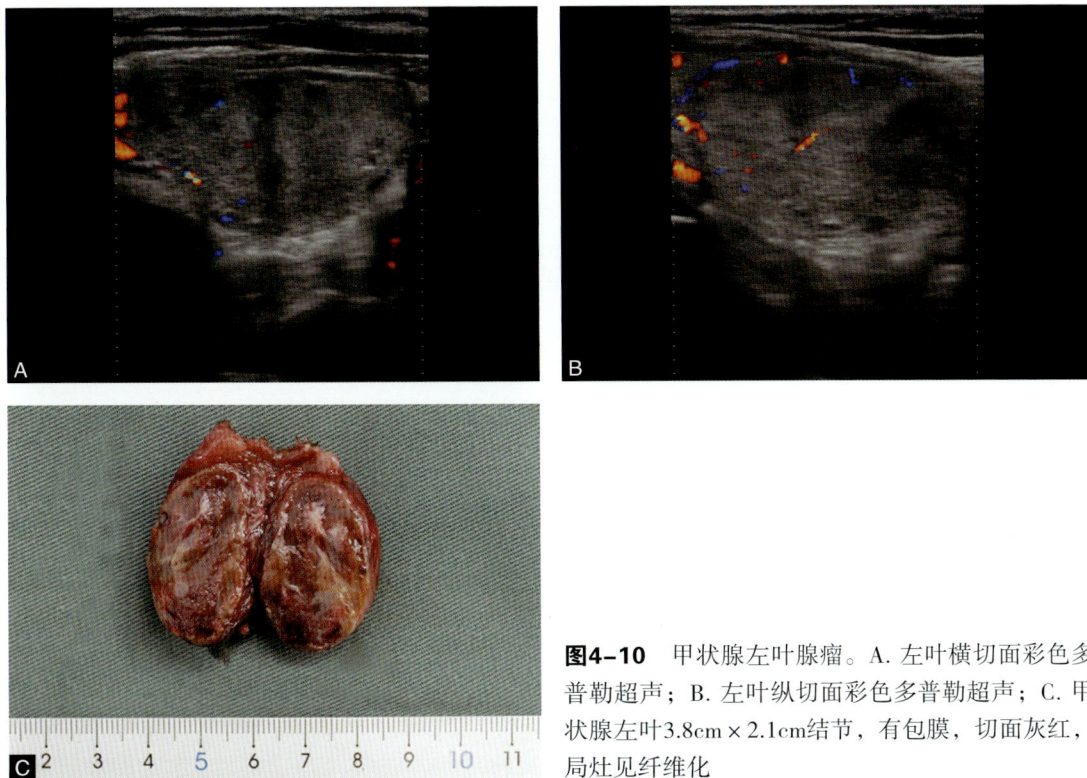

**图4-10** 甲状腺左叶腺瘤。A. 左叶横切面彩色多普勒超声；B. 左叶纵切面彩色多普勒超声；C. 甲状腺左叶3.8cm×2.1cm结节，有包膜，切面灰红，局灶见纤维化

## 病例11

男，60岁。

病史：甲状腺结节12年。

化验检查：TPO：597.76IU/mL↑；TgAb：32.61IU/mL↑。

超声：左叶等回声实性结节，边界清，形态规则。CDFI：结节内及周边见条状血流信号（图4-11A，B）。

病理：甲状腺左叶腺瘤伴桥本甲状腺炎（图4-11C）。

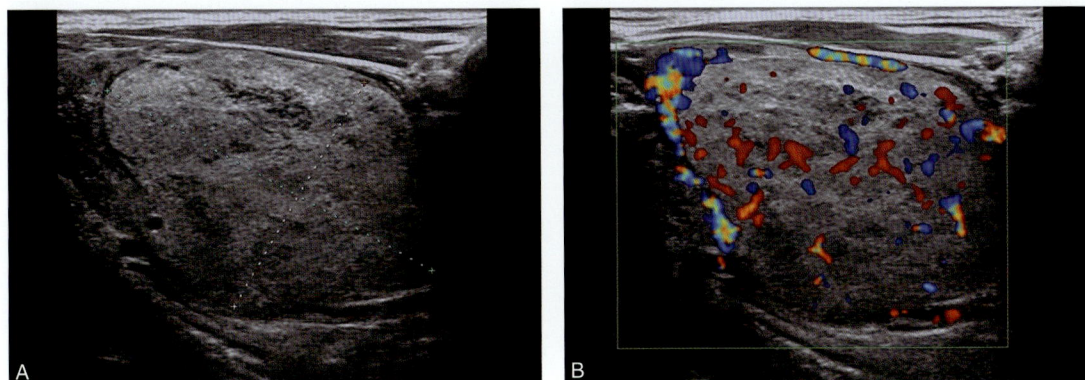

**图4-11** 甲状腺左叶腺瘤。A. 左叶纵切面超声；B. 左叶纵切面彩色多普勒超声；C. 左叶见4.5cm×4.0cm灰红色实性结节，包膜完整

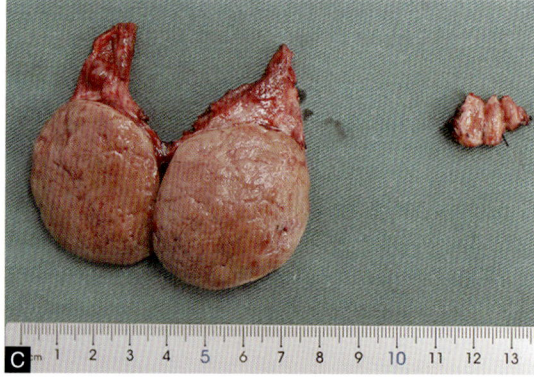

**图4-11**（续）

**病例12**

女，63岁。

病史：颈部肿物伴呼吸困难2年。

超声：甲状腺右叶内见囊实性结节，内见条索样及点状强回声（图4-12A，B）。

病理：甲状腺右叶腺瘤（图4-12C）。

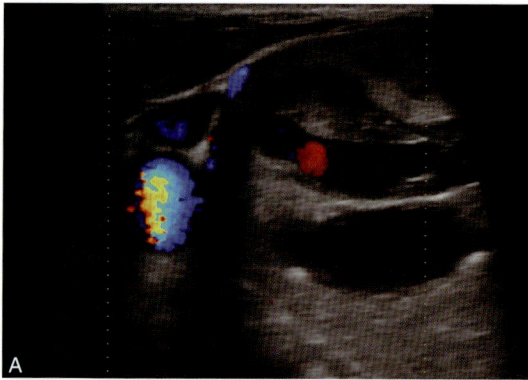

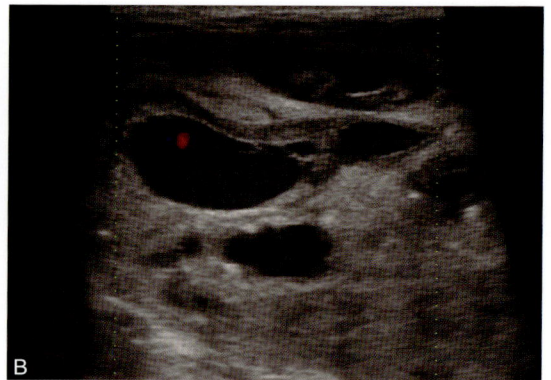

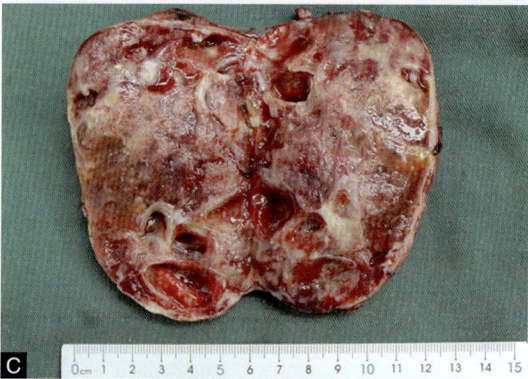

**图4-12** 甲状腺右叶腺瘤囊性变。A. 右叶横切面彩色多普勒超声；B. 右叶纵切面彩色多普勒超声；C. 右侧甲状腺见10cm×5.5cm结节，切面灰红、灰白色，局部可见囊腔、出血、纤维化及钙化

# 第5章　恶性潜能未定的滤泡性肿瘤

## 概述

恶性潜能未定的滤泡性肿瘤（Follicular Tumor，Uncertain Malignant Potential，FT-UMP）在组织学诊断上是一种可疑包膜或脉管浸润的甲状腺滤泡性肿瘤。因其诊断滤泡癌指征不足，是介于腺瘤与滤泡癌之间的一种形态，如果进展可能成为滤泡癌。这种肿瘤类似于甲状腺腺瘤，一般具有完整包膜、界限清楚，影像上无法与良性肿瘤鉴别，镜下不具有磨玻璃核等甲状腺乳头癌核特征。FT-UMP临床上治疗采取单侧甲状腺腺叶切除，定期应随访观察。

## 病例

### 病例1

女，61岁。

**主诉：**甲状腺结节3个月。

**超声：**甲状腺右叶近峡部见低回声实性结节，形态规整，边界清。CDFI：周边见环状血流信号内部穿入（图5-1A，B）。

**病理：**右叶FT-UMP（图5-1C，D）。

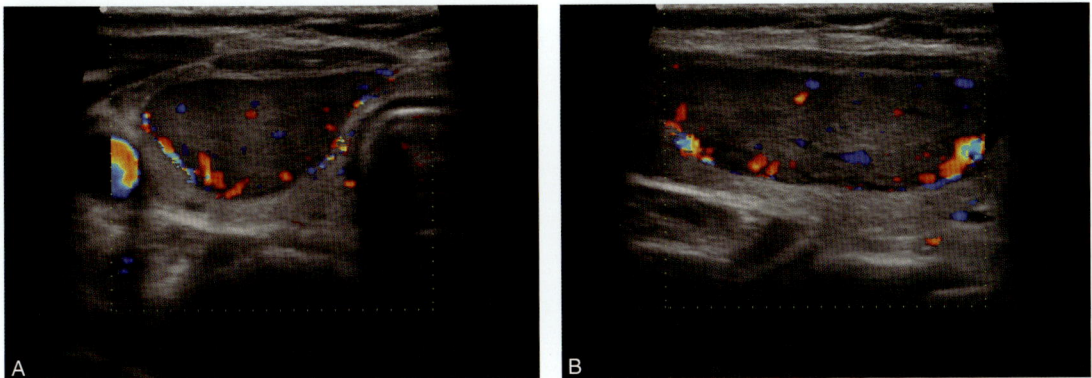

图5-1　右叶FT-UMP。A. 右叶横切面彩色多普勒超声；B. 右叶纵切面彩色多普勒超声；C. 甲状腺右叶见3.4cm×3.8cm灰红色结节，包膜完整；D. 滤泡细胞显著增生，可疑包膜浸润（×40）

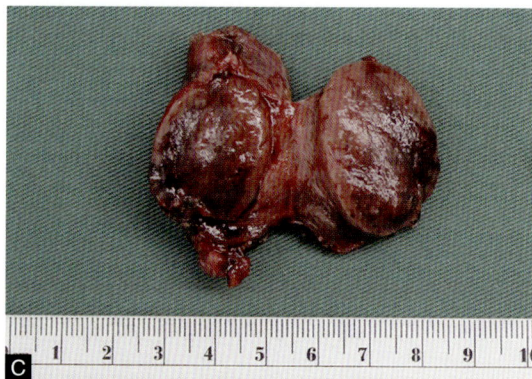

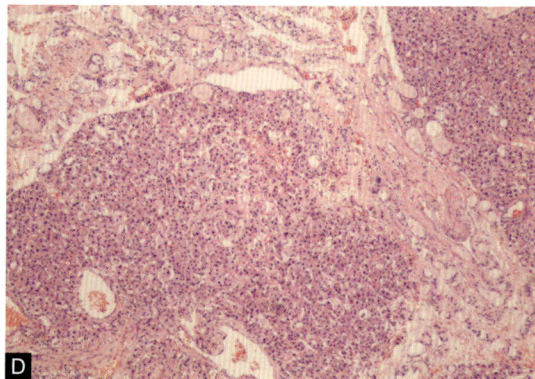

**图5-1（续）**

**病例2**

男，43岁。

**主诉：** 甲状腺结节20天。

**超声：** 甲状腺右叶囊实性结节，内部回声不均，形态尚规则，边界欠清。CDFI：内部见条状血流信号（图5-2A，B）。

**病理：** 右叶FT-UMP（图5-2C，D）。

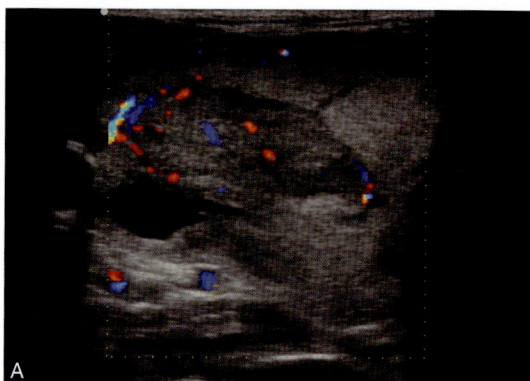

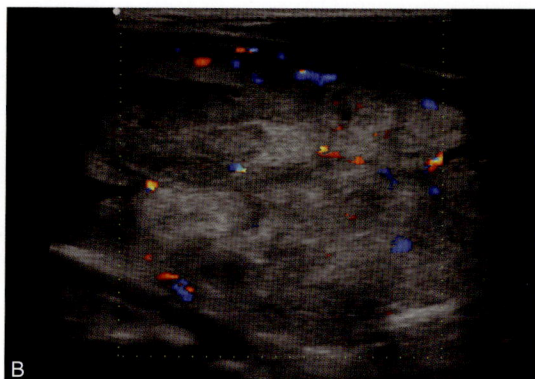

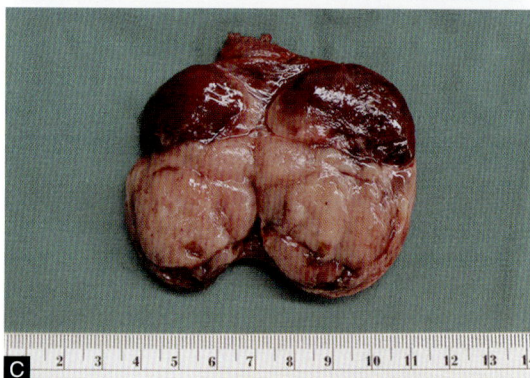

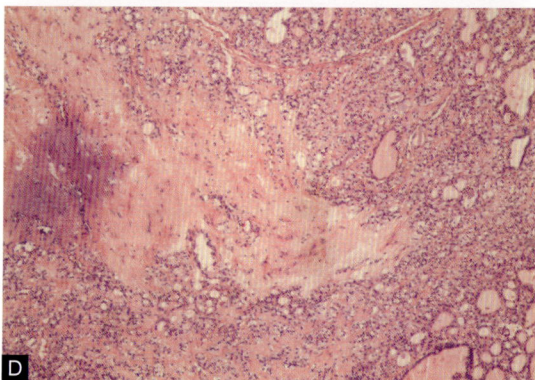

**图5-2** 右叶FT-UMP。A. 右叶横切面彩色多普勒超声；B. 右叶纵切面彩色多普勒超声；C. 甲状腺右叶见6.0cm×4.2cm灰白、灰红色结节，包膜完整；D. 可疑包膜侵犯（×40）

**病例3**

女，40岁。

**主诉**：甲状腺结节2年。

**超声**：甲状腺左叶见中低回声实性结节，局部形态欠规则。CDFI：内部可见血流信号（图5-3A，B）。

**病理**：左叶FT-UMP（图5-3C，D）。

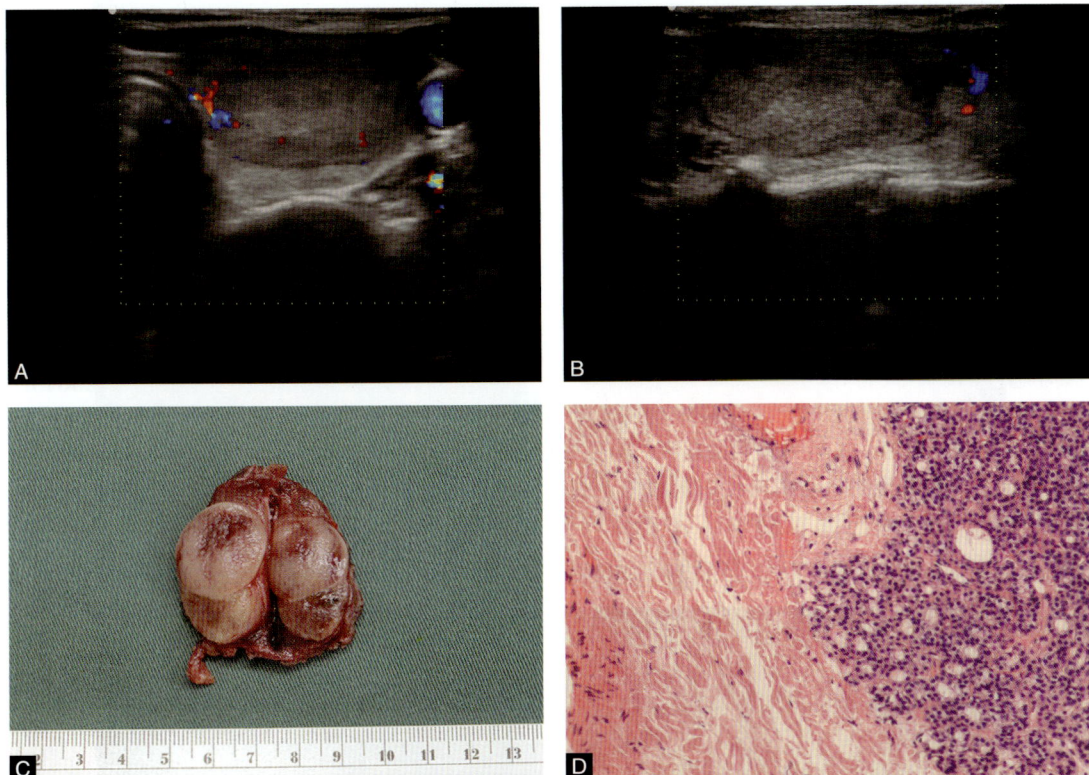

**图5-3** 左叶FT-UMP。A. 左叶横切面彩色多普勒超声；B. 左叶纵切面彩色多普勒超声；C. 甲状腺左叶3.4cm×2.2cm实性结节，形态规整，包膜完整，内伴纤维间隔；D. 滤泡增生密集，局部可疑被膜侵犯（×40）

**病例4**

男，53岁。

**主诉**：发现甲状腺结节3周。

**超声**：甲状腺左叶囊实性结节，形态规则，回声不均，可见片状无回声，中心部见粗大强回声后伴声影（图5-4A，B）。

**病理**：左叶FT-UMP（图5-4C，D）。

**病例5**

男，64岁。

**主诉**：甲状腺结节6个月。

**超声**：甲状腺左叶见囊实性结节，形态规则，部分向胸骨后方生长。CDFI：周边及内部见点条状血流信号（图5-5A，B）。

**病理**：左叶FT-UMP（图5-5C，D）。

现为：

（1）甲状腺内单发或多发实性低回声结节。

（2）边缘不规则（包括浸润性、毛刺、小分叶）。

（3）纵横比>1（A/T>1，标准横切面）。

（4）实性部分微钙化（1~2mm点状强回声）。

（5）向腺体外侵犯。可伴颈部淋巴结转移。

（6）病灶内稀疏血流。

# 病例

## 病例1

女，29岁。

**病史：** 甲状腺结节半个月。

**超声：** 左叶见低回声实性结节，可见毛刺，内见点状强回声。CDFI：未见异常血流信号（图6-1A，B）。

**FNA：** 倾向甲状腺乳头状癌（图6-1C，D）。

**病理：** 左叶PTMC（图6-1E）。

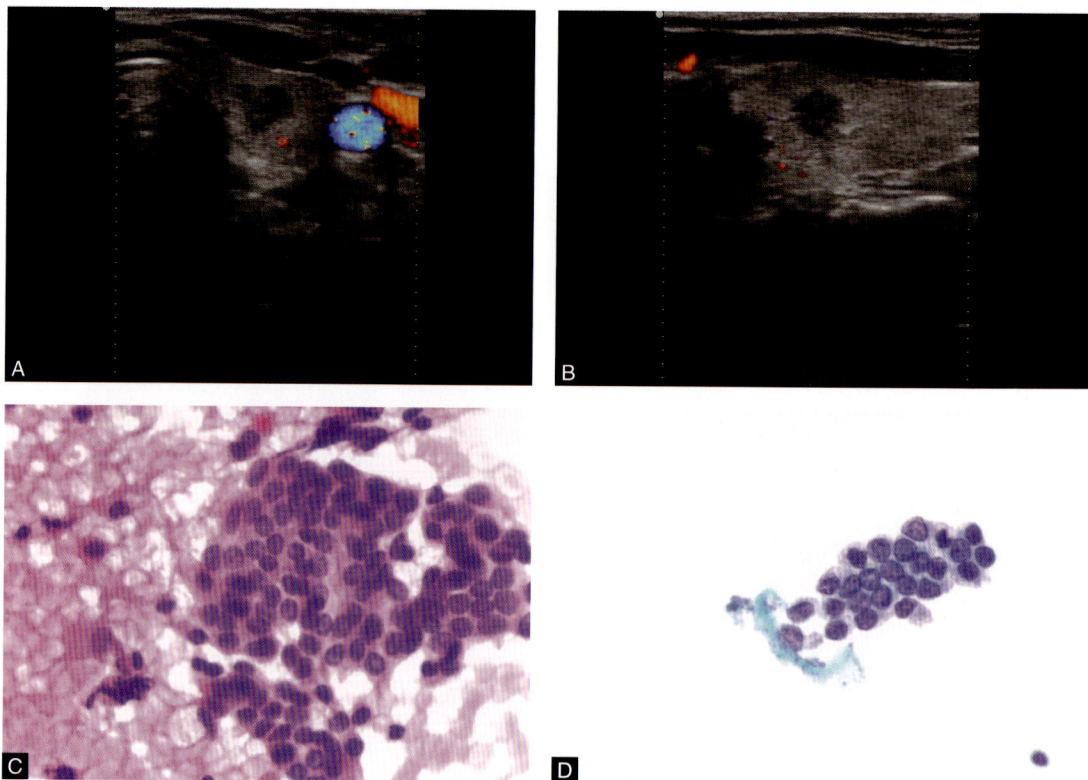

**图6-1**　左叶PTMC。A. 左叶横切面彩色多普勒超声；B. 左叶纵切面彩色多普勒超声；C. FNA HE染色（×400）；D. 巴氏染色（×400）（C、D细胞核增大，细胞核不规则伴有核沟，染色质苍白伴有清晰的小核仁）；E. 甲状腺左叶见1个0.6cm×0.5cm灰白色结节，质硬，边界清

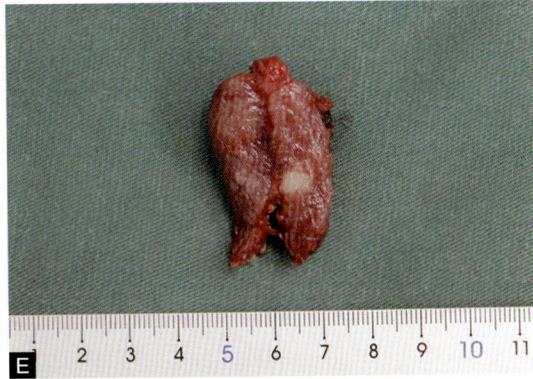

**图6-1（续）**

**病例2**

男，64岁。

病史：甲状腺结节半个月。

超声：甲状腺左叶中部见低回声实性结节，界限欠清，A/T > 1，内见多发点状强回声，后伴声影（图6-2A，B）。

FNA：倾向甲状腺乳头状癌（图6-2C）。

病理：左叶PTMC（图6-2D ~ F）。

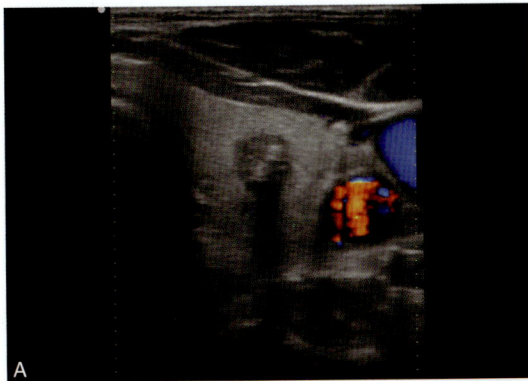

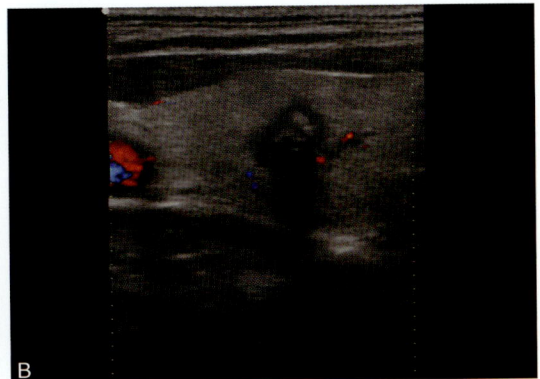

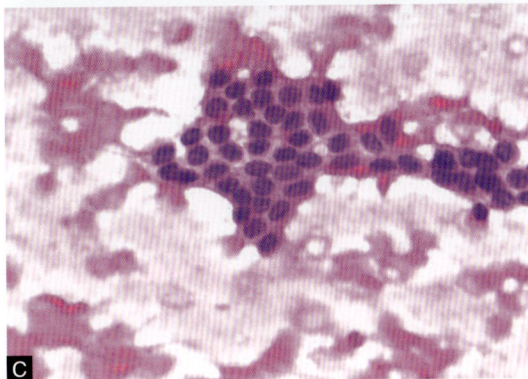

**图6-2**　左叶PTMC。A. 左叶横切面彩色多普勒超声；B. 左叶纵切面彩色多普勒超声；C. FNA细胞核增大，细胞核不规则伴有核沟，染色质苍白（×400）；D. 甲状腺左叶见1个灰白质地略硬结节，0.6cm×0.5cm，边界不清；E. 可见乳头状结构，有纤细的纤维血管轴心形成，乳头上皮排列较拥挤（×40）；F. 可见核沟及核内包涵体（×400）

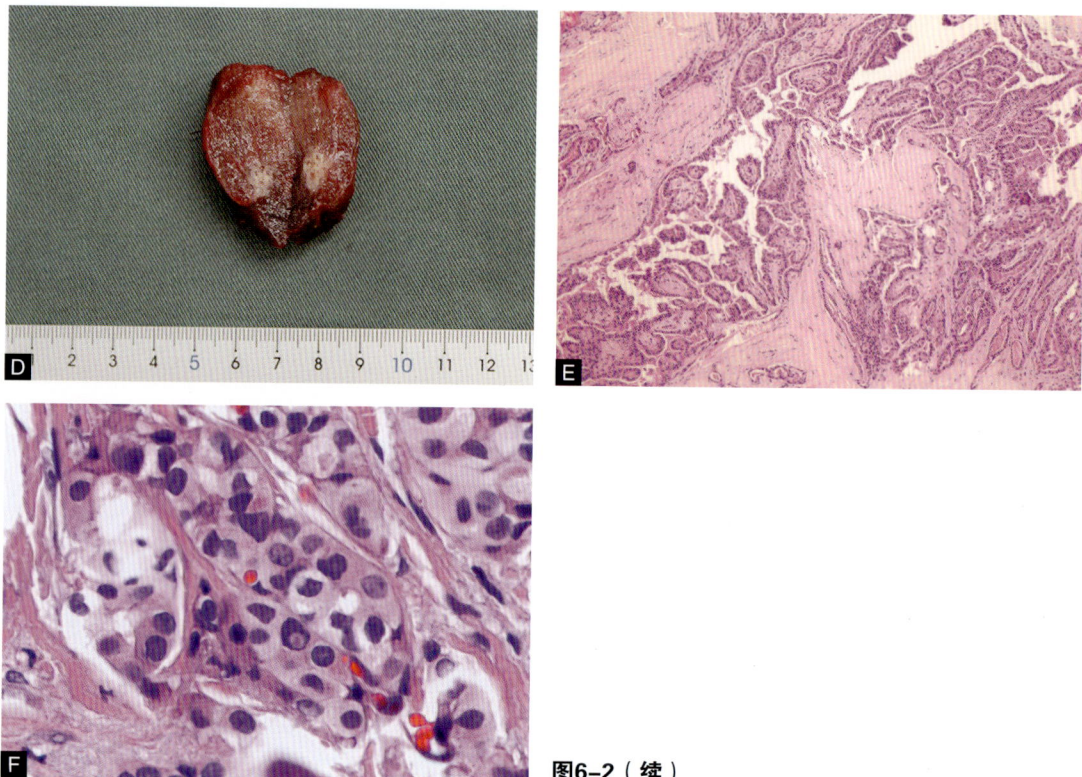

图6-2（续）

**病例3**

男，30岁。

病史：甲状腺结节2天。

超声：甲状腺右叶见低回声实性结节，形态不规则，可见毛刺，内见点状强回声（图6-3A，B）。

病理：右叶PTMC（图6-3C，D）。

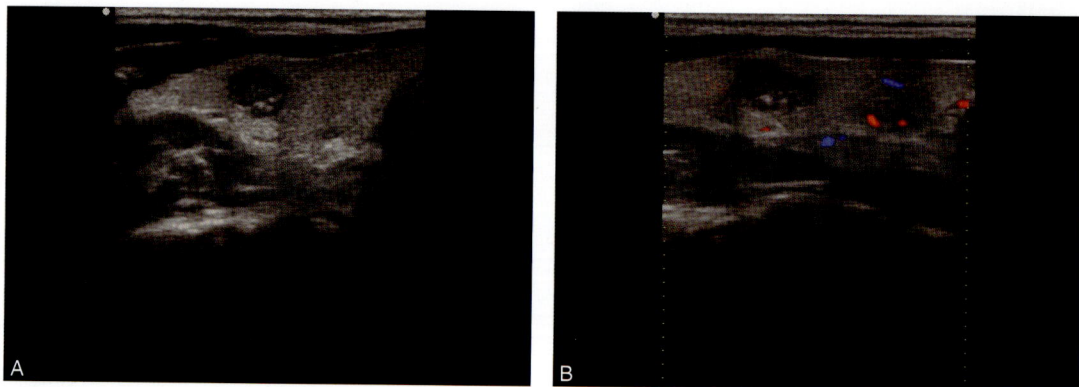

图6-3　右叶PTMC。A.右叶横切面超声；B.右叶纵切面彩色多普勒超声；C.甲状腺右叶见1个灰白、灰黄色结节，质硬，界限欠清；D.乳头上皮细胞核染色质少，无核仁，可见核沟及核内包涵体，核排列较拥挤（×200）

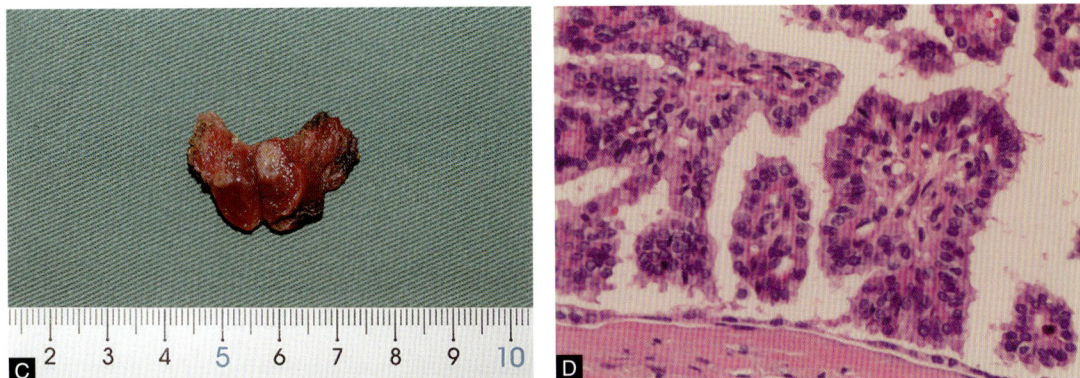

**图6-3（续）**

**病例4**

女，31岁。

病史：甲状腺结节1个月。

超声：左叶中极靠近前方包膜见低回声实性结节，边界欠清，形态不规则，前方被膜连续中断（图6-4A，B）。右叶中下极背侧见0.3cm低回声实性结节，形态不规则，边缘可见毛刺，A/T > 1（图6-4C，D）。

病理：双叶PTMC（图6-4E，F）。

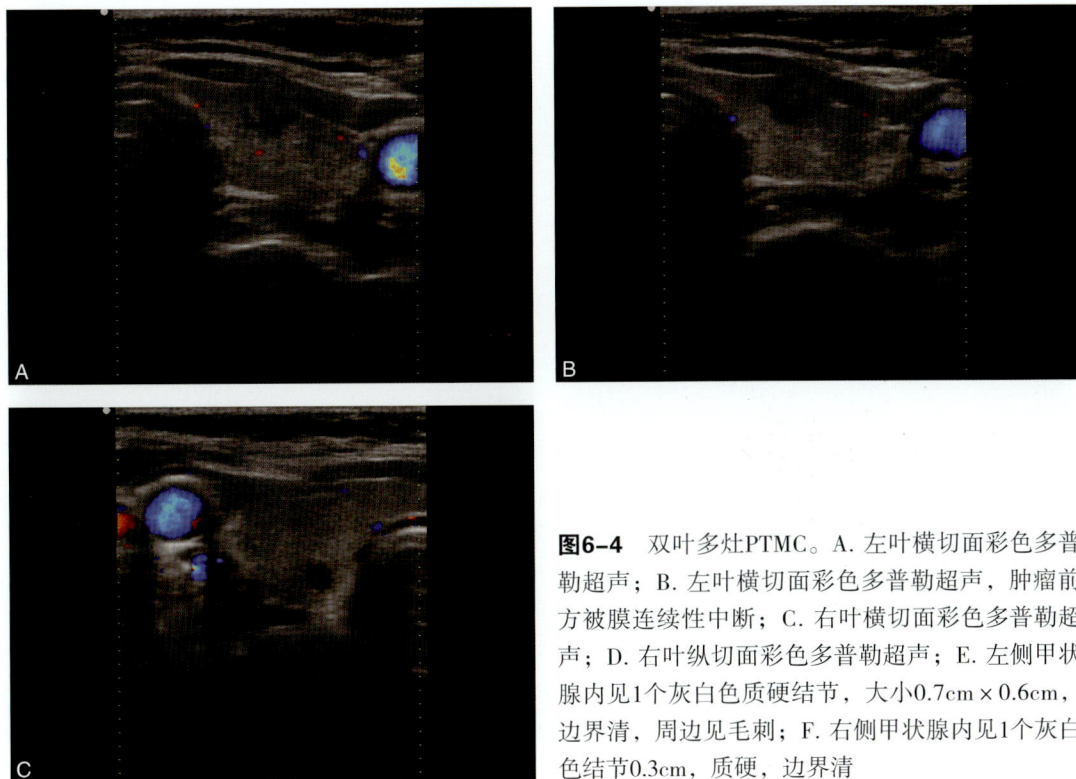

**图6-4** 双叶多灶PTMC。A. 左叶横切面彩色多普勒超声；B. 左叶横切面彩色多普勒超声，肿瘤前方被膜连续性中断；C. 右叶横切面彩色多普勒超声；D. 右叶纵切面彩色多普勒超声；E. 左侧甲状腺内见1个灰白色质硬结节，大小0.7cm×0.6cm，边界清，周边见毛刺；F. 右侧甲状腺内见1个灰白色结节0.3cm，质硬，边界清

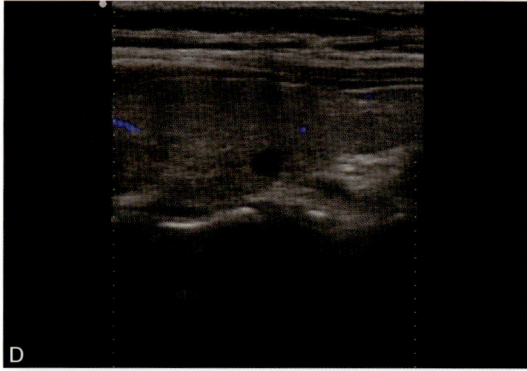

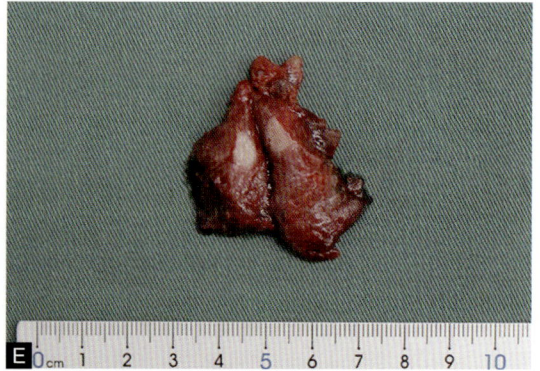

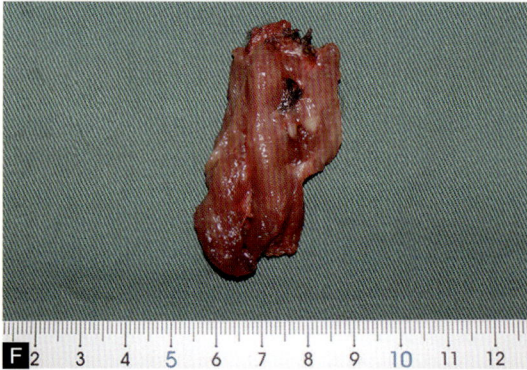

图6-4（续）

**病例5**

女，48岁。

**病史：** 甲状腺结节3个月。

**超声：** 右叶中下极近气管处见低回声实性结节，形态不规则，后被膜连续性中断，内见点状强回声，A/T > 1。CDFI：内见条状血流信号（图6-5A，B）。峡部偏左侧见低回声实性结节，形态不规则，边界欠清，部分前被膜连续性中断（图6-5C，D）。

**病理：** 双叶PTC（图6-5E，F）。

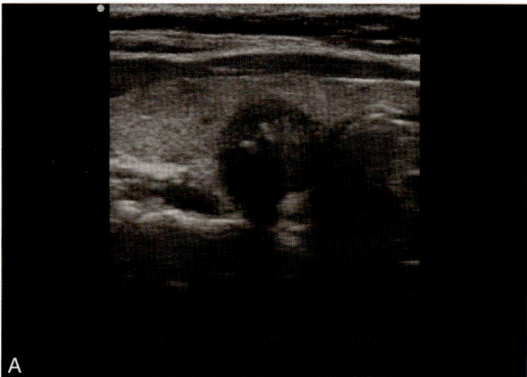

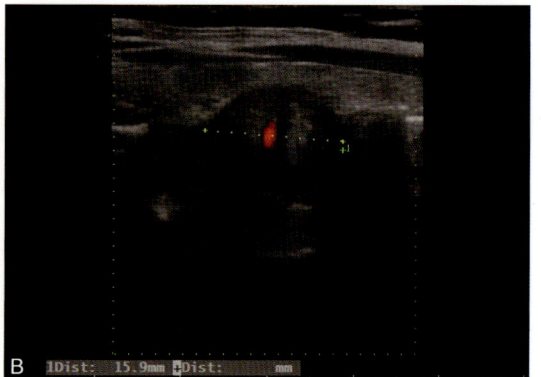

图6-5　双叶PTC。A. 右叶横切面超声；B. 右叶纵切面彩色多普勒超声；C. 左叶横切面超声；D. 左叶纵切面超声；E. 甲状腺右叶见1个灰白色质硬结节，大小约1.3cm×1.0cm、边界清、质硬，周边有毛刺；F. 甲状腺峡部偏左叶见1个灰色白结节，大小约0.8cm×0.7cm、边界清、质硬

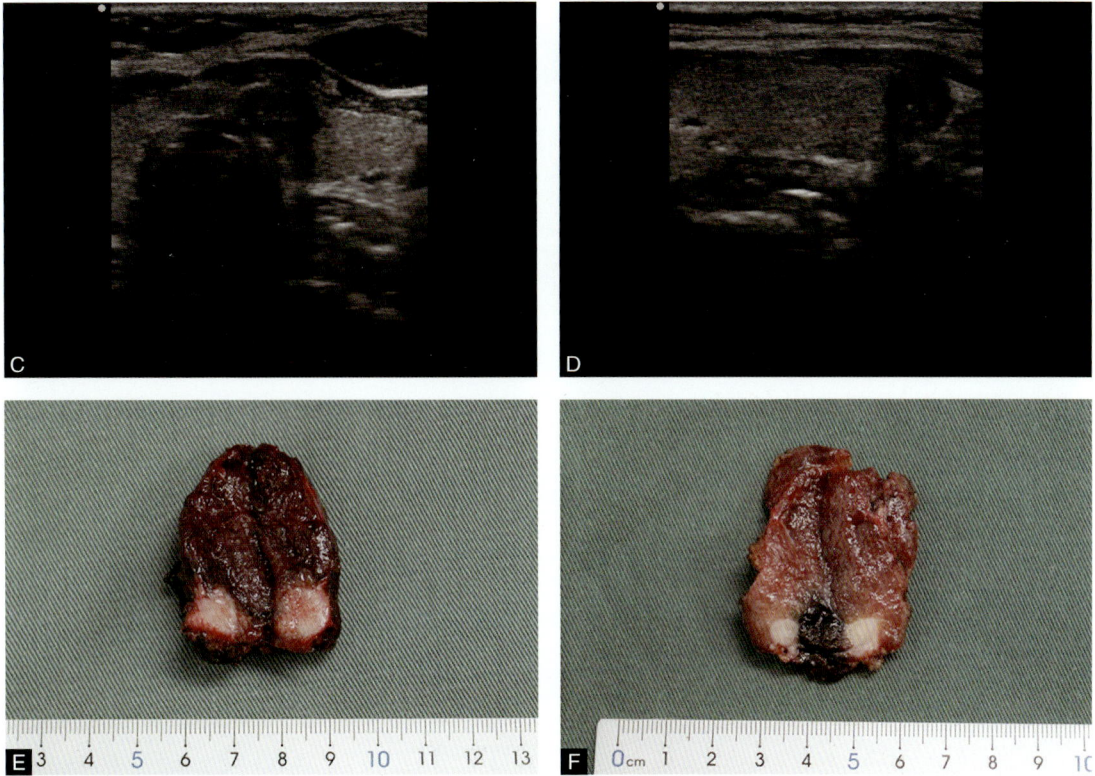

**图6-5（续）**

## 病例6

女，55岁。

病史：甲状腺结节1年余，无不适。

超声：甲状腺右叶上极背侧见1.8cm×

1.4cm低回声实性结节，形态不规则，后方被膜不连续，内见多个点状强回声（图6-6A，B）。

病理：右叶PTC（图6-6C）。

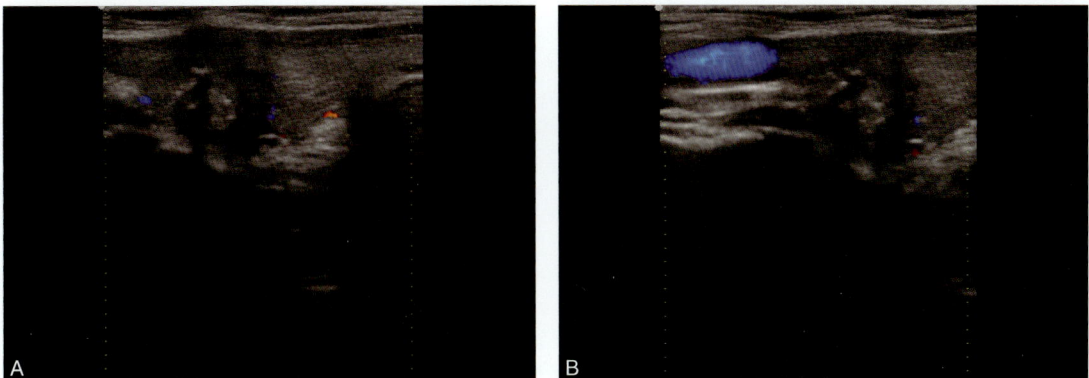

**图6-6　右叶PTC。A. 右叶横切面彩色多普勒超声；B. 右叶纵切面彩色多普勒超声；C. 甲状腺右叶可见灰白色结节，质硬，边界不清，被膜及周边肌肉已被浸润**

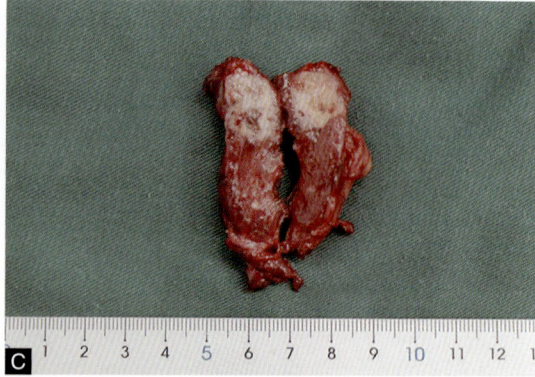

**图6-6**（续）

**病例7**

女，42岁。

病史：甲状腺结节1年余。

超声：右叶背侧近气管处见低回声实性结节，内回声不均，分叶状，内见多个点状强回声（图6-7A，B）。

病理：右叶PTC（图6-7C）。

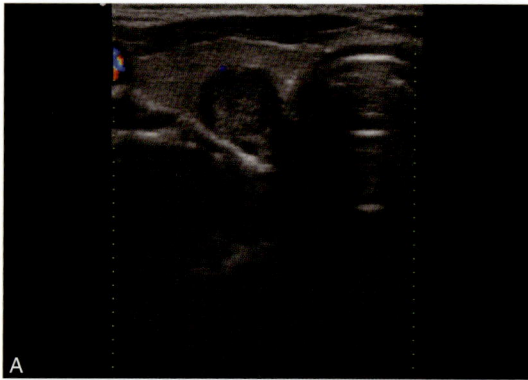

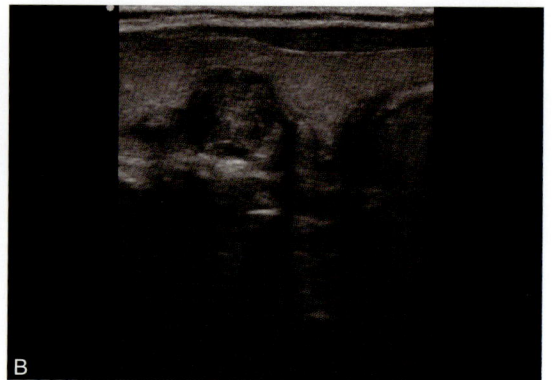

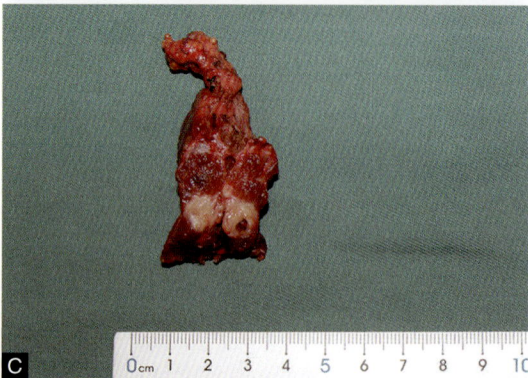

**图6-7** 右叶PTC。A. 右叶横切面彩色多普勒超声；B. 右叶纵切面超声；C. 甲状腺右叶可见灰黄色结节，边界欠清，大小约1cm×1.2cm，质地韧，浸润至后方喉返神经

**病例8**

女，33岁。

病史：甲状腺结节1周。

查体：甲状腺Ⅰ度肿大，质地韧。

化验检查：TPO：648.3IU/mL↑。

超声：甲状腺内回声不均匀，左叶中上部背侧低回声实性结节，形态不规则，可见毛刺，内见多个强回声点（图6-8A，B）。

病理：左叶PTMC、桥本甲状腺炎（图6-8C）。

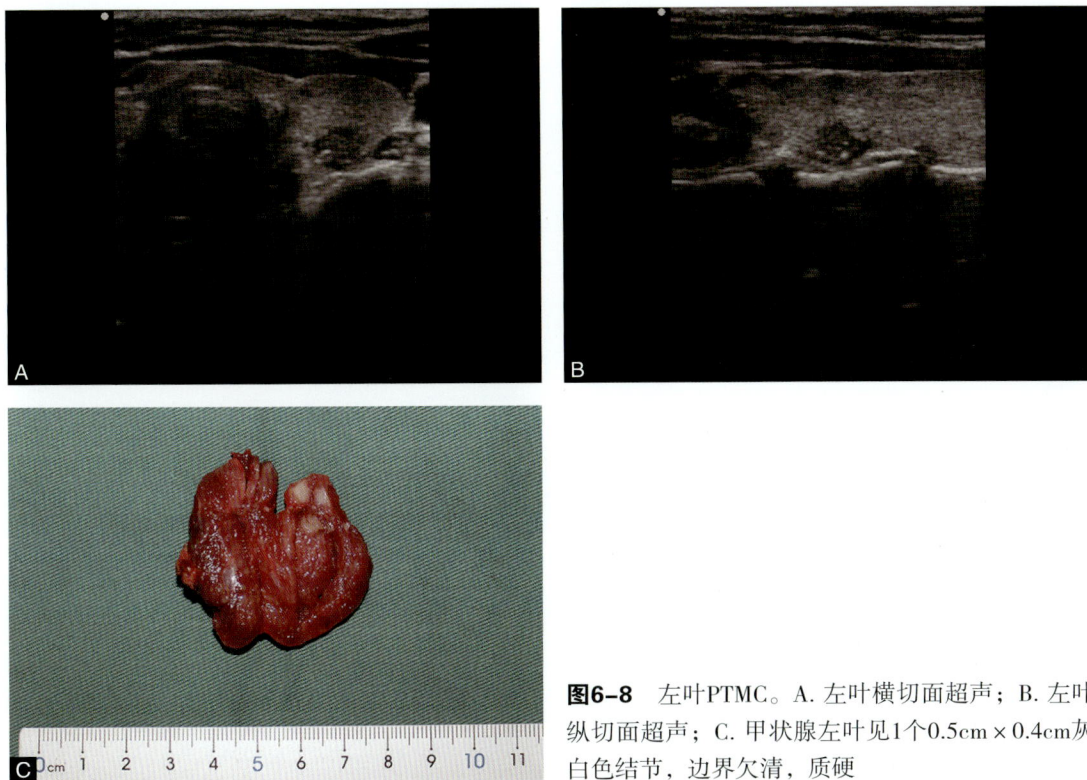

图6-8　左叶PTMC。A. 左叶横切面超声；B. 左叶纵切面超声；C. 甲状腺左叶见1个0.5cm×0.4cm灰白色结节，边界欠清，质硬

**病例9**

女，62岁。

病史：甲状腺结节1个月，无不适。

超声：甲状腺左叶上极背侧1.1cm×0.7cm低回声，边界不清，A/T＞1，内可见点状强回声（图6-9A，B）。

病理：左叶PTC（图6-9C，D）。

**病例10**

女，49岁。

病史：甲状腺结节3个月。

超声：甲状腺左叶中部低回声实性结节，边界尚清，不规则，伴有微钙化（图6-10A，B）。

病理：左叶多灶PTMC（图6-10C）。

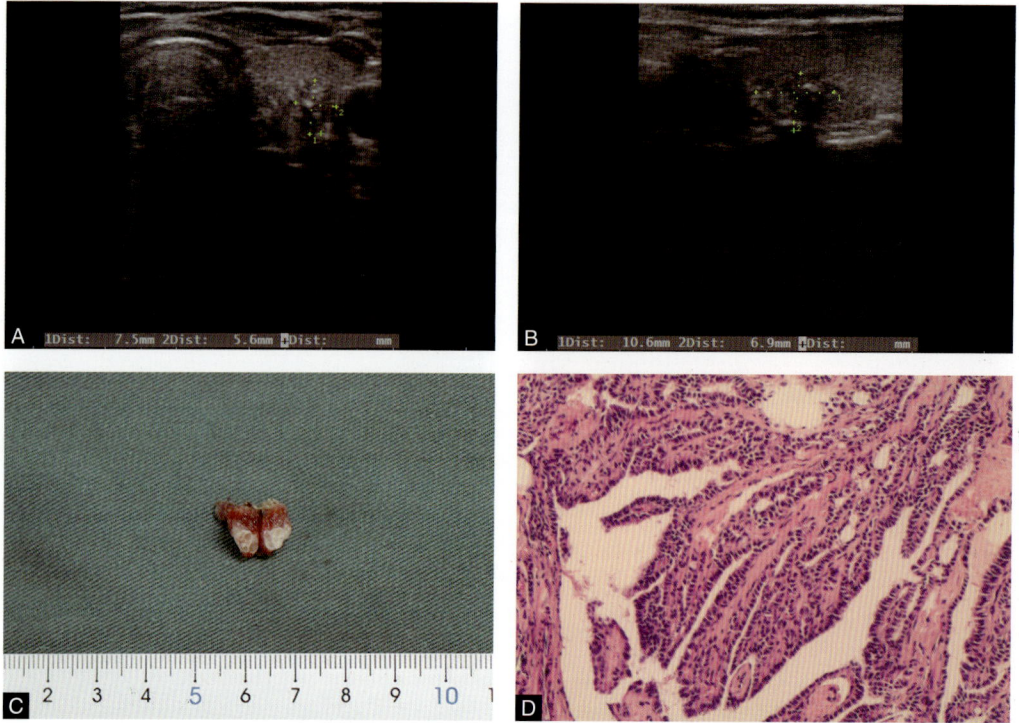

**图6-9** 左叶PTC。A. 左叶横切面超声；B. 左叶纵切面超声；C. 甲状腺左叶灰白色质硬结节，内见纤维分隔；D. 可见乳头状结构，中心有纤维血管间质，核排列较拥挤（×100）

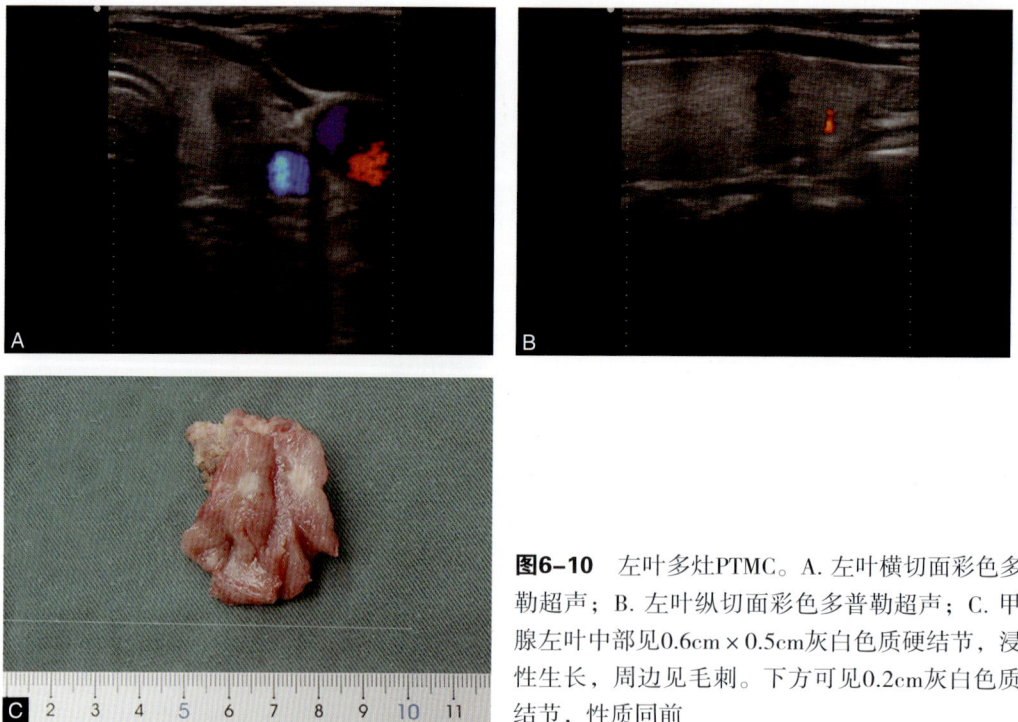

**图6-10** 左叶多灶PTMC。A. 左叶横切面彩色多普勒超声；B. 左叶纵切面彩色多普勒超声；C. 甲状腺左叶中部见0.6cm×0.5cm灰白色质硬结节，浸润性生长，周边见毛刺。下方可见0.2cm灰白色质硬结节，性质同前

**病例11**

女，35岁。

病史：甲状腺结节2个月。

超声：甲状腺峡部见1.5cm×1.2cm偏低回声实性结节，形态欠规则，边界清，前被膜连续性中断（图6-11A，B）。

病理：峡部PTC（图6-11C）。

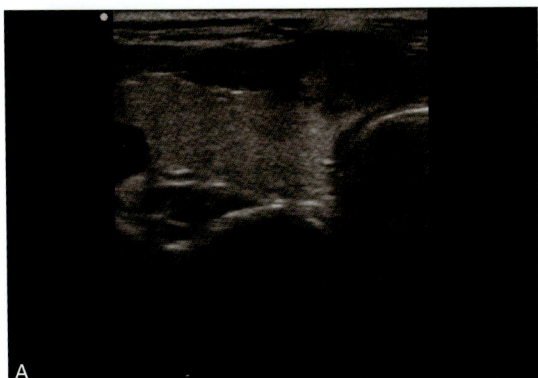

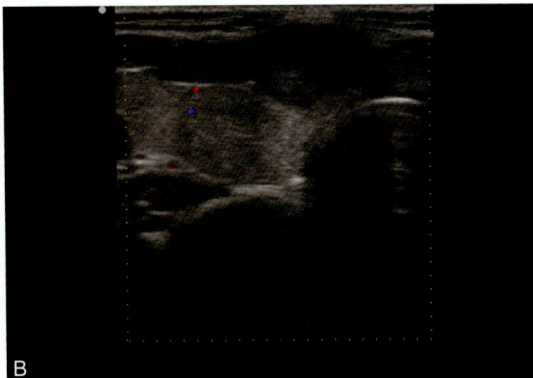

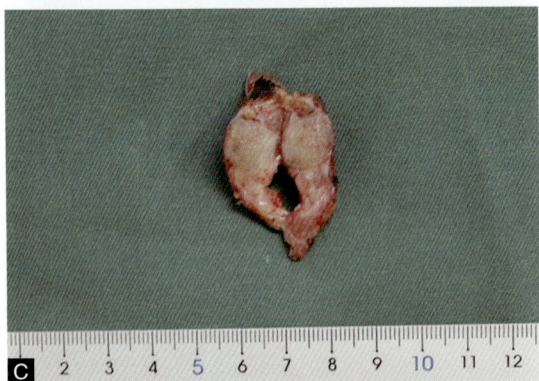

**图6-11**　峡部PTC。A. 右叶横切面超声；B. 右叶横切面彩色多普勒超声；C. 峡部见1个灰白色结节，边界欠清，质硬，浸润至前方带状肌

**病例12**

女，31岁。

病史：甲状腺结节1年余。

超声：甲状腺右叶中极见大小1.1cm×1.7cm低回声实性结节，周边可见毛刺，边界欠清，内见多个点状强回声。CDFI：结节内部及周边见少许条状血流信号（图6-12A）。左叶可见0.4cm低回声实性结节，边缘可见毛刺，内见多个点状强回声（图6-12B）。

病理：双叶多灶PTC（图6-12C，D）。

**病例13**

男，33岁。

病史：甲状腺结节10天。

超声：右叶上极见大小约1.5cm×1.2cm低回声实性结节，边缘可见小分叶，A/T＞1，其内见多个点状强回声。CDFI：边缘可见少许条状血流信号（图6-13A，B）。

病理：右叶PTC（图6-13C）。

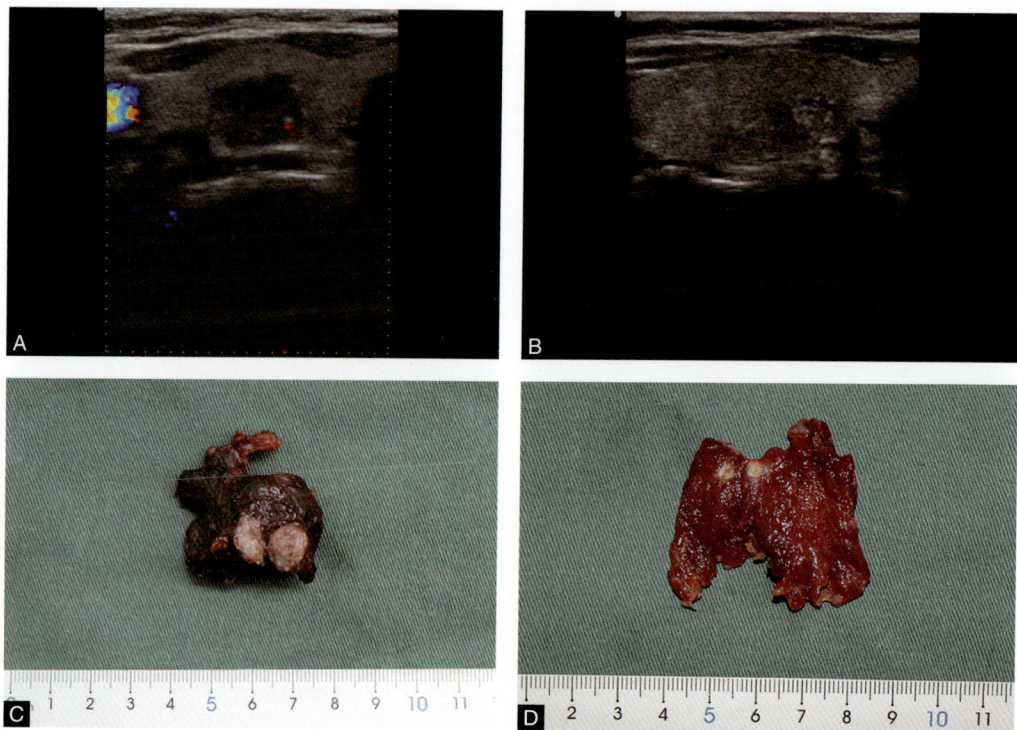

**图6-12** 双叶多灶PTC。A. 右叶横切面彩色多普勒超声；B. 左叶纵切面超声；C. 右叶可见1个灰白色结节，质硬，边界清；D. 左叶可见1个灰白色结节，质硬

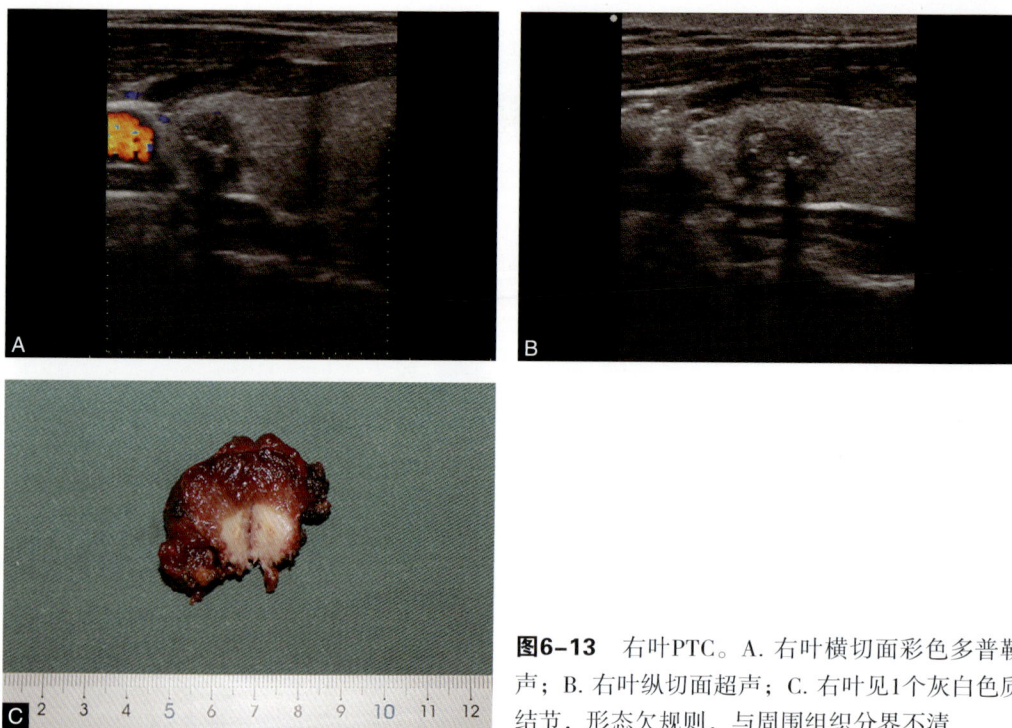

**图6-13** 右叶PTC。A. 右叶横切面彩色多普勒超声；B. 右叶纵切面超声；C. 右叶见1个灰白色质硬结节，形态欠规则，与周围组织分界不清

**病例14**

女，39岁。

病史：甲状腺结节1个月。

超声：甲状腺右叶上极见1.4cm×1.1cm低回声实性结节，形态欠规则，边缘可见小分叶，A/T＞1，其内可见较多点状强回声，呈簇状分布。CDFI：未见异常血流信号（图6-14A，B）。

病理：右叶PTC（图6-14C）。

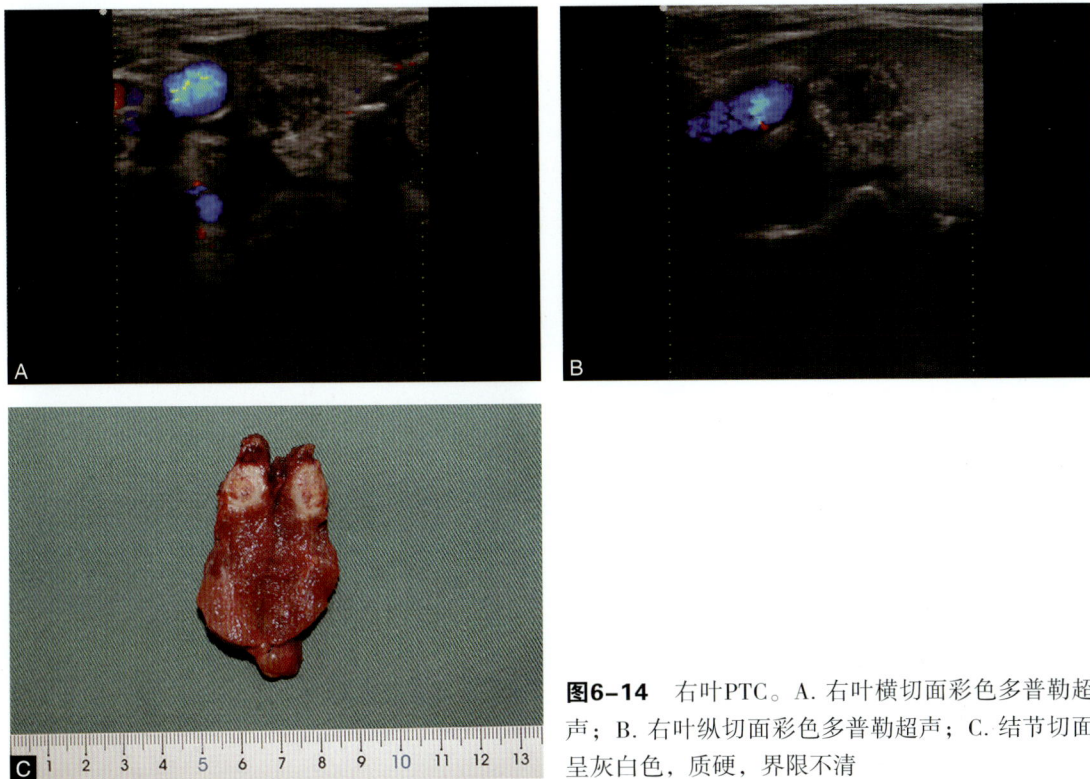

**图6-14** 右叶PTC。A. 右叶横切面彩色多普勒超声；B. 右叶纵切面彩色多普勒超声；C. 结节切面呈灰白色，质硬，界限不清

**病例15**

女，27岁。

病史：甲状腺结节1年余。

超声：左叶近峡部低回声实性结节，边缘毛刺，内见点状强回声，前方被膜中断，与颈前肌分界不清。CDFI：边缘见少许点状血流信号（图6-15A，B）。

病理：左叶PTC（图6-15C）。

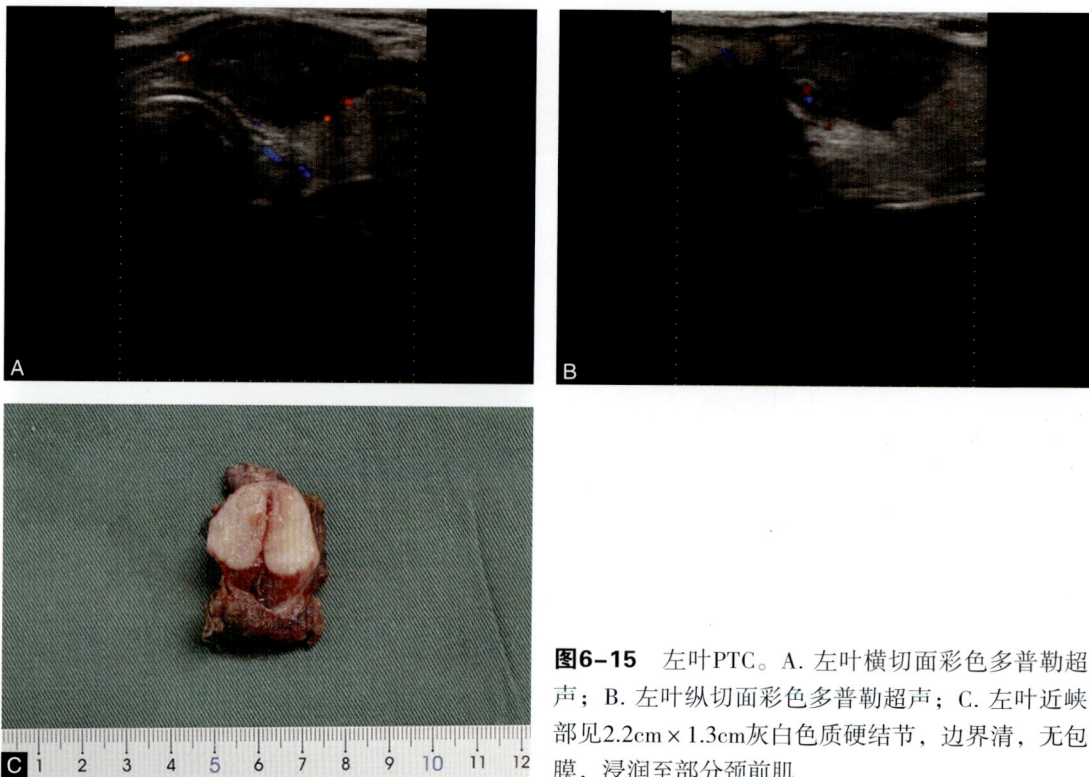

图6-15 左叶PTC。A. 左叶横切面彩色多普勒超声；B. 左叶纵切面彩色多普勒超声；C. 左叶近峡部见2.2cm×1.3cm灰白色质硬结节，边界清，无包膜，浸润至部分颈前肌

## 病例16

女，63岁。

**病史**：发现甲状腺肿物15天。

**超声**：甲状腺右叶上极2.5cm×1.9cm低回声实性结节，形态不规则，可见小分叶，前方与颈前肌分界不清，内部回声不均匀，后方回声略减低（图6-16A）。

左叶中上极背侧见大小约1.8cm×1.3cm实性结节，低回声，边界不清，周边略呈蟹足样改变，其内见少许钙化。左叶中上极实性结节，回声不均，边界清，其内有钙化（图6-16B，C）。

**病理**：双叶多灶PTC，伴周围肌肉组织浸润、结节性甲状腺肿伴钙化（图6-16D，E）。

## 病例17

女，51岁。

**病史**：甲状腺结节1年。

**超声**：甲状腺右叶近峡部见1.8cm×1.3cm低回声实性团块，形状不规则，边界不清，边缘可见小分叶，A/T>1（图6-17A），后方与气管外膜界限模糊。

**病理**：右叶PTC（图6-17B）。

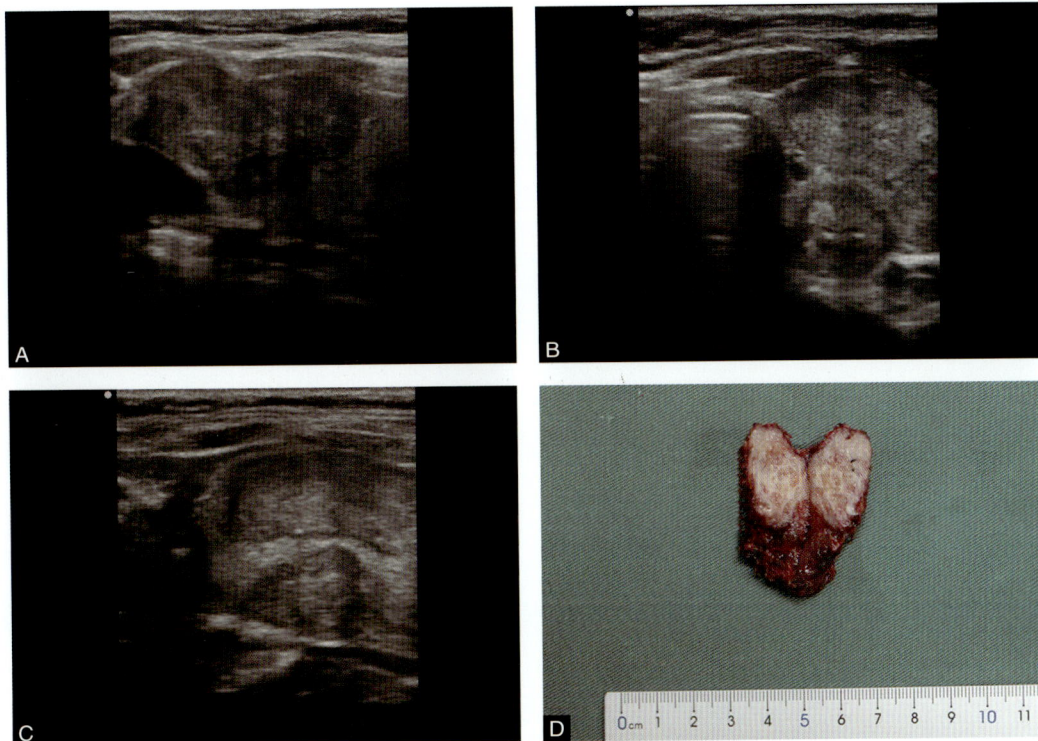

**图6-16** 双叶多灶PTC。A. 右叶纵切面超声；B. 左叶横切面超声；C. 左叶纵切面超声；D. 甲状腺右叶癌灶，灰白色，质硬，边界不清，无包膜，侵及周围肌肉组织；E. 甲状腺左叶中上极结节，灰红色，边界清，无包膜，其内有钙化（左侧），左叶背侧癌灶结节，灰白色，质硬，侵及周围肌肉组织（右侧）

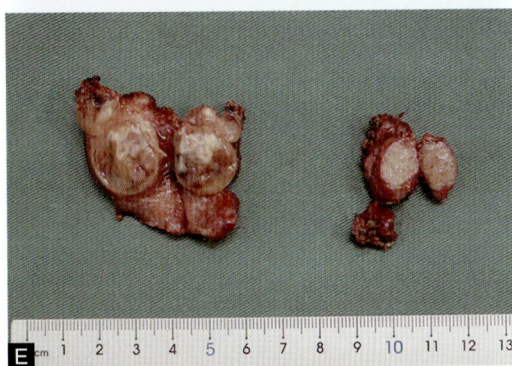

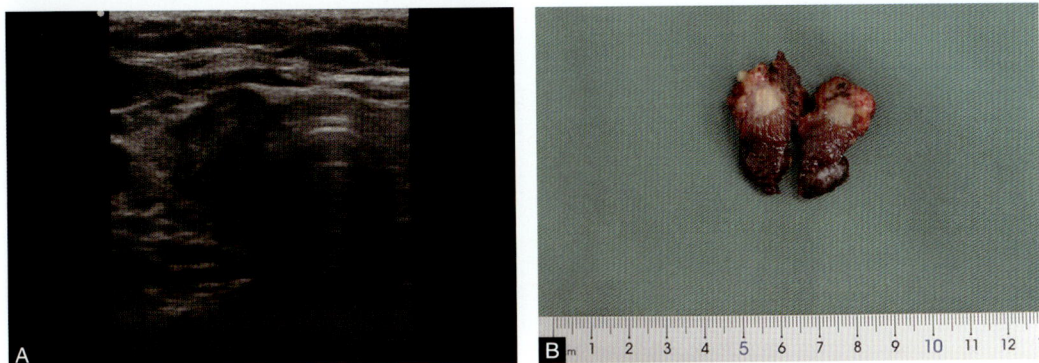

**图6-17** 右叶PTC。A. 右叶横切面超声；B. 甲状腺右叶灰白色结节，质硬，边界不清，浸润至气管外膜

## 病例18

女性，54岁。

病史：甲状腺肿物半年。

超声：右叶中上极见2.3cm×1.8cm低回声实性结节，边界欠清，形态欠规则，内可见少许点状强回声。CDFI：边缘及内部少许条状血流（图6-18A，B）。

病理：右叶PTC（图6-18C）。

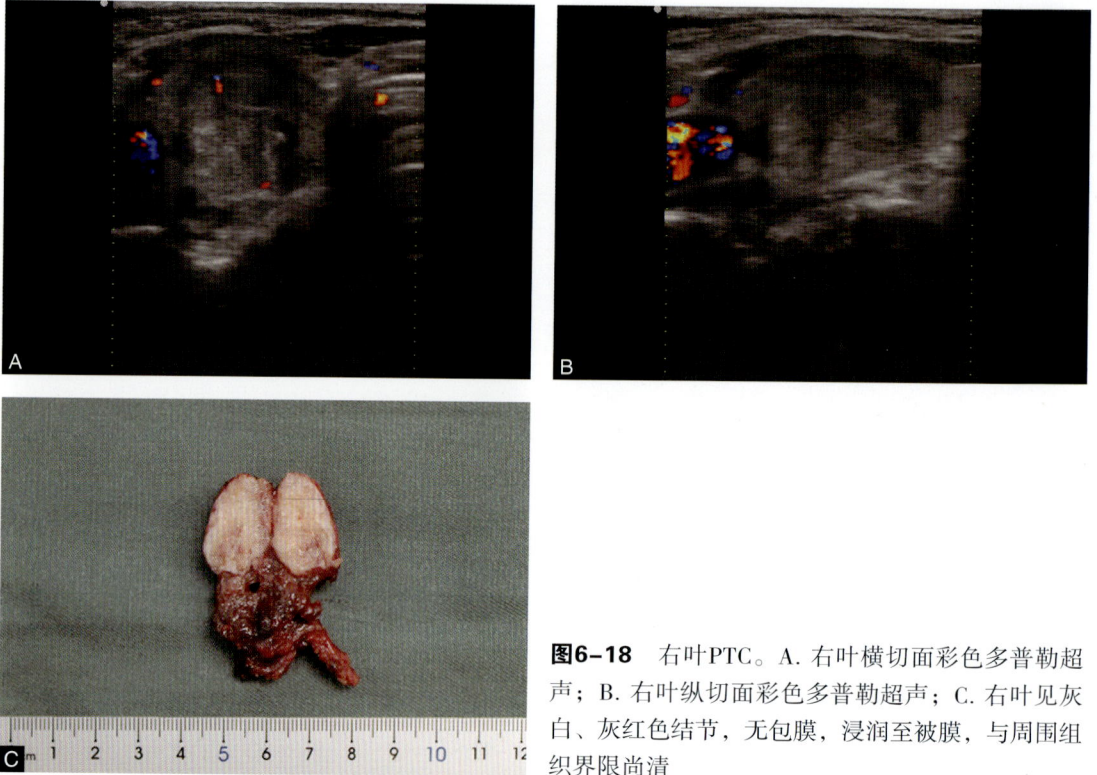

图6-18　右叶PTC。A. 右叶横切面彩色多普勒超声；B. 右叶纵切面彩色多普勒超声；C. 右叶见灰白、灰红色结节，无包膜，浸润至被膜，与周围组织界限尚清

## 病例19

女，21岁。

病史：甲状腺肿物半年余。

超声：甲状腺右叶上极见偏低回声区，大小约1.0cm×1.7cm，与周边界限不清，内见多个强回声。右叶内见散在钙化点（图6-19A）。

病理：右叶PTC（图6-19B，C）。

## 病例20

男，37岁。

病史：发现甲状腺结节1个月。

超声：甲状腺左叶内见大小约5.9cm×3.6cm低回声实性结节，边界清，内回声不均匀，可见多个不规则片状低回声区，另见较多强回声斑块（图6-20A）。

病理：左叶PTC（图6-20B）。

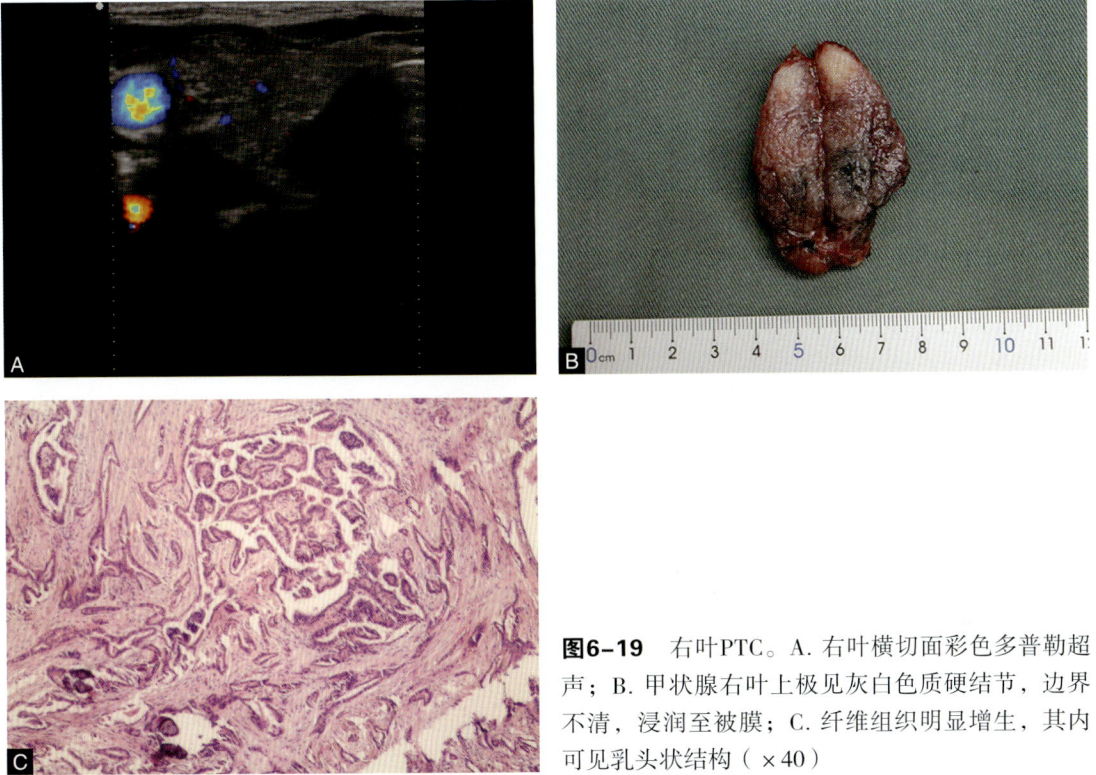

**图6-19**　右叶PTC。A. 右叶横切面彩色多普勒超声；B. 甲状腺右叶上极见灰白色质硬结节，边界不清，浸润至被膜；C. 纤维组织明显增生，其内可见乳头状结构（×40）

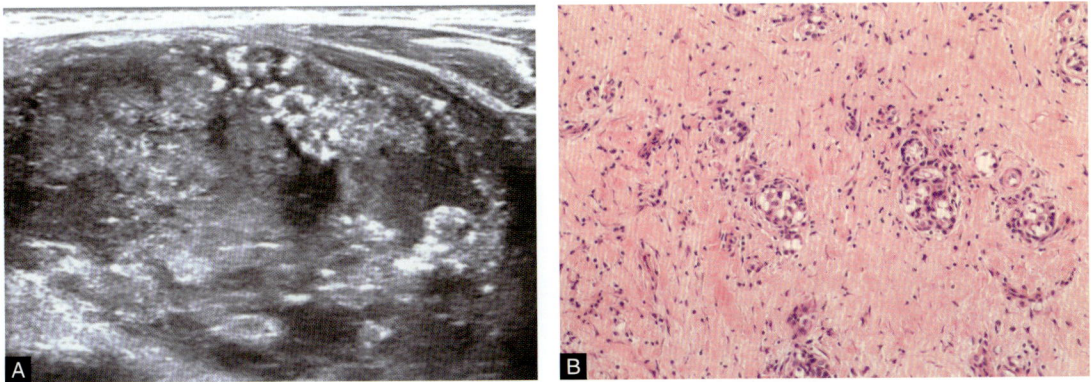

**图6-20**　左叶PTC。A. 左叶纵切面超声；B. 纤维组织增生背景，癌组织散在分布，核异型性明显（×100）

**病例21**

男，60岁。

病史：甲状腺结节2年余。

超声：甲状腺左叶下极见2.0cm×1.9cm囊实性结节，囊壁见乳头状结节，其内见较多点状强回声（图6-21A，B）。

病理：左叶PTC（图6-21C）。

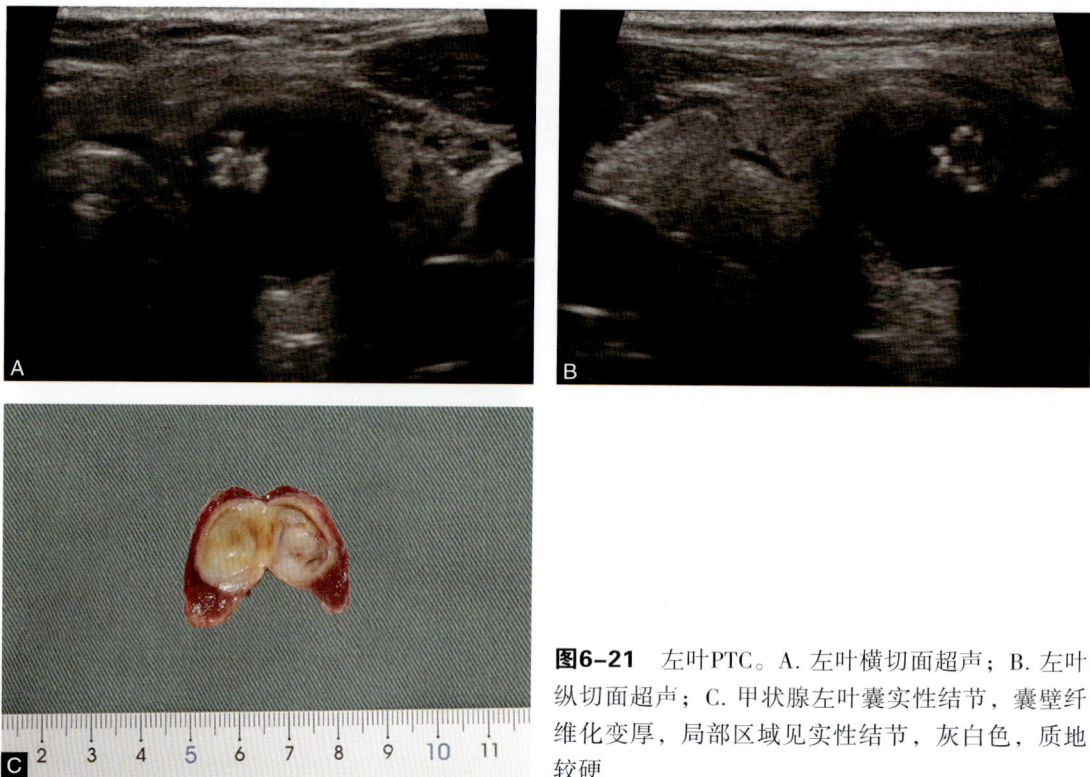

**图6-21**　左叶PTC。A. 左叶横切面超声；B. 左叶纵切面超声；C. 甲状腺左叶囊实性结节，囊壁纤维化变厚，局部区域见实性结节，灰白色，质地较硬

**病例22**

男，34岁。

**病史：** 甲状腺结节3年余。

**超声：** 左叶中上极见3.5cm×2.8cm囊实性结节，以囊性为主，其内实性部分位于一侧壁，范围约1.1cm×0.8cm，表面凹凸不平，其内见多个强回声点（图6-22A，B）。

**病理：** 左叶PTC（图6-22C）。

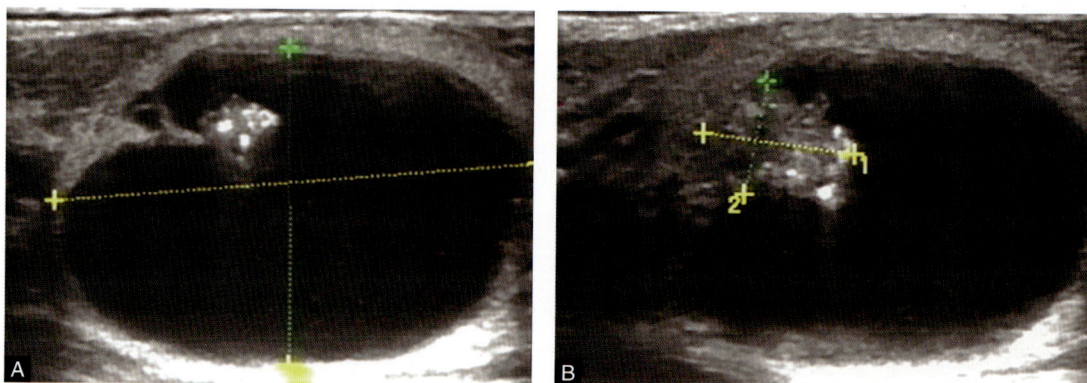

**图6-22**　左叶PTC。A，B. 左叶纵切面超声；C. 纤维组织包膜完整，可见乳头状结构，其内为纤维血管轴心（×40）

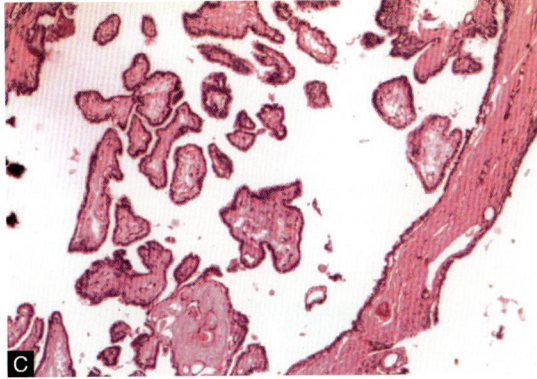

**图6-22（续）**

**病例23**

男，55岁。

**主诉：**发现甲状腺结节3个月。

**超声：**甲状腺左叶见囊实性结节，实性部分偏心，形态不规则，内见多个粗大强回声斑，后伴声影（图6-23A，B）。

**病理：**左叶PTC（图6-23C）。

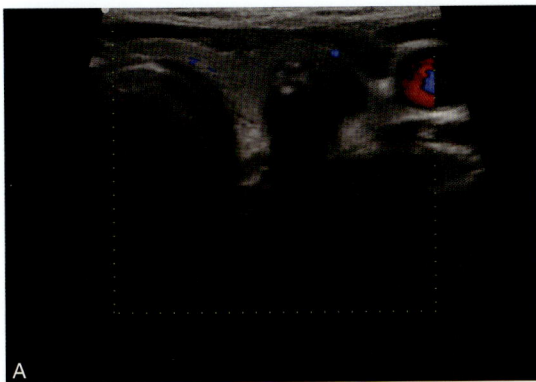

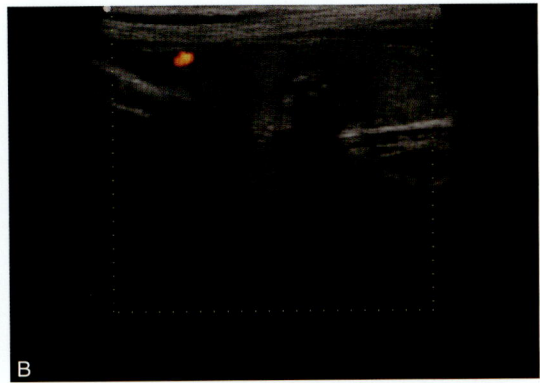

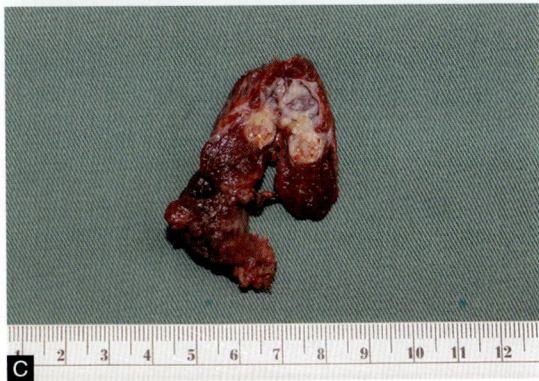

**图6-23**　左叶PTC。A. 左叶横切面彩色多普勒超声；B. 左叶纵切面彩色多普勒超声；C. 甲状腺左叶2.1cm×1.1cm囊实性结节，实性部分为乳头状，灰白色，质地较硬

**病例24**

女，52岁。

病史：甲状腺结节10天。

超声：左叶中低回声实性结节，形态欠规则，边界模糊，中心部可见片状无回声。CDFI周边血流部分环绕，内部穿入（图6-24A，B）。

病理：甲状腺左叶乳头状癌（滤泡亚型）（图6-24C，D）。

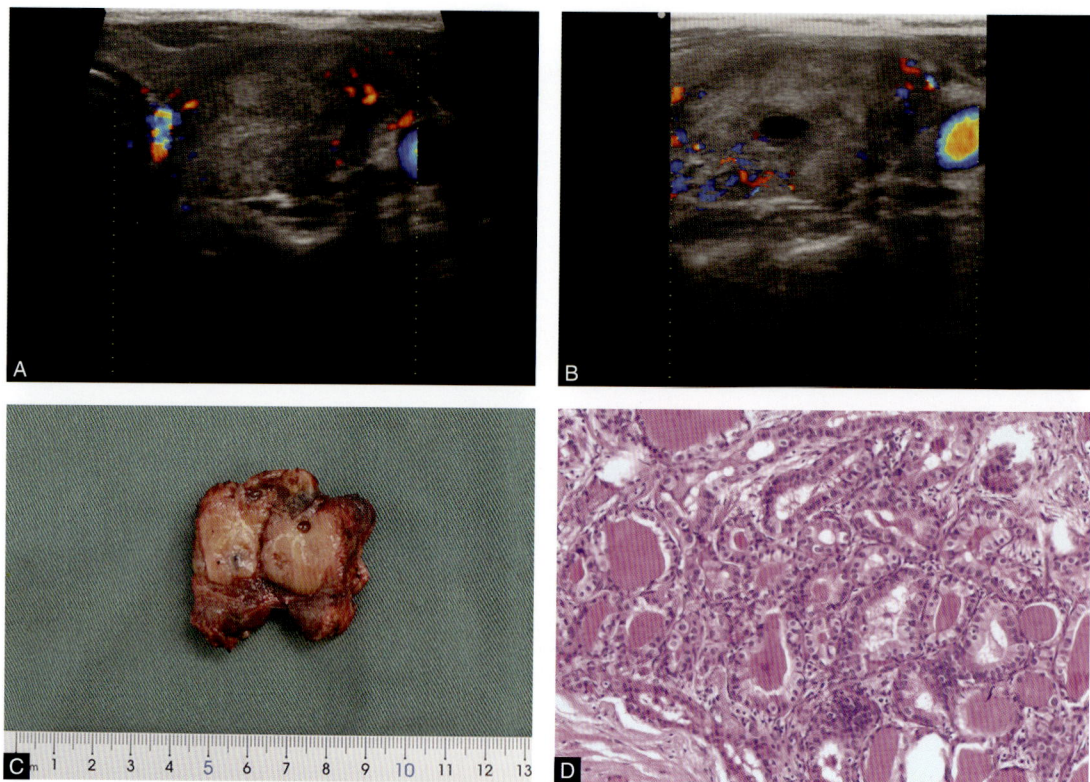

**图6-24**　甲状腺左叶乳头状癌（滤泡亚型）。A. 左叶横切面彩色多普勒超声；B. 左叶纵切面彩色多普勒超声；C. 甲状腺左叶见1个3cm×2.2cm×2.2cm结节，灰黄色，无明显包膜，边界欠规则，质软；D. 肿瘤由滤泡组成，虽无乳头状结构，但乳头癌核特征明显（×100）

**病例25**

女，33岁。

病史：甲状腺结节1个月。

超声：左叶下极见低回声实性结节，形态欠规则，边界欠清，其内见多发高回声（图6-25A，B）。

病理：甲状腺左叶乳头状癌（滤泡亚型）（图6-25C，D）。

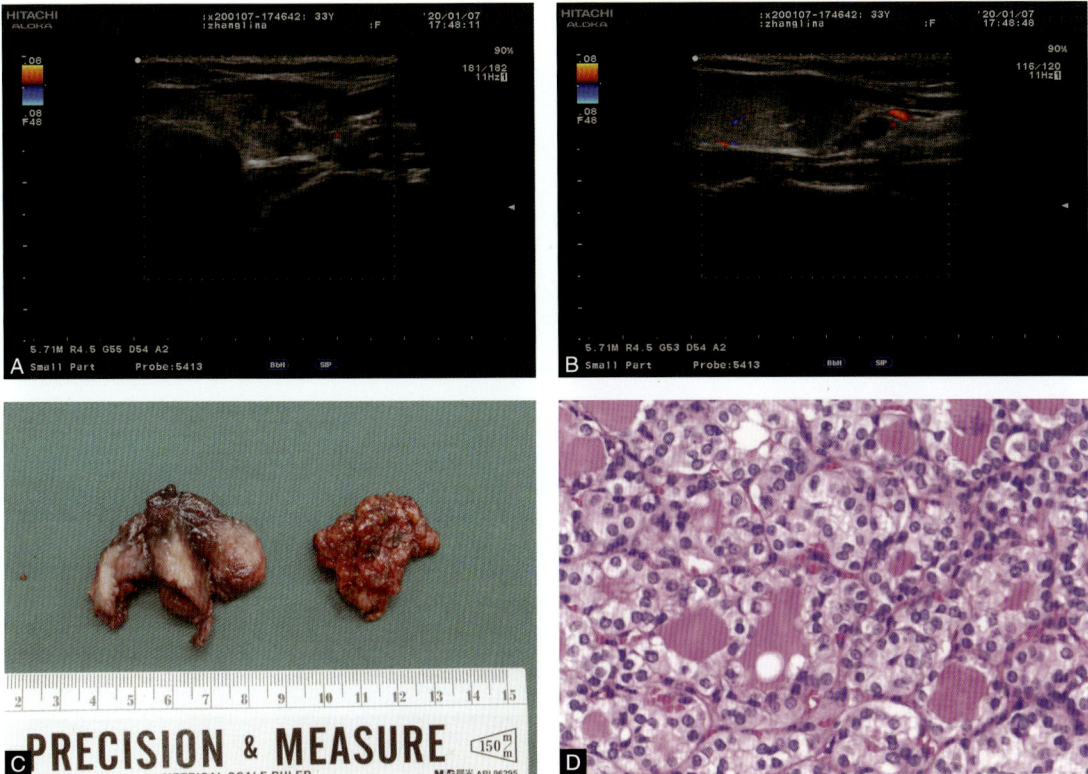

图6-25　甲状腺左叶乳头状癌（滤泡亚型）。A. 左叶横切面彩色多普勒超声；B. 左叶纵切面彩色多普勒超声；C. 甲状腺左叶见1个1.3cm×1.1cm灰白色质硬结节，边界欠规则；D. 镜下肿瘤多灶性分布，肿瘤由滤泡组成，为磨玻璃核，可见核沟和包涵体（×200）

**病例26**

女，40岁。

病史：甲状腺结节12天。

超声：左叶见0.5cm×0.8cm低回声实性结节，边界较清，形态欠规则，内见点状强回声，A/T > 1（图6–26A，B）。

病理：甲状腺左叶乳头状癌（滤泡亚型）（图6–26C）。

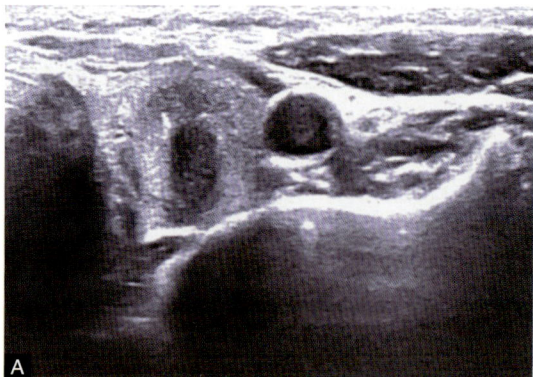

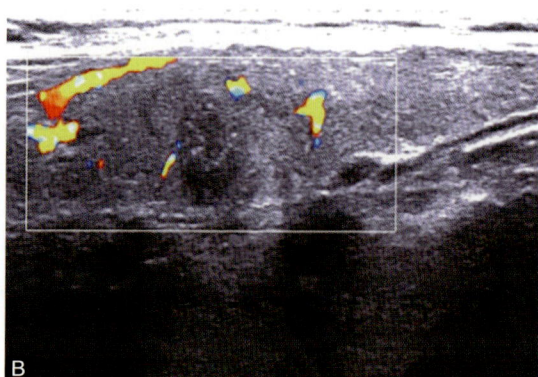

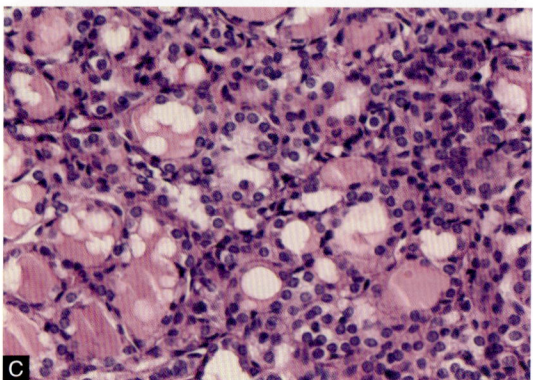

**图6–26** 甲状腺左叶乳头状癌（滤泡亚型）。A. 左叶横切面超声；B. 左叶纵切面彩色多普勒超声；C. 肿瘤镜下为大量滤泡组成，无包膜，无乳头结构，具有典型乳头癌核特征（×200）

# 第7章　甲状腺乳头状癌侧颈淋巴结转移

## 概述

甲状腺乳头状癌虽然预后较好，但仍有一定的淋巴结转移及复发风险。最常见的转移部位是肿瘤同侧颈中央区淋巴结，其次是同侧侧颈的 II ~ IV区。侧颈淋巴结转移与患者年龄、肿瘤直径、肿瘤位置、颈中央区淋巴结转移数目等因素相关，上极的肿瘤容易出现 II区淋巴结转移。侧颈部淋巴结转移的诊断阳性率与操作者相关，尤其是非典型及较小的转移淋巴结。正常情况下在敏感区域，即颈 II区 ~ IV区发现淋巴结应予以重视，部分慢性炎性淋巴结需要与肿瘤转移鉴别。临床实践中病理呈阳性的淋巴结数目往往多于超声等影像发现的淋巴结数目。

典型侧颈部淋巴结转移的超声图像，包括淋巴结变圆（A/T < 2），淋巴门结构消失，皮质内高回声，皮质内无回声，沙砾样钙化，被膜下血流信号增多。其中微钙化及液化特异性较高。必要时可联合FNA穿刺洗脱液甲状腺球蛋白检测（FNA-Tg）。对于咽后及纵隔淋巴结转移由于解剖部位的隐蔽性须结合增强CT等检查。

## 病例

### 病例1

男，27岁。

**主诉**：发现甲状腺结节3周。

**超声**：右叶实性结节，形态欠规则，边界不清，回声不均，内可见点状强回声（图7-1A）。右颈 II区肿大淋巴结，明显囊性变，实性部分有多发钙化，CDFI：未见明确异常血流（图7-1B）；右颈 III区淋巴结，形态不规则，皮髓质分界不清，内可见点状强回声（图7-1C）；右颈 IV区淋巴结：A/T < 2，皮髓质分界不清。CDFI：内部及边缘见点条状血流（图7-1D）。

**CT**：右侧颈可见多发转移淋巴结（图7-1E，F）。

**病理**：右叶PTC，右侧颈淋巴结癌转移（II区：3/26，III区：1/9，IV区：6/11）（图7-1G ~ I）。

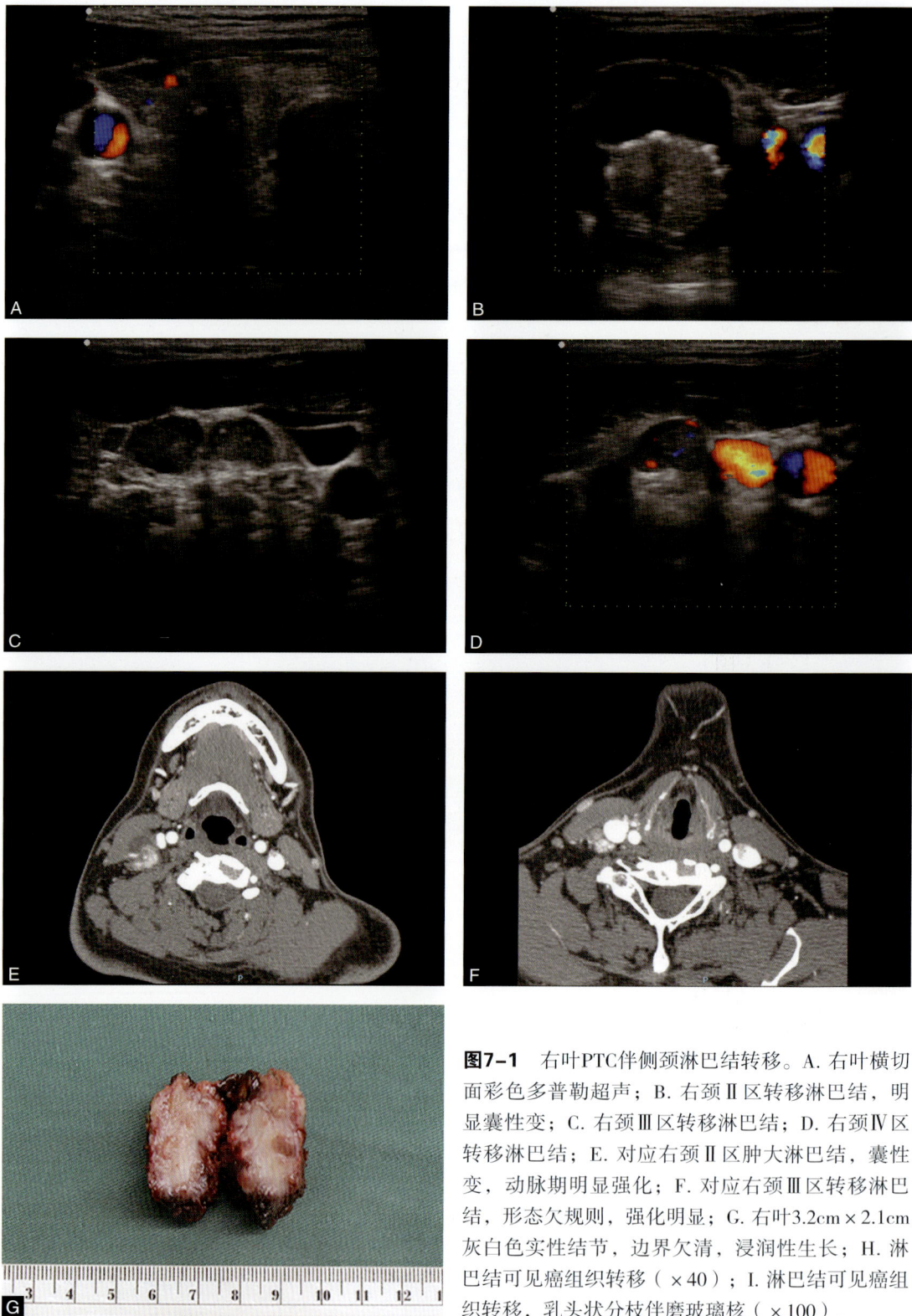

**图7-1** 右叶PTC伴侧颈淋巴结转移。A. 右叶横切面彩色多普勒超声；B. 右颈Ⅱ区转移淋巴结，明显囊性变；C. 右颈Ⅲ区转移淋巴结；D. 右颈Ⅳ区转移淋巴结；E. 对应右颈Ⅱ区肿大淋巴结，囊性变，动脉期明显强化；F. 对应右颈Ⅲ区转移淋巴结，形态欠规则，强化明显；G. 右叶3.2cm×2.1cm灰白色实性结节，边界欠清，浸润性生长；H. 淋巴结可见癌组织转移（×40）；I. 淋巴结可见癌组织转移，乳头状分枝伴磨玻璃核（×100）

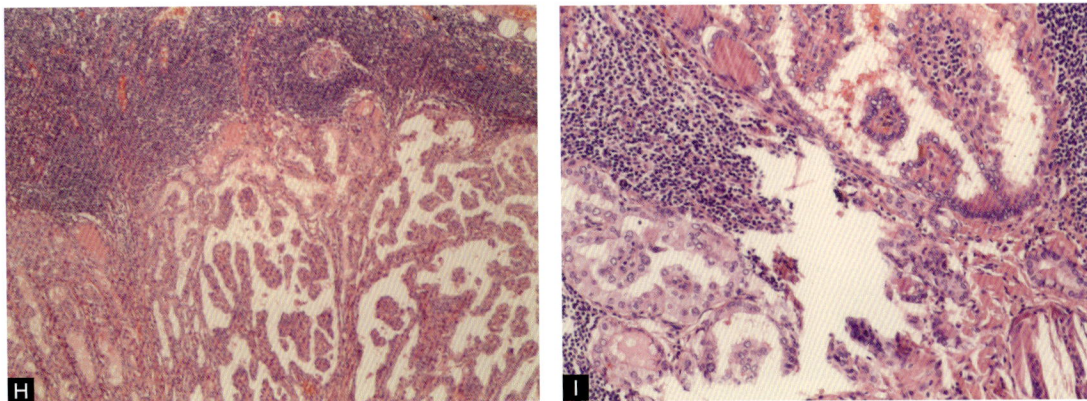

**图7-1（续）**

## 病例2

男，61岁。

病史：甲状腺结节2周。

超声：右叶中下部见1.4cm×1.3cm低回声实性结节，可见分叶，内部有点状强回声，A/T＞1（图7-2A）。右颈Ⅲ区淋巴结肿大，皮髓界限消失，边缘可见血流信号。FNA-Tg：＞464.00ng/mL↑（图

7-2B）。右颈Ⅲ区另1个肿大淋巴结，皮髓界限不清。FNA-Tg：212.42ng/mL↑（图7-2C）。

CT：右颈Ⅲ区转移淋巴结（图7-2D）。

病理：右叶PTC，右侧颈淋巴结癌转移（Ⅱ区：2/10，Ⅲ区：4/17，Ⅳ区：2/13）（图7-2E，F）。

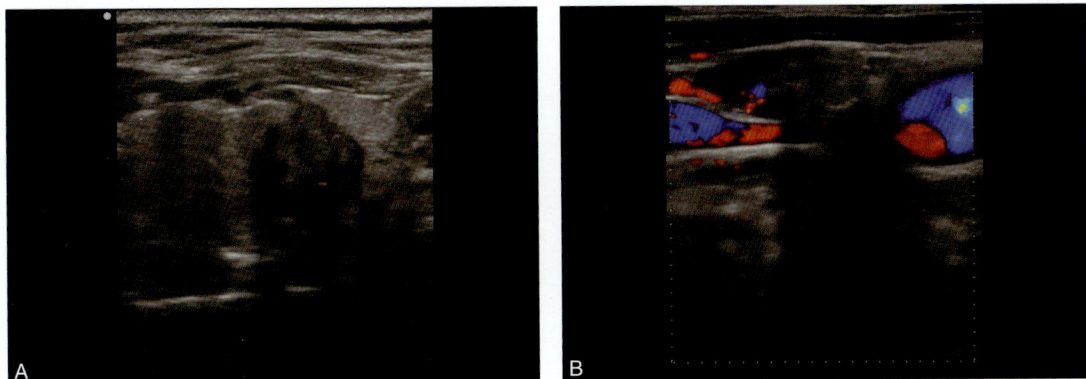

**图7-2**　右叶PTC伴侧颈淋巴结转移。A. 右叶纵切面超声；B. 右颈Ⅲ区转移淋巴结，边缘可见血流信号；C. 右颈Ⅲ区转移淋巴结；D. 右颈Ⅲ区转移淋巴结，动脉期强化明显；E. 甲状腺右叶见灰白色质硬结节，边界较清；F. 淋巴结边缘窦可见甲状腺乳头状癌转移，可见空泡状核、核沟及核内包涵体（×100）

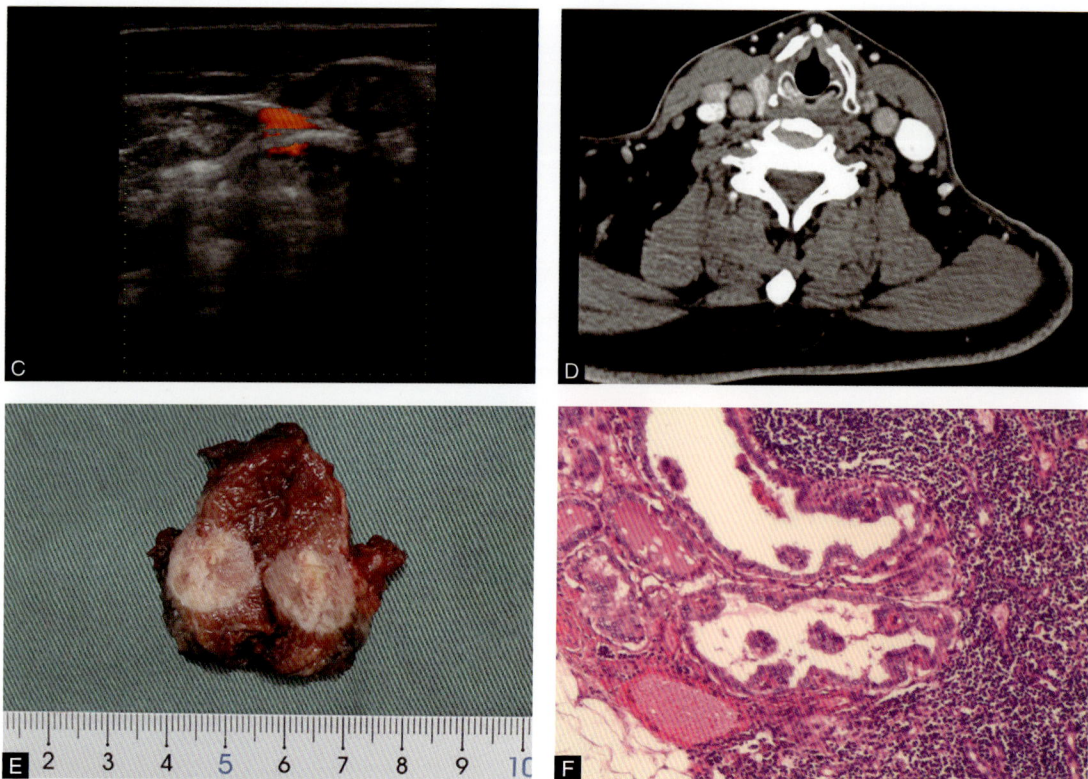

图7-2（续）

**病例3**

男，64岁。

**病史：**无意间发现颈部肿物，主诉无不适。

**超声：**甲状腺左叶中部见0.9cm×0.8cm低回声实性结节，形态欠规整，内见点状强回声，A/T＞1。CDFI：周边见少许血流信号（图7-3A，B）。左叶另一结节0.4cm，性质同中部结节（图7-3C）。左颈Ⅳ区1.2cm×0.9cm肿大淋巴结，皮髓界限不清，A/T＜2（图7-3D），FNA-Tg：＞500ng/mL。

**病理：**左叶PTC，左颈Ⅳ区淋巴结癌转移（1/14）（图7-3E）。

**病例4**

女，20岁。

**病史：**左颈部肿物3个月余。

**查体：**左颈部多发淋巴结肿大，最大者约3cm×2.5cm，质地韧，界清，固定，表面光滑。

**超声：**甲状腺左叶背侧见0.4cm×0.6cm低回声实性结节，边界欠清，内见多个点状强回声（图7-4A）。左颈Ⅲ区淋巴结肿大，呈囊实性，其内回声不均伴点状强回声，周边可见条状血流信号（图7-4B，C）。

**病理：**左叶PTMC，左颈Ⅲ区淋巴结癌转移（4/17）（图7-4D）。

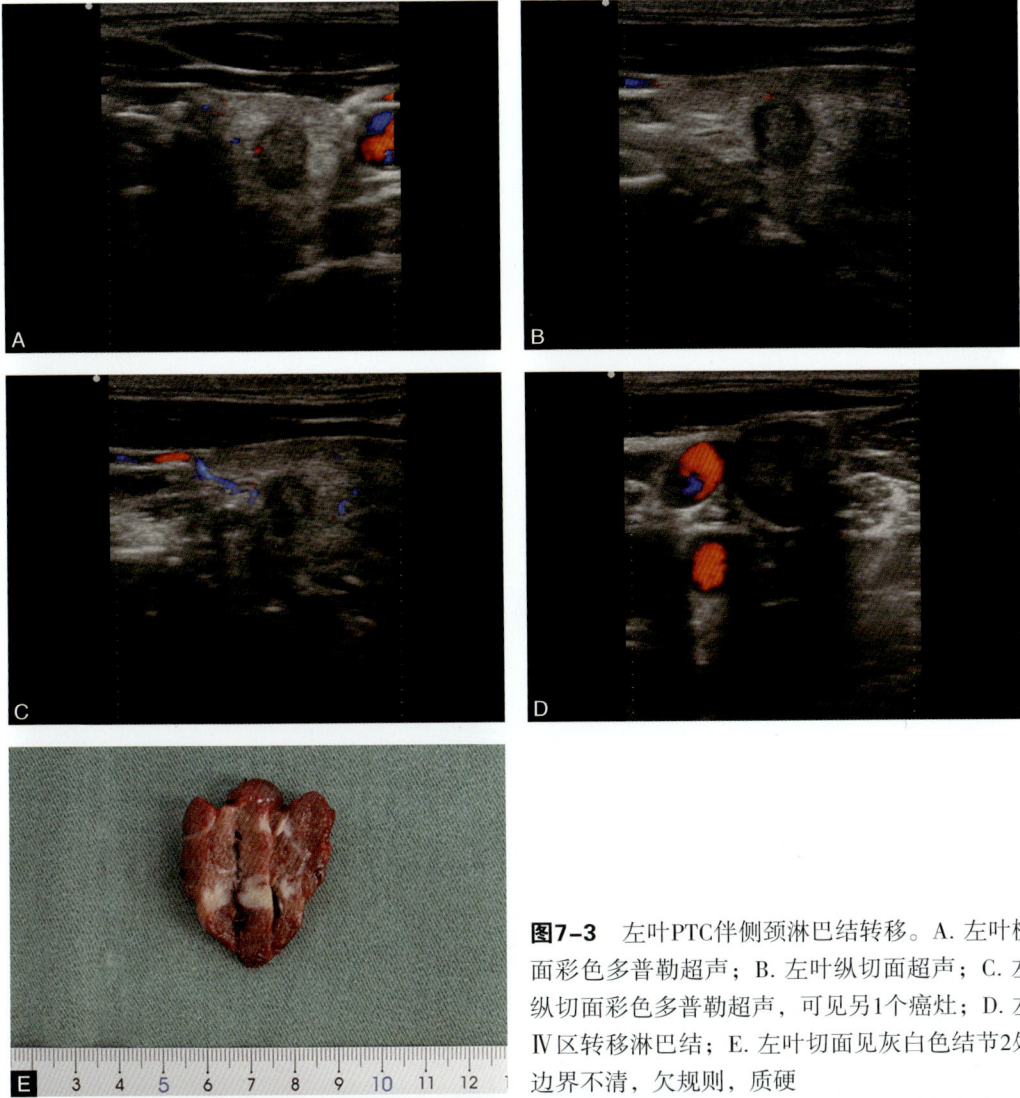

图7-3　左叶PTC伴侧颈淋巴结转移。A. 左叶横切面彩色多普勒超声；B. 左叶纵切面超声；C. 左叶纵切面彩色多普勒超声，可见另1个癌灶；D. 左颈Ⅳ区转移淋巴结；E. 左叶切面见灰白色结节2处，边界不清，欠规则，质硬

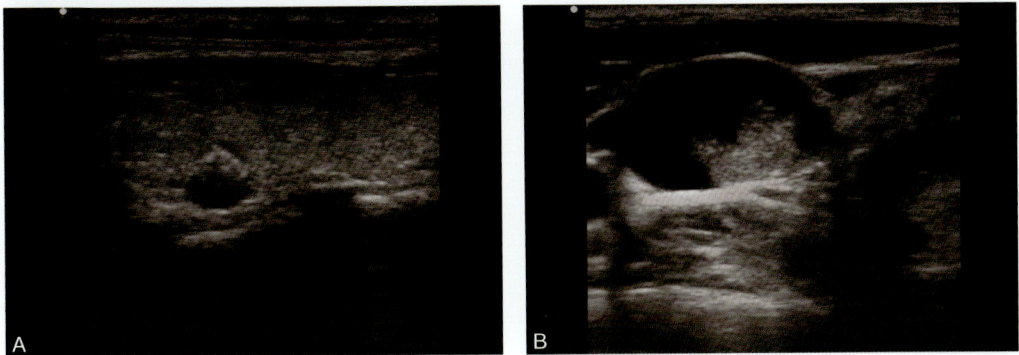

图7-4　左叶PTMC伴侧颈淋巴结转移。A. 左叶纵切面超声；B. 左颈Ⅲ区转移淋巴结超声；C. 左颈Ⅲ区转移淋巴结彩色多普勒超声；D. 左叶见灰白色结节，质硬，边界清，无包膜

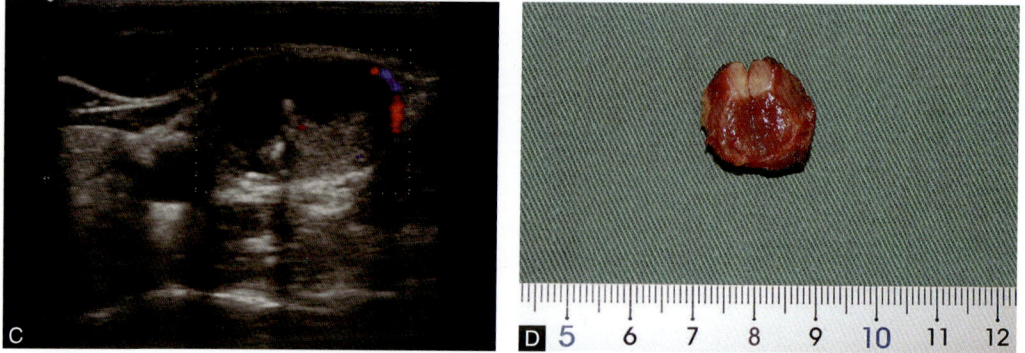

图7-4（续）

## 病例5

女，20岁。

病史：甲状腺结节1周。

超声：甲状腺右叶中上部可见偏低回声实性结节，边缘可见小分叶，周边可见不规则晕，偏心处可见小片状无回声，侧位见多个点状强回声（图7-5A，B）。

右颈部Ⅲ区淋巴结，皮质内见多处片状高回声。CDFI：背膜下见条状血流（图7-5C）。右颈部Ⅳ区淋巴结皮质增厚，回声减低，皮髓质分界不清。CDFI：背膜下见条状血流（图7-5D）。

病理：双叶PTC，右颈侧区淋巴结癌转移（右颈Ⅱ～Ⅳ区：4/18）（图7-5E）。

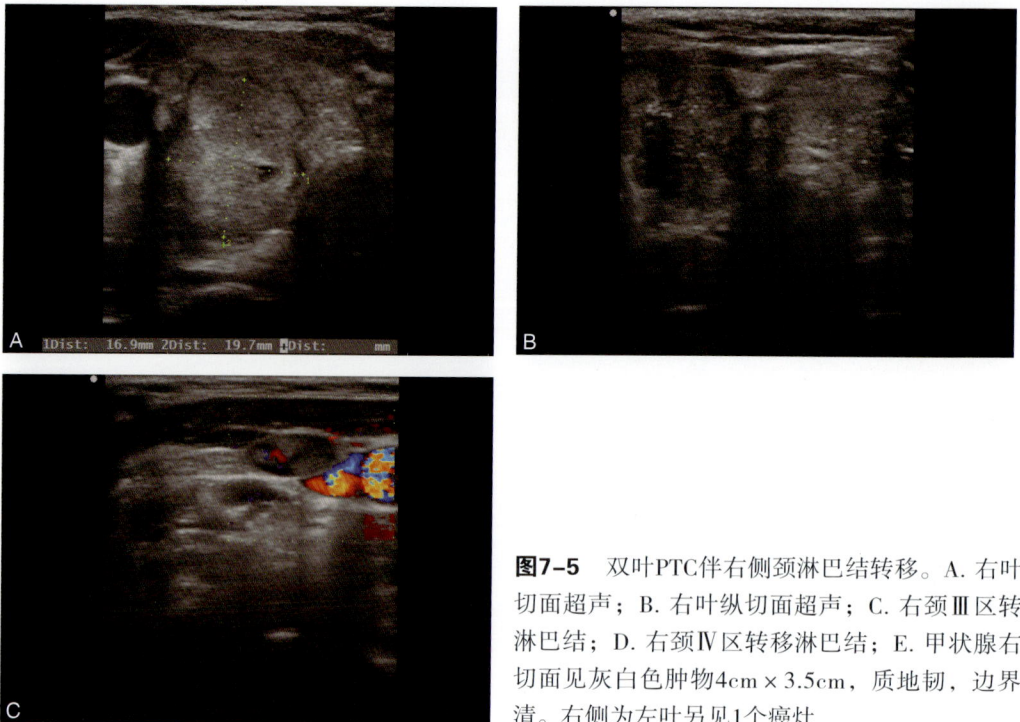

图7-5　双叶PTC伴右侧颈淋巴结转移。A. 右叶横切面超声；B. 右叶纵切面超声；C. 右颈Ⅲ区转移淋巴结；D. 右颈Ⅳ区转移淋巴结；E. 甲状腺右叶切面见灰白色肿物4cm×3.5cm，质地韧，边界不清。右侧为左叶另见1个癌灶

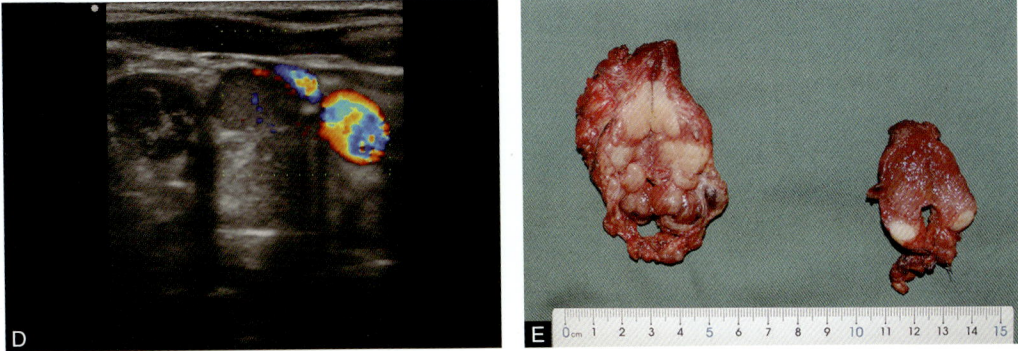

**图7-5（续）**

## 病例6

男，32岁。

**病史：**甲状腺癌术后3个月。复查超声提示颈侧区淋巴结转移。FNA提示：倾向恶性，FNA-Tg：>500ng/mL↑。

**化验检查：**入院血Tg：109.40ng/mL。

**超声：**左颈Ⅳ区淋巴结肿大，皮质回声减低，皮髓质分界不清，内可见点状强回声（图7-6A）。左颈Ⅲ区淋巴结肿大变圆，皮髓质分界不清，内可见点状强回声。CDFI：未见明确异常血流（图7-6B）。

**CT：**左颈Ⅲ区转移淋巴结（图7-6C）。

**病理：**左叶PTC术后，左颈Ⅱ区、Ⅲ区、Ⅳ区淋巴结转移（0/4、11/13、4/20）。

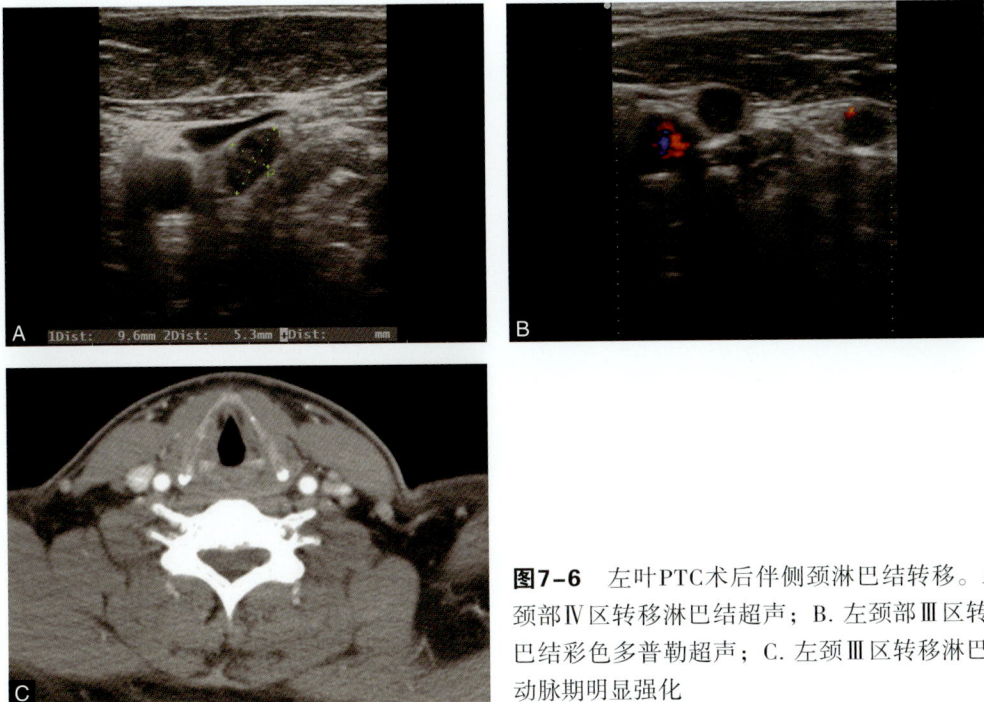

**图7-6**　左叶PTC术后伴侧颈淋巴结转移。A. 左颈部Ⅳ区转移淋巴结超声；B. 左颈部Ⅲ区转移淋巴结彩色多普勒超声；C. 左颈Ⅲ区转移淋巴结，动脉期明显强化

**病例7**

女，42岁。

**病史：**右颈侧区可触及多发无痛性肿物6个月。

**超声：**甲状腺右叶上极背侧见大小约0.3cm×0.4cm低回声结节，形态欠规则，内见点状强回声，A/T > 1（图7-7A）。左叶见0.7cm×0.6cm低回声实性结节，性质同右侧（图7-7B）。右颈Ⅱ区肿大淋巴结0.8cm×1.7cm，皮髓界限不清（图7-7C）。右颈Ⅲ区淋巴结肿大，皮髓界限消失，内部见点状强回声（图7-7D）。右颈Ⅲ区肿大淋巴结，融合状，大小约2.4cm×1.1cm，内见无回声及点状强回声（图7-7E）。

**病理：**双叶PTMC，右颈Ⅱ区、Ⅲ区、Ⅳ区淋巴结转移（1/8、2/4、2/6）（图7-7F，G）。

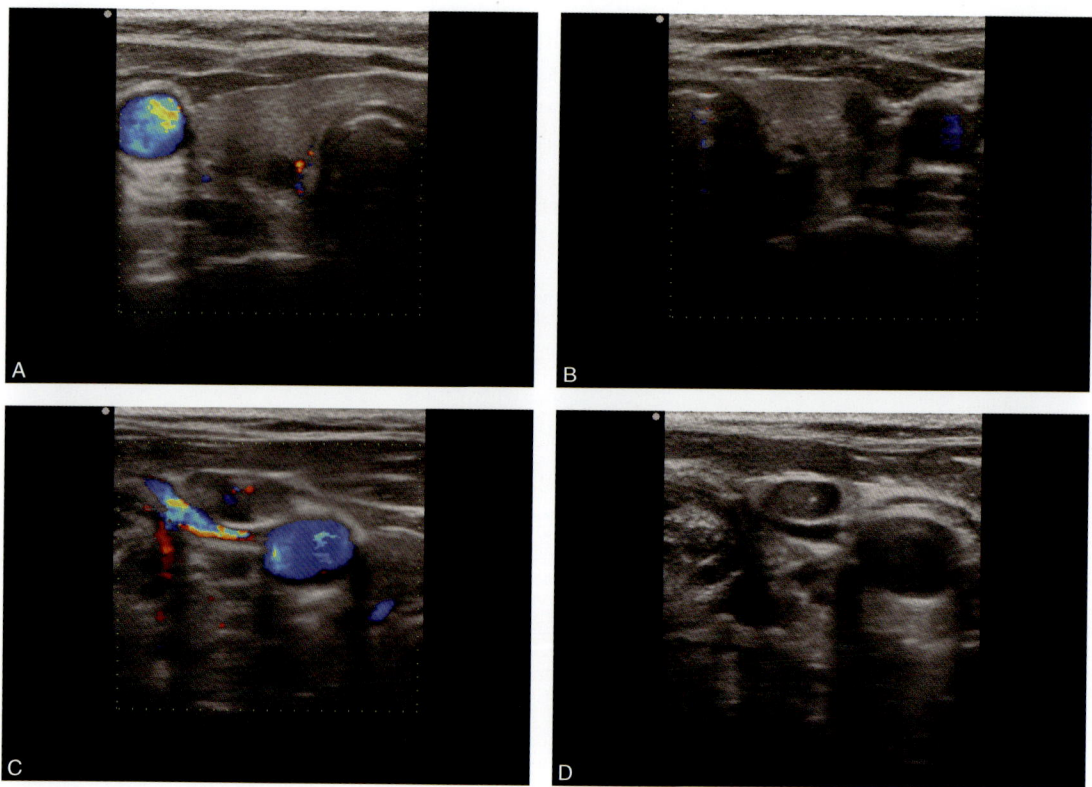

**图7-7** 双叶PTMC伴右侧颈淋巴结转移。A. 右叶横切面彩色多普勒超声；B. 左叶横切面彩色多普勒超声；C. 右颈Ⅱ区转移淋巴结；D. 右颈Ⅲ区转移淋巴结；E. 右颈Ⅲ区转移淋巴结；F. 甲状腺右叶灰白色质硬结节，边界清，形态不规则；G. 甲状腺左叶灰白色质硬结节，边界不清，无包膜

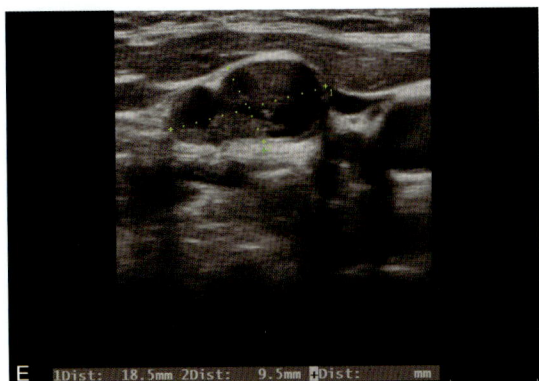

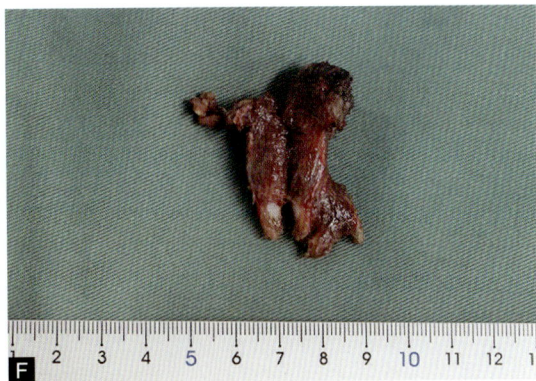

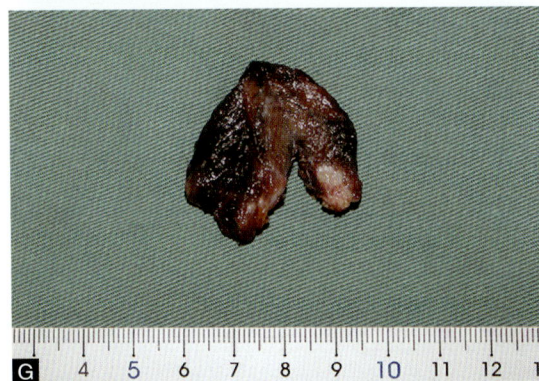

图7-7（续）

### 病例8

男，38岁。

**病史：**甲状腺结节1.5年。

**超声：**右叶见0.4cm×0.6cm低回声实性结节，边界欠清，形态不规则，A/T > 1。CDFI：内部见点状血流信号（图7-8A，B）。甲状腺左叶见6.4cm×4.0cm囊实性结节，实性部分为等回声（图7-8C，D）。右颈Ⅲ区见肿大淋巴结，皮髓质分界不清，边缘血流信号增多（图7-8E，F）。

**病理：**右叶多灶PTMC，左侧甲状腺微小侵袭型滤泡癌，右颈Ⅲ区淋巴结转移（1/7）（图7-8G，H）。

### 病例9

女，62岁。

**病史：**甲状腺结节1个月。

**超声：**右叶低回声实性结节，边界不清，有毛刺，A/T > 1（图7-9A）。右颈Ⅲ区淋巴结皮髓质分界不清，回声不均，内可见点状强回声（图7-9B）。右颈Ⅲ区肿大淋巴结，皮髓质分界不清，形态欠规则，周边可见血流信号（图7-9C）。

**病理：**右叶PTMC，右颈Ⅱ区、Ⅲ区、Ⅳ区淋巴结转移（0/4、11/20、4/13）（图7-9D）。

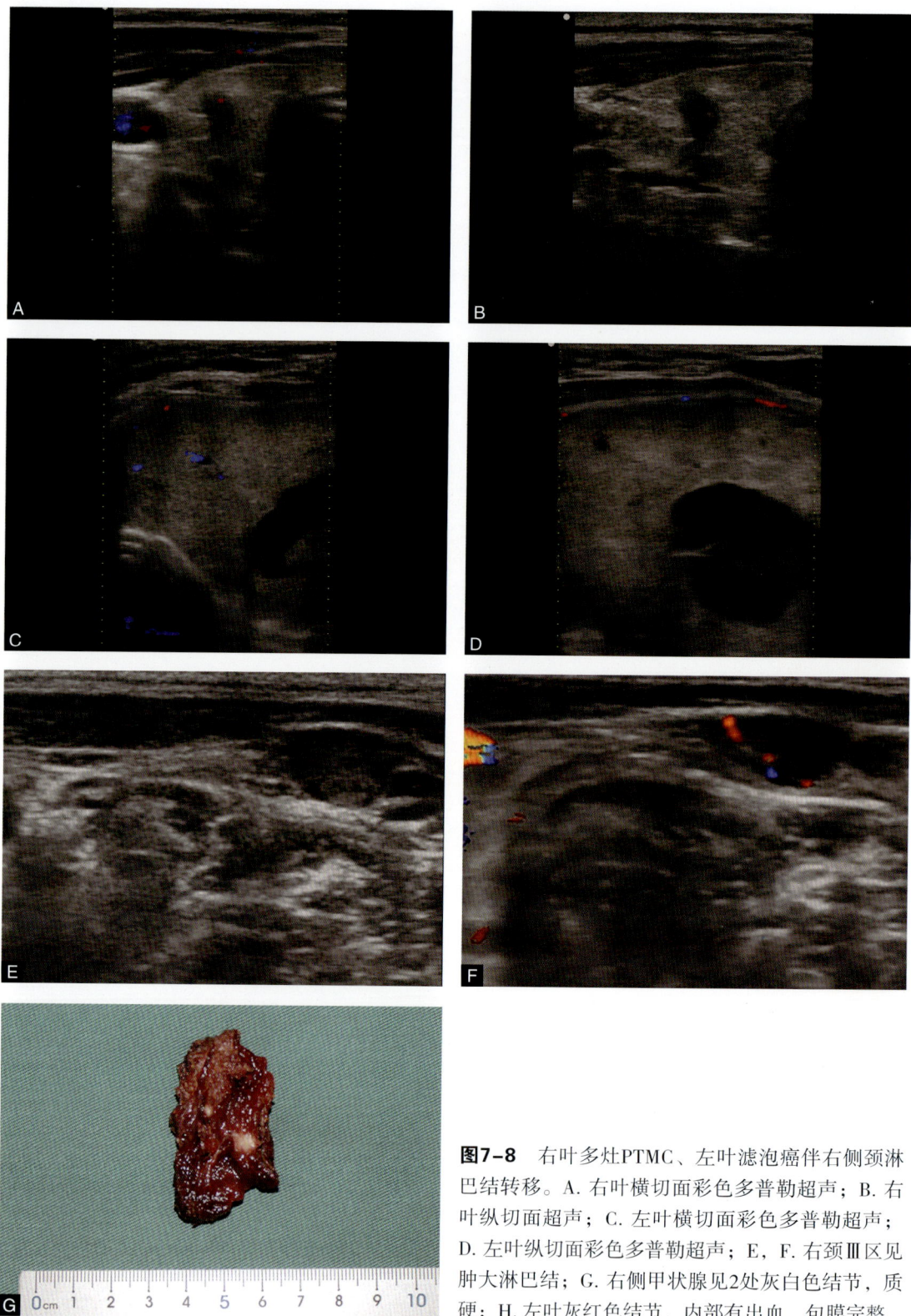

图7-8　右叶多灶PTMC、左叶滤泡癌伴右侧颈淋巴结转移。A. 右叶横切面彩色多普勒超声；B. 右叶纵切面超声；C. 左叶横切面彩色多普勒超声；D. 左叶纵切面彩色多普勒超声；E，F. 右颈Ⅲ区见肿大淋巴结；G. 右侧甲状腺见2处灰白色结节，质硬；H. 左叶灰红色结节，内部有出血，包膜完整

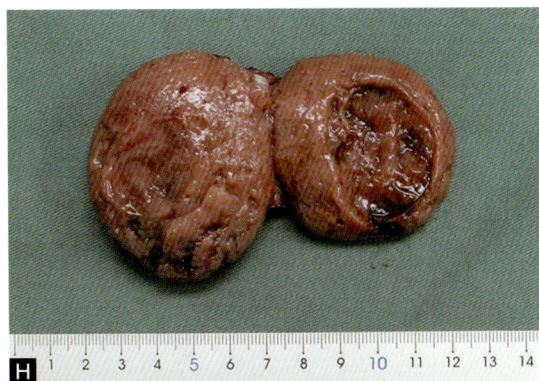

**图7-8**（续）

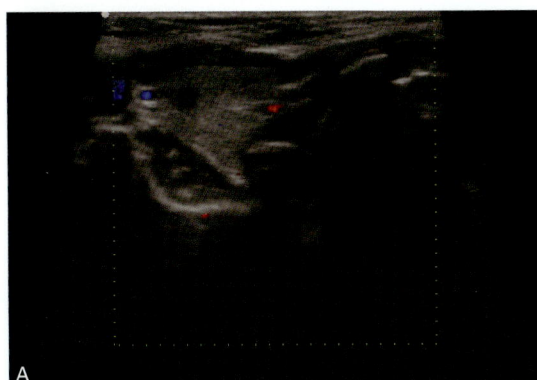

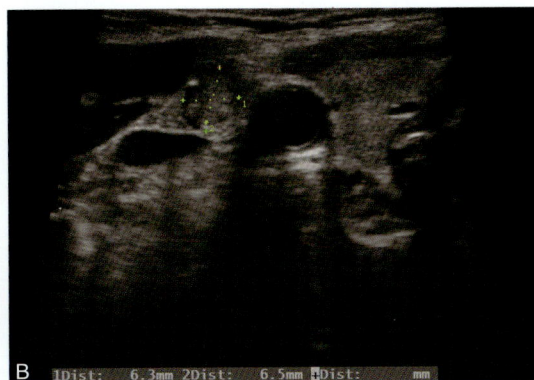

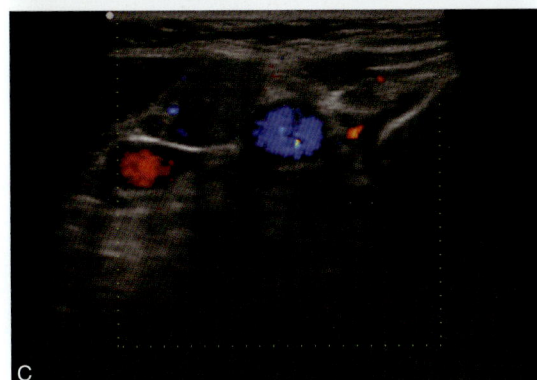

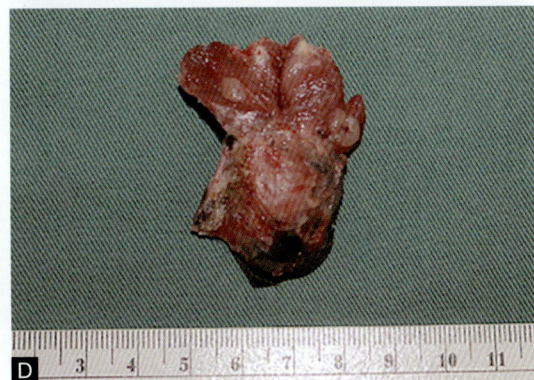

**图7-9**　右叶PTMC伴侧颈淋巴结转移。A. 右叶横切面彩色多普勒超声；B. 右颈Ⅲ区转移淋巴结，可见钙化点；C. 右颈Ⅲ区转移淋巴结，周边可见血流信号；D. 右叶灰白色质硬结节

**病例10**

女，47岁。

病史：PTC术后9年，术后声音嘶哑，饮水呛咳至今，1个月前颈部淋巴结活检为甲状腺乳头癌转移。

超声：左Ⅱ区颈内静脉后方肿大淋巴结，形态不规则，边界不清，皮髓质分界不清（图7-10A）。左颈Ⅳ区锁骨下静脉前方肿大淋巴结，形态不规则，边界不清，皮髓质分界不清（图7-10B）。

CT：左颈Ⅱ区转移淋巴结（图7-10 C），左颈Ⅳ区转移淋巴结（图7-10D）。

病理：左叶PTC术后，左颈Ⅱ区、Ⅲ区、Ⅳ区淋巴结转移（1/6、0/4、1/10）。

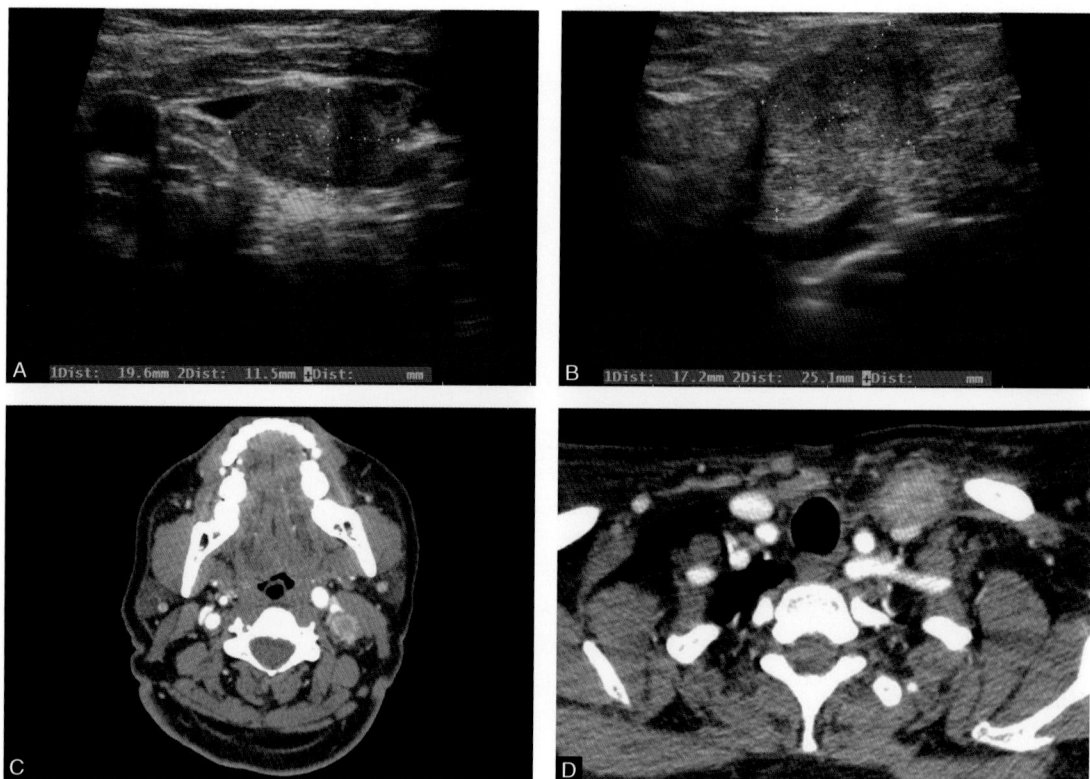

图7-10　左叶PTC术后伴侧颈淋巴结转移。A. 左颈Ⅱ区转移淋巴结；B. 左颈Ⅳ区转移淋巴结；C. 左颈Ⅱ区肿大淋巴结动脉期明显强化；D. 左颈Ⅳ区肿大淋巴结动脉期明显强化，部分侵及锁骨下静脉

## 病例11

男，35岁。

主诉：甲状腺癌术后2年，左颈侧区淋巴结穿刺考虑恶性1个月。

超声：左颈Ⅳ区颈内静脉后方0.3cm×0.5cm淋巴结，皮髓质分界不清，形态不规则，A/T＜2。CDFI：未见明确异常血流（图7-11A，B）。

病理：左叶PTC术后，左颈Ⅳ区淋巴结转移（1/4）。

## 病例12

女，29岁。

病史：甲状腺结节1周。

超声：右叶低回声实性结节，边界不清，有毛刺，A/T＞1（图7-12A，B）。右颈Ⅳ区颈内静脉后方淋巴结，皮髓质分界不清，内见微钙化（图7-12C）。

病理：右叶PTMC，右颈Ⅱ区、Ⅲ区、Ⅳ区淋巴结转移（1/2、0/5、5/9）（图7-12D）。

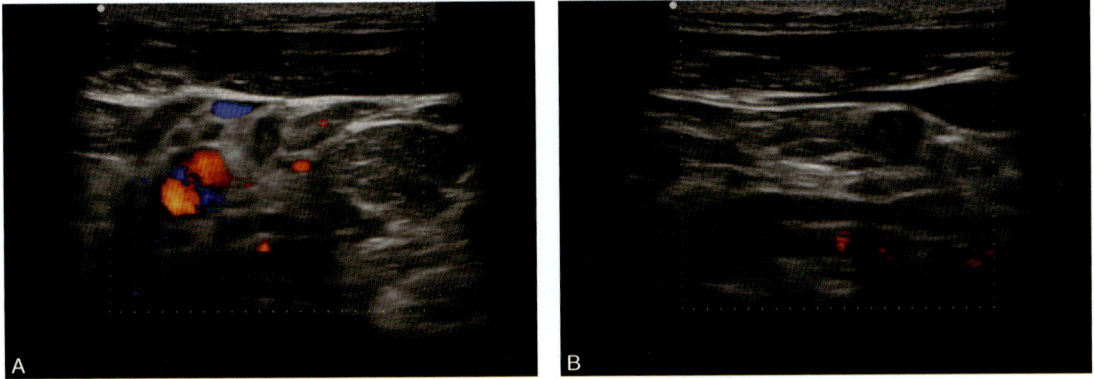

**图7-11**　左叶PTC术后伴侧颈淋巴结转移。A. 左颈Ⅳ区淋巴结横切面彩色多普勒超声；B. 左颈Ⅳ区淋巴结侧位超声

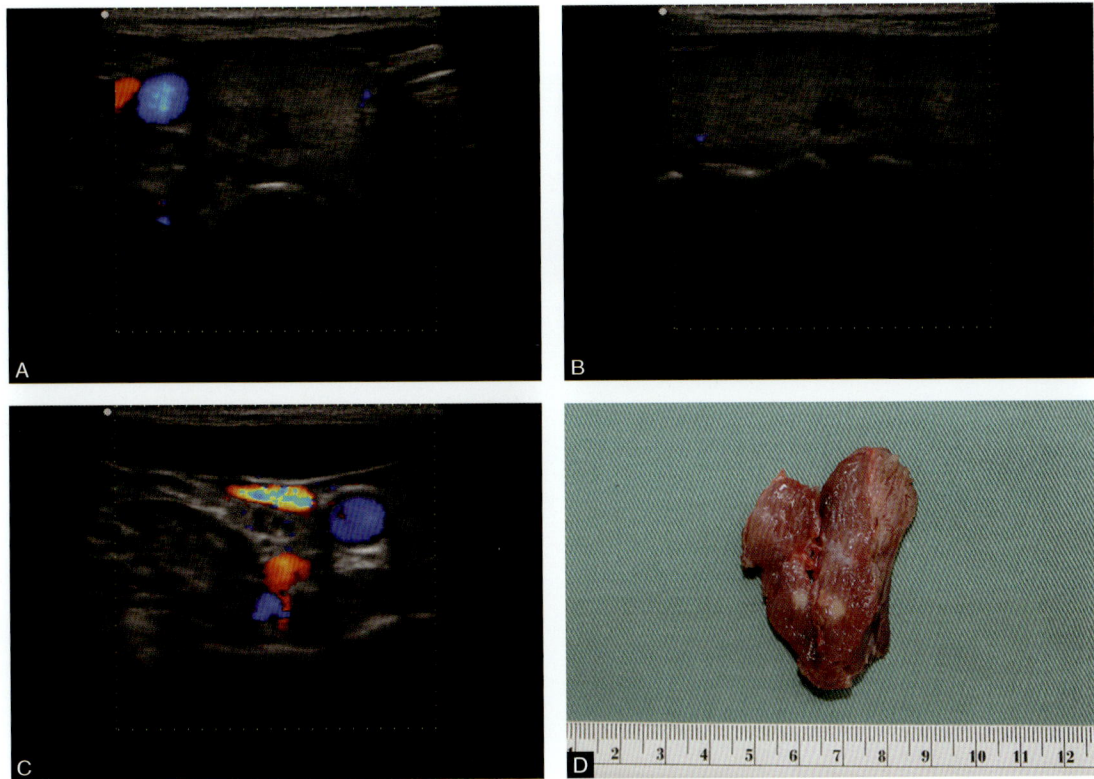

**图7-12**　右叶PTMC伴侧颈淋巴结转移。A. 右叶横切面彩色多普勒超声；B. 右叶纵切面彩色多普勒超声；C. 右颈Ⅳ区转移淋巴结；D. 甲状腺右叶见灰白色质硬结节，边界清

# 第8章　易与甲状腺乳头癌混淆的良性结节

## 概述

虽然超声对甲状腺良性结节、恶性结节的评估具有很高的准确性，但仍有一部分良性结节超声影像类似于恶性结节，在未广泛开展FNA之前，常常会被误判为恶性，从而手术治疗。木乃伊结节是甲状腺良性囊实性结节，其内的胶质成分被吸收，逐渐变小，超声影像上类似于肿瘤，包括低回声、实性、边缘不规则、内部有强回声影等。部分患者可以通过询问病史，如既往有一较大的结节，逐渐变小，比对既往超声检查得到正确的诊断。其他易混淆的结节还包括甲状腺组织的局部纤维化、钙化等变化。

## 病例

### 病例1

女，47岁。

**病史：** 甲状腺结节2个月。

**家族史：** 母亲有结节性甲状腺肿手术史。

**超声：** 甲状腺右叶下极见大小约0.7cm×0.6cm低回声实性结节，边缘欠规则，内回声欠均匀，伴有点状强回声（图8-1A，B）。

**病理：** 结节性甲状腺肿伴灶状间质纤维化（图8-1C）。

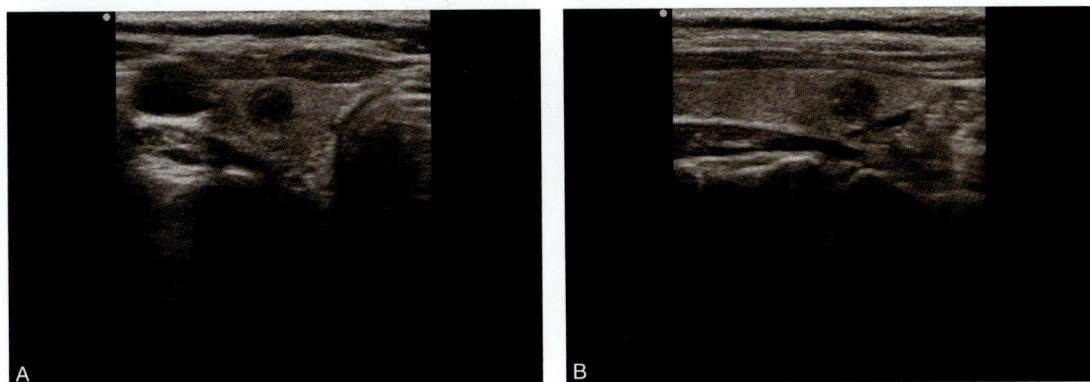

**图8-1** 结节性甲状腺肿。A. 右叶横切面超声；B. 右叶纵切面超声；C. 甲状腺右叶灰黄、灰红色结节，界限清

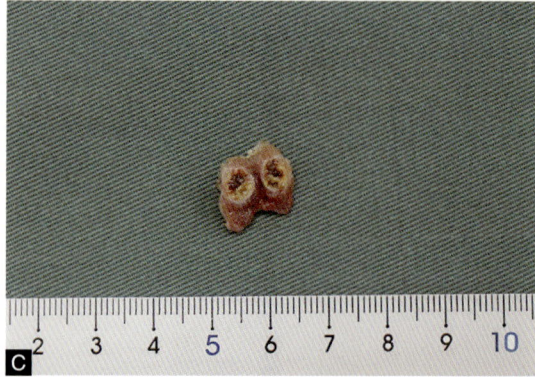

**图8-1（续）**

**病例2**

男，34岁。

病史：甲状腺结节1周。

超声：甲状腺右叶中部见0.8cm×0.7cm低回声实性结节，边界模糊，周边有毛刺，内见多个点状强回声。CDFI：边缘见少许血流信号（图8-2A，B）。

病理：结节性甲状腺肿伴间质纤维化、钙化（图8-2C）。

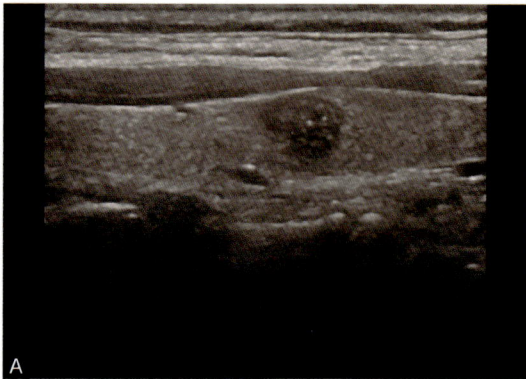

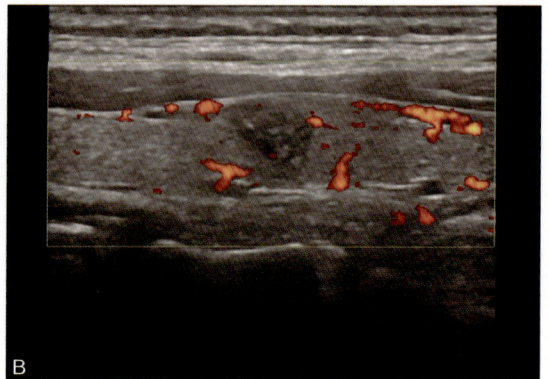

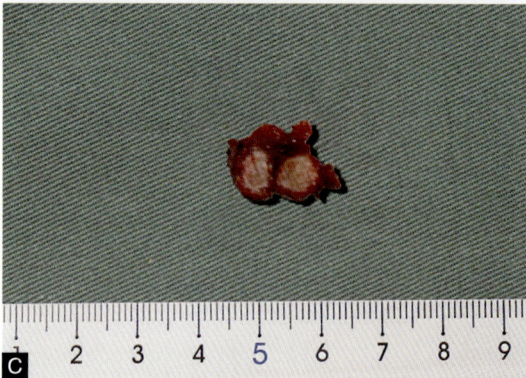

**图8-2** 结节性甲状腺肿伴间质纤维化、钙化。A. 右叶纵切面超声；B. 右叶纵切面彩色多普勒超声；C. 右侧甲状腺灰白质地略硬结节，边界欠清，无包膜

## 病例3

男，42岁。

病史：甲状腺结节2年。

超声：甲状腺左叶中极见低回声实性结节，形态欠规则，边界尚清，内见点状强回声。CDFI：其内见少许血流信号（图8-3A，B）。

病理：结节性甲状腺肿伴间质纤维化（图8-3C）。

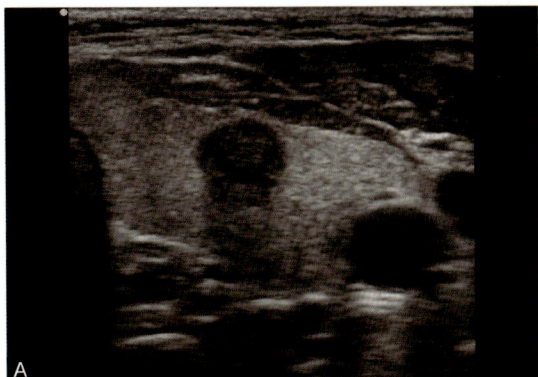

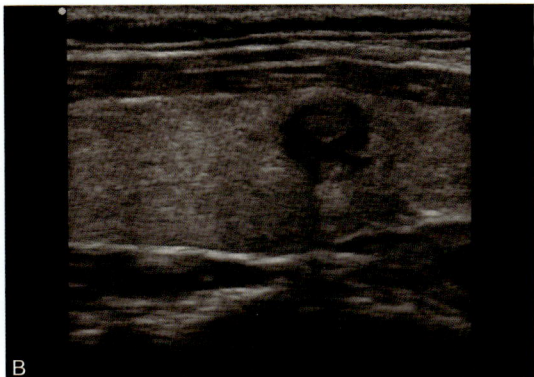

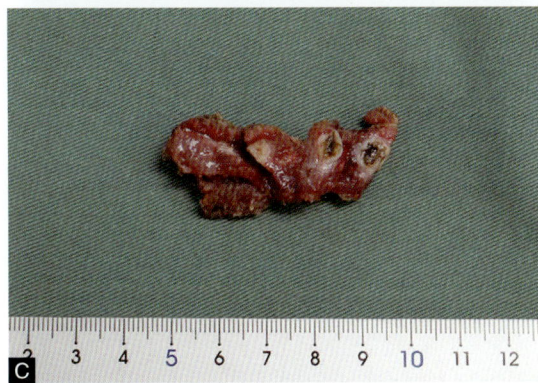

图8-3　结节性甲状腺肿伴间质纤维化。A. 左叶横切面超声；B. 左叶纵切面超声；C. 甲状腺左叶见1个0.7cm×0.6cm灰白色结节，界限尚清，伴有纤维化、钙化，其内为吸收的胶质

## 病例4

女，44岁。

病史：甲状腺结节3个月。

超声：甲状腺右叶下极见1.0cm×0.8cm偏低回声实性结节，边界欠清，内回声欠均匀，形态欠规则，内见点状强回声（图8-4A，B）。

病理：右叶结节性甲状腺肿，局部区域伴纤维化钙化（图8-4C）。

## 病例5

男，61岁。

病史：甲状腺结节5年余，生长缓慢。

超声：甲状腺左叶见7.9cm×6.3mm低回声实性结节，边界清，可见毛刺。CDFI：未见异常血流信号（图8-5A，B）。

病理：左叶结节性甲状腺肿伴间质纤维化（图8-5C）。

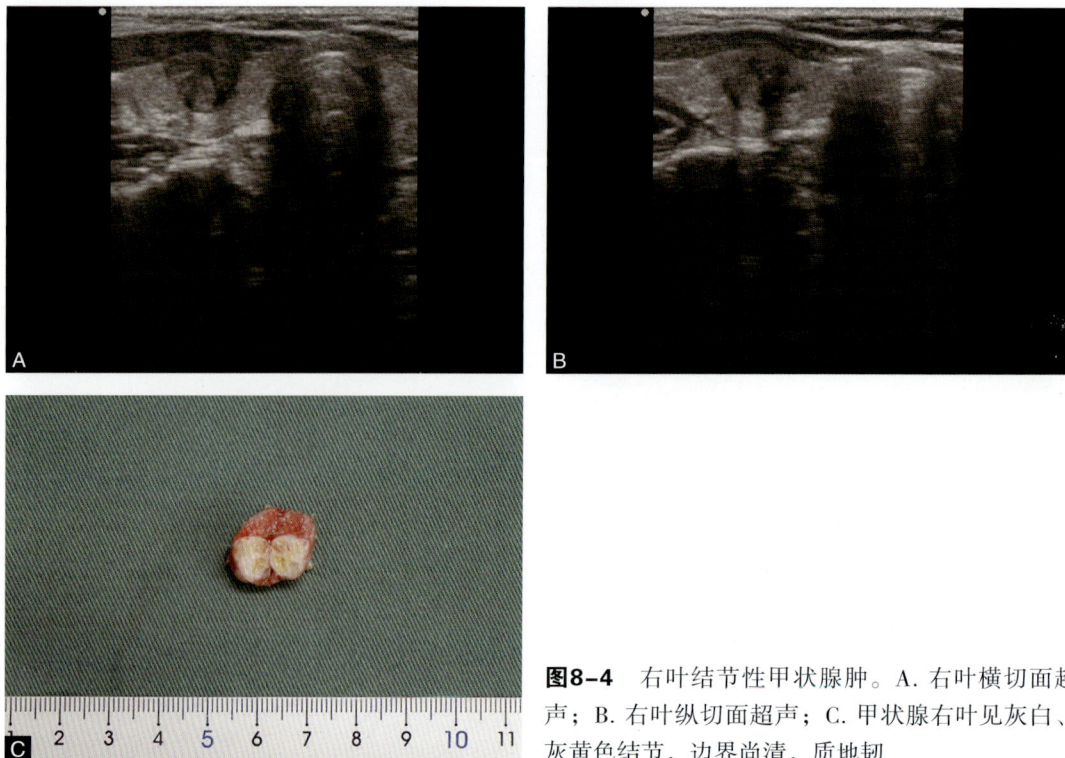

**图8-4** 右叶结节性甲状腺肿。A. 右叶横切面超声；B. 右叶纵切面超声；C. 甲状腺右叶见灰白、灰黄色结节，边界尚清，质地韧

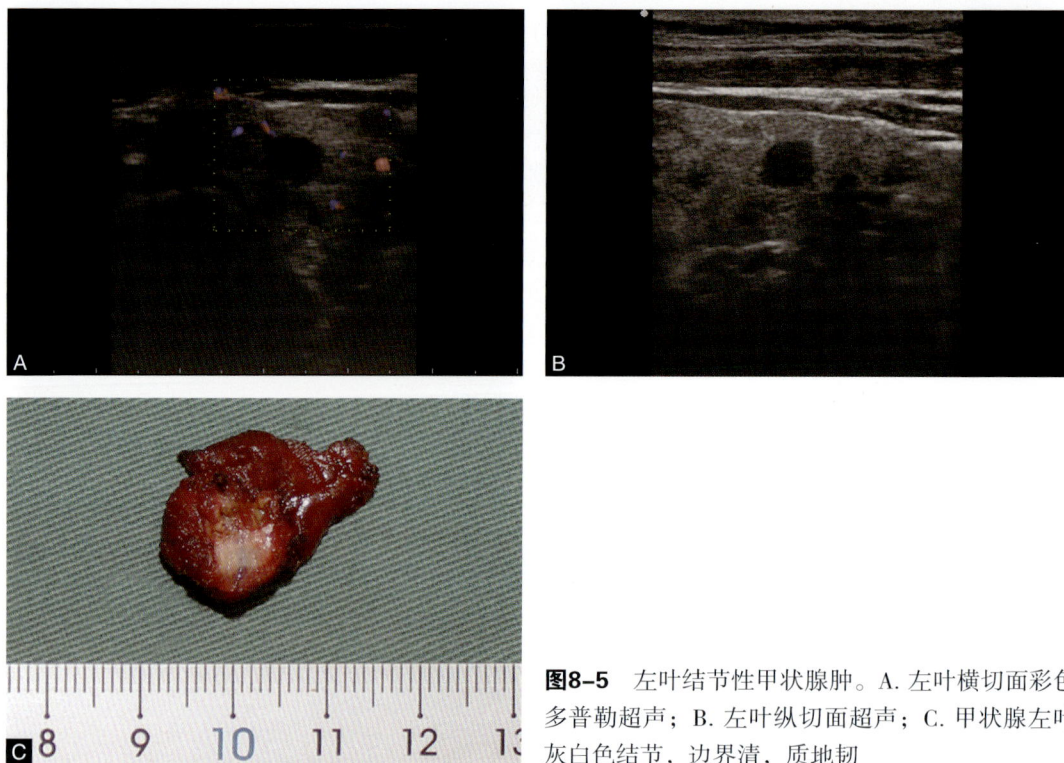

**图8-5** 左叶结节性甲状腺肿。A. 左叶横切面彩色多普勒超声；B. 左叶纵切面超声；C. 甲状腺左叶灰白色结节，边界清，质地韧

**病例6**

女，52岁。

病史：甲状腺结节3个月。

超声：左叶见低回声实性结节，边界尚清，周边可见点状强回声（图8-6A，B）。

病理：结节性甲状腺肿（图8-6C）。

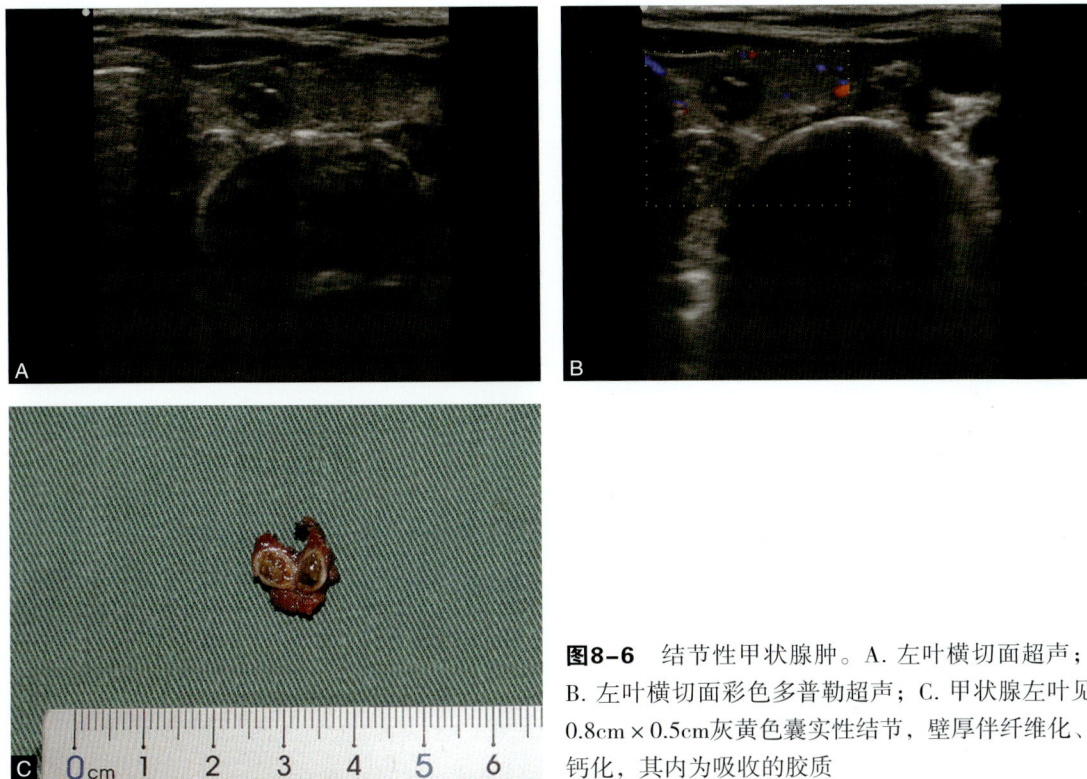

图8-6　结节性甲状腺肿。A. 左叶横切面超声；B. 左叶横切面彩色多普勒超声；C. 甲状腺左叶见0.8cm×0.5cm灰黄色囊实性结节，壁厚伴纤维化、钙化，其内为吸收的胶质

**病例7**

女，71岁。

病史：甲状腺结节1周。

超声：左叶下部见0.47cm×0.58cm低回声实性结节，边界模糊，A/T＞1。CDFI：未见血流信号（图8-7A，B）。

病理：结节性甲状腺肿（图8-7C）。

**病例8**

女，52岁。

病史：甲状腺结节半年。

超声：右叶中下部见0.79cm×0.43cm低回声实性结节，边界欠清，CDMF：内部未见血流信号（图8-8A，B）。

病理：结节性甲状腺肿伴纤维化（图8-8C）。

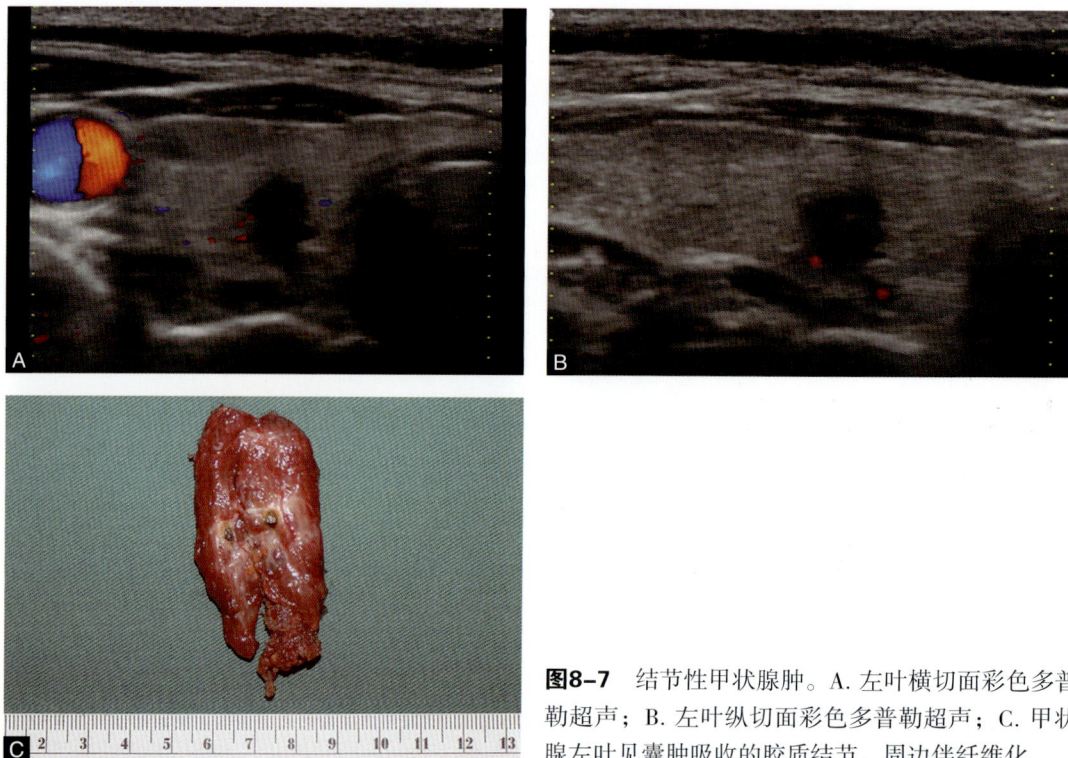

**图8-7**　结节性甲状腺肿。A. 左叶横切面彩色多普勒超声；B. 左叶纵切面彩色多普勒超声；C. 甲状腺左叶见囊肿吸收的胶质结节，周边伴纤维化

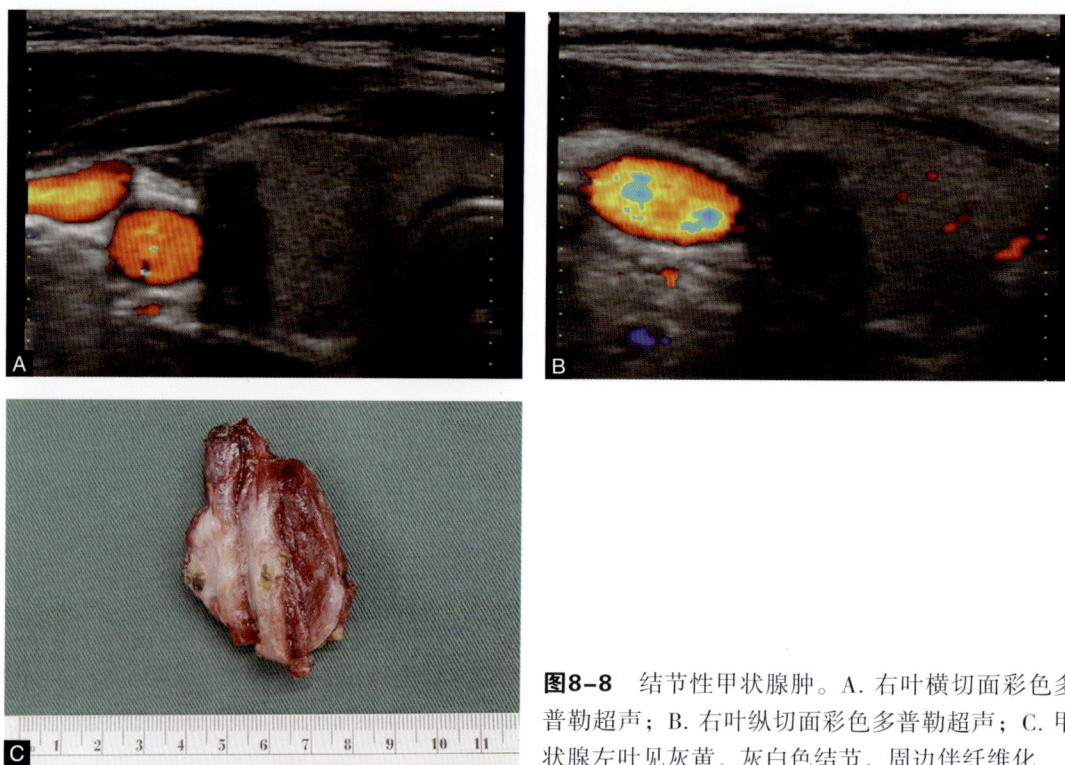

**图8-8**　结节性甲状腺肿。A. 右叶横切面彩色多普勒超声；B. 右叶纵切面彩色多普勒超声；C. 甲状腺左叶见灰黄、灰白色结节，周边伴纤维化

# 第9章　甲状腺滤泡癌

## 概述

甲状腺滤泡癌（Follicular Thyroid Cancer，FTC），为滤泡细胞衍生的一种甲状腺癌，分为微小浸润型、包裹性血管浸润型和弥漫浸润型。FTC约占所有甲状腺癌的13%，大部分是微小浸润型FTC。FTC可发生于任何年龄，以40～60岁多见，女男发病比例约为3∶1。

FTC与PTC同属于分化型甲状腺癌（Differentiated Thyroid Cancer，DTC），而DTC经典的临床可评估风险因素包括电离辐射（尤其是在青少年时期）和甲状腺癌家族史。近年来，一些相关基因的突变对FTC的诊断提供了新的线索，如Kroll等研究发现PAX8-PPARγ融合基因是FTC主要的负转录因子，而且出现在FTC的亚型里。此外，另一个常见的FTC相关变异是通过点突变激活RAS，进一步诱发胞外信号调节激酶（MAPK）信号通路。

FTC通常表现为单发无症状结节，可由超声发现或自行触及。当结节较大时，也可出现局部压迫症状，如压迫气管、食管、喉返神经等而出现呼吸、吞咽困难以及声音嘶哑等症状。FTC可有脉管侵犯，以血行转移为主，可发生肺、骨及中枢神经系统等远处转移。与PTC相比，发生颈部和纵隔区域的淋巴结转移较少，为8%～13%。10年生存率为85%。

## 病理

肉眼观：FTC通常呈圆形、椭圆形实性肿瘤，境界较清，体积较大，包膜不完整，包膜较厚，切面灰黄色到褐色，质软。

镜下：可见不同分化程度的滤泡，有包膜和/或血管侵犯。血管侵犯：受累的血管必须在包膜内或包膜外，要求血管有内皮细胞衬覆，肿瘤细胞与血管壁发生血凝素反应。

## 超声

（1）甲状腺内单发结节。

（2）均匀低回声或中高回声。

（3）类圆形，可有粗细不等晕环，一般边界清。

（4）无明显钙化。

（5）病灶内稀疏血流。

（6）较少出现颈部淋巴结转移，较大或突破包膜者可有淋巴结转移。

临床工作中甲状腺腺瘤与高分化FTC在临床症状、体征、超声影像等表现中很难区别，目前认为只有观察到包膜浸润及脉管浸润才能诊断为FTC，否则只能归到良性腺瘤中。

## 病例

### 病例1

男，44岁。

病史：发现甲状腺左叶结节4个月余。

甲状腺功能：正常。

超声：甲状腺左叶单发结节，内部等回声实性为主，散在小片状无回声，边界清，形态规则，局部包膜变厚（图9-1A～C）。

病理：左叶FTC（图9-1D，E）。

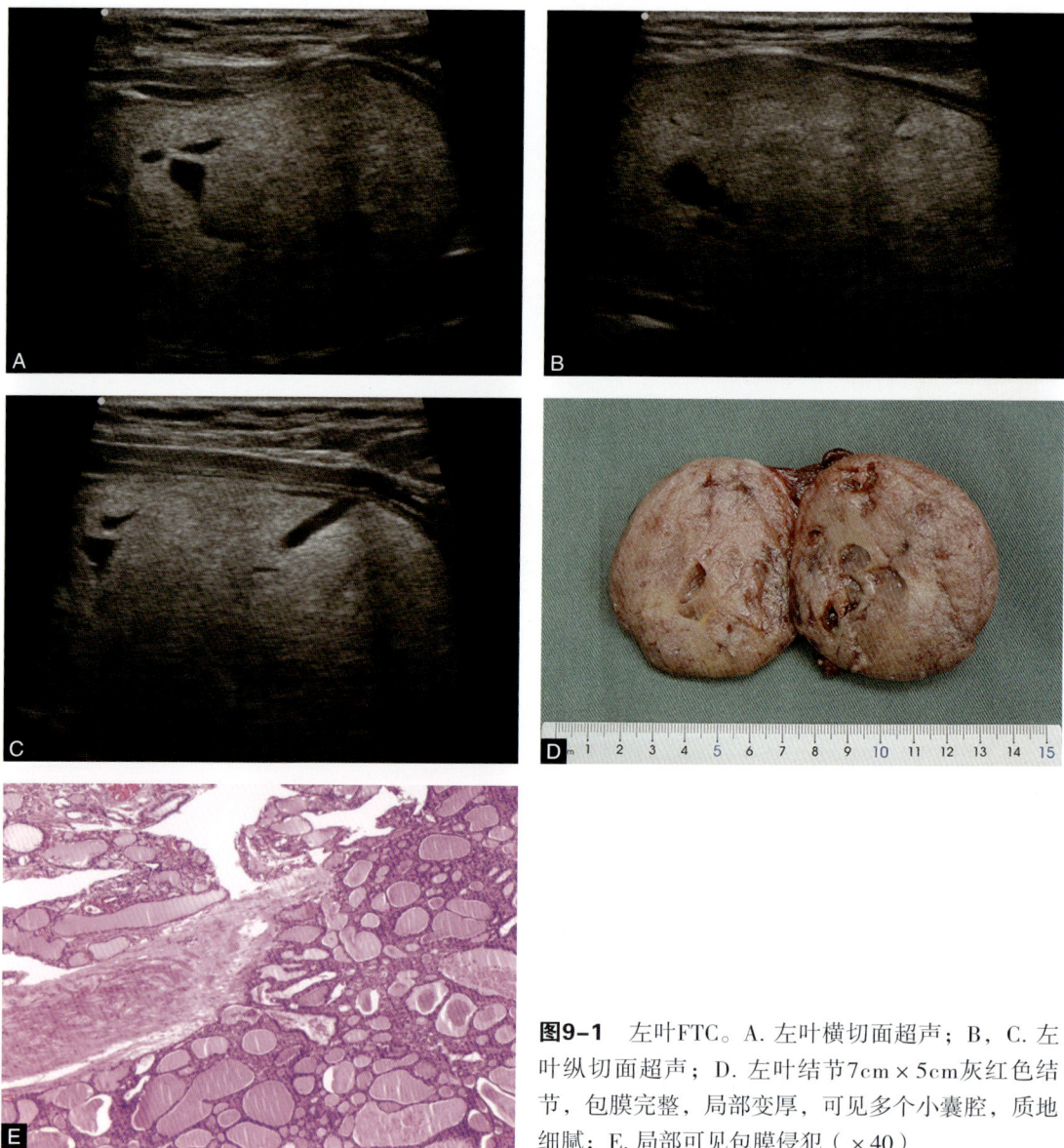

**图9-1** 左叶FTC。A. 左叶横切面超声；B，C. 左叶纵切面超声；D. 左叶结节7cm×5cm灰红色结节，包膜完整，局部变厚，可见多个小囊腔，质地细腻；E. 局部可见包膜侵犯（×40）

**病例2**

女，73岁。

**病史：**甲状腺结节20年，后背部疼痛4年，双下肢瘫1个月。

**超声：**甲状腺右叶实性结节，内回声不均，边界欠清晰，形态欠规则，周边有细晕，边缘有蛋壳样强回声后伴声影。CDFI：周边见条状血流信号（图9-2A，B）。

**增强CT：**右叶结节内可见弧形钙化，动脉期可见不均匀腺体强化（图9-2C）。

**MRI：**T7椎体及附件见长T1长T2信号，T7椎体相应平面脊髓受压，见等T1略长T2信号，抑脂序列高信号，增强扫描中度强化（图9-2D）。

**（胸椎）穿刺活检：**见甲状腺滤泡样结构的腺体，考虑转移瘤。

**病理：**右叶FTC（图9-2E～G）。

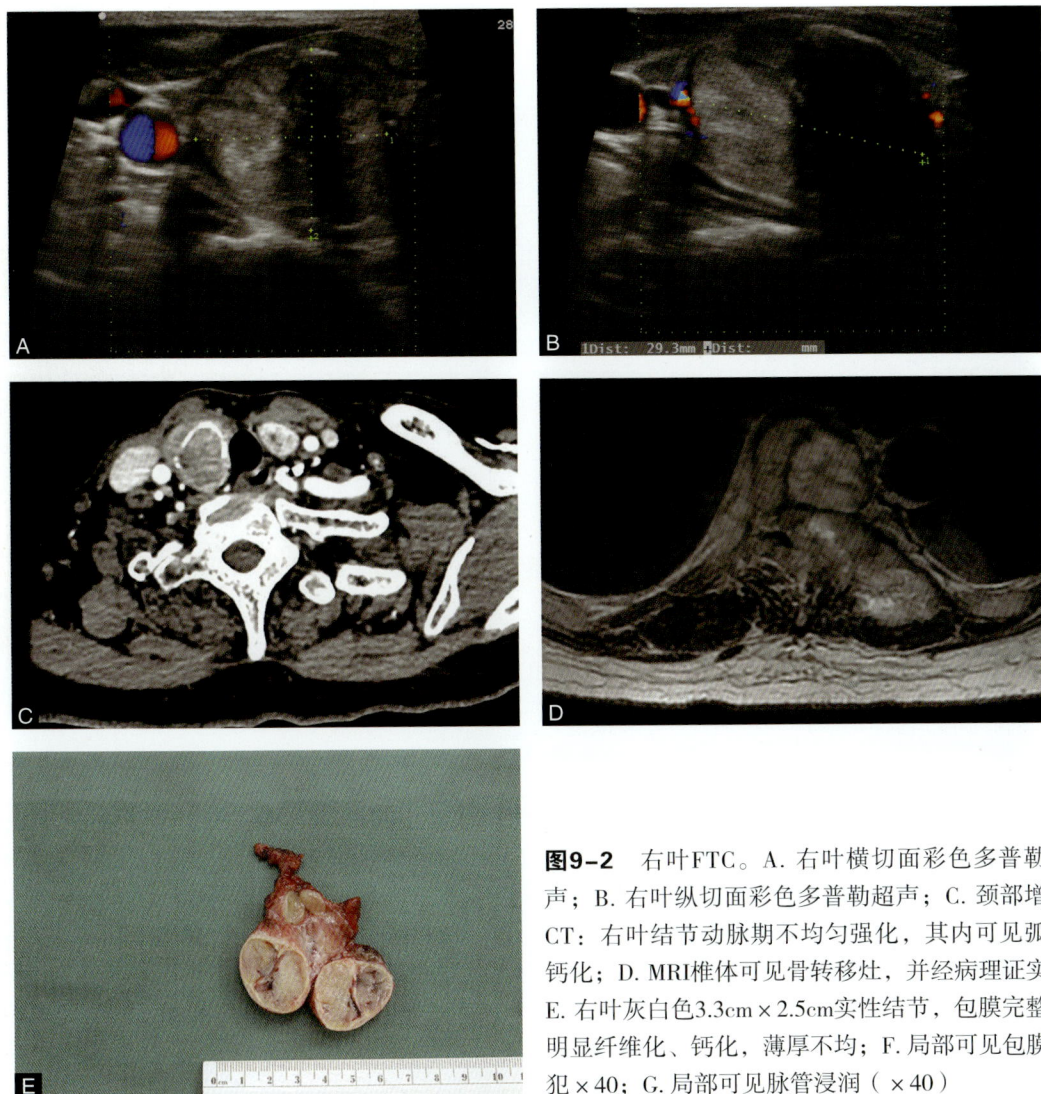

图9-2　右叶FTC。A. 右叶横切面彩色多普勒超声；B. 右叶纵切面彩色多普勒超声；C. 颈部增强CT：右叶结节动脉期不均匀强化，其内可见弧形钙化；D. MRI椎体可见骨转移灶，并经病理证实；E. 右叶灰白色3.3cm×2.5cm实性结节，包膜完整，明显纤维化、钙化，薄厚不均；F. 局部可见包膜侵犯×40；G. 局部可见脉管浸润（×40）

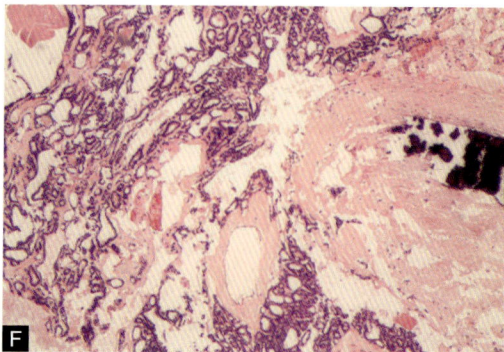

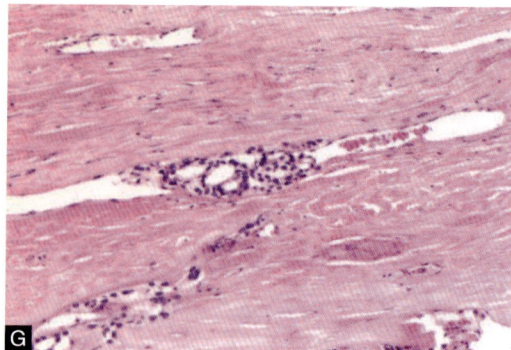

**图9-2（续）**

## 病例3

男，67岁。

**病史：**发现甲状腺结节3年。

**查体：**甲状腺左叶可扪及约7cm×6cm结节，质地韧，界清，光滑，活动度良好。

**超声：**左叶内见中高回声实性结节，可见少许无回声及条状低回声，向胸骨后

方生长，边界清，形态规则（图9-3A）。

**甲状腺CT：**动脉期甲状腺左叶占位性病变不均匀强化（图9-3B）。

**肺CT：**多发肺内转移灶。经病理证实，符合甲状腺滤泡癌肺转移（图9-3C）。

**病理：**左叶FTC伴肺转移（图9-3D，E）。

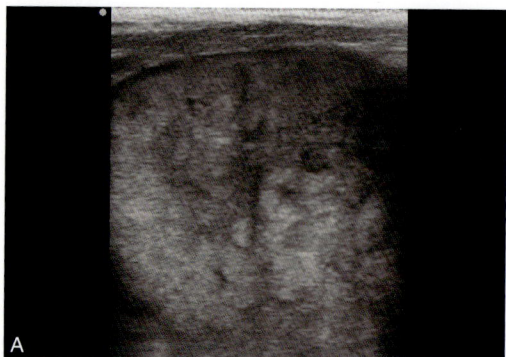

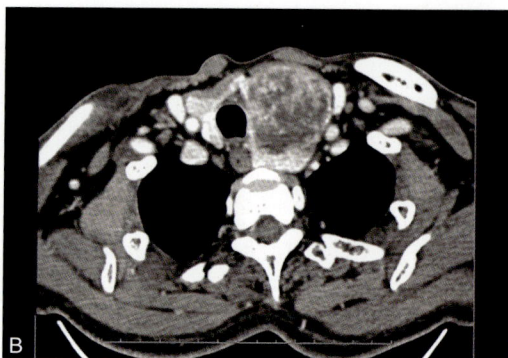

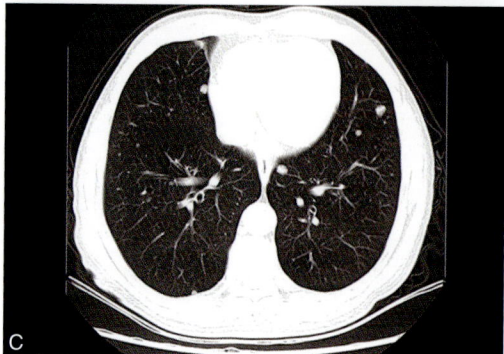

**图9-3** 左叶FTC。A. 左叶横切面超声；B. 动脉期甲状腺左叶结节不均匀强化；C. 双肺多发转移癌；D. 甲状腺左叶灰红、灰白色实性结节，大小约7.5cm×5.6cm，质地韧，有出血，包膜完整，局部变厚，结节内部有明显纤维化；E. 甲状腺滤泡性肿瘤伴包膜浸润（×40）

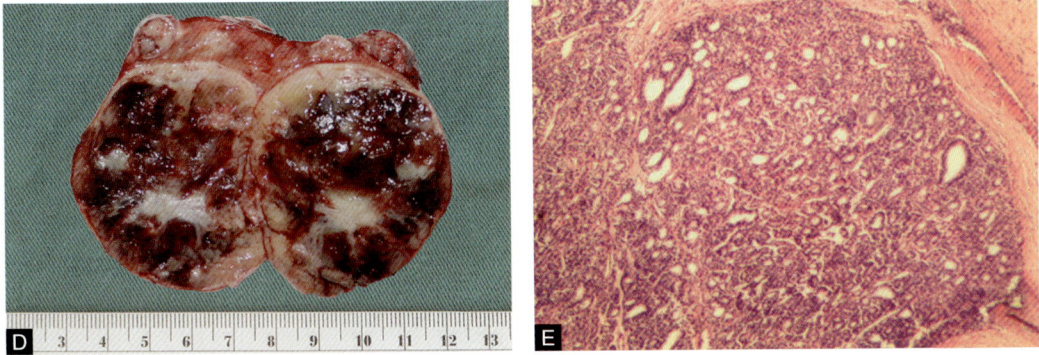

**图9-3（续）**

**病例4**

男，50岁。

**病史：** 颈前区肿物30年。

**超声：** 甲状腺左叶内见单发中等回声实性结节，边界欠清，形态欠规则，其内有粗大钙化后伴声影。CDFI：内部血流信号略丰富（图9-4A，B）。右叶腺体内多发散在粗大高回声，后伴声影（图9-4C）。

**病理：** 左叶FTC，右叶结节性甲状腺肿，局灶间质纤维化、钙化（图9-4D~F）。

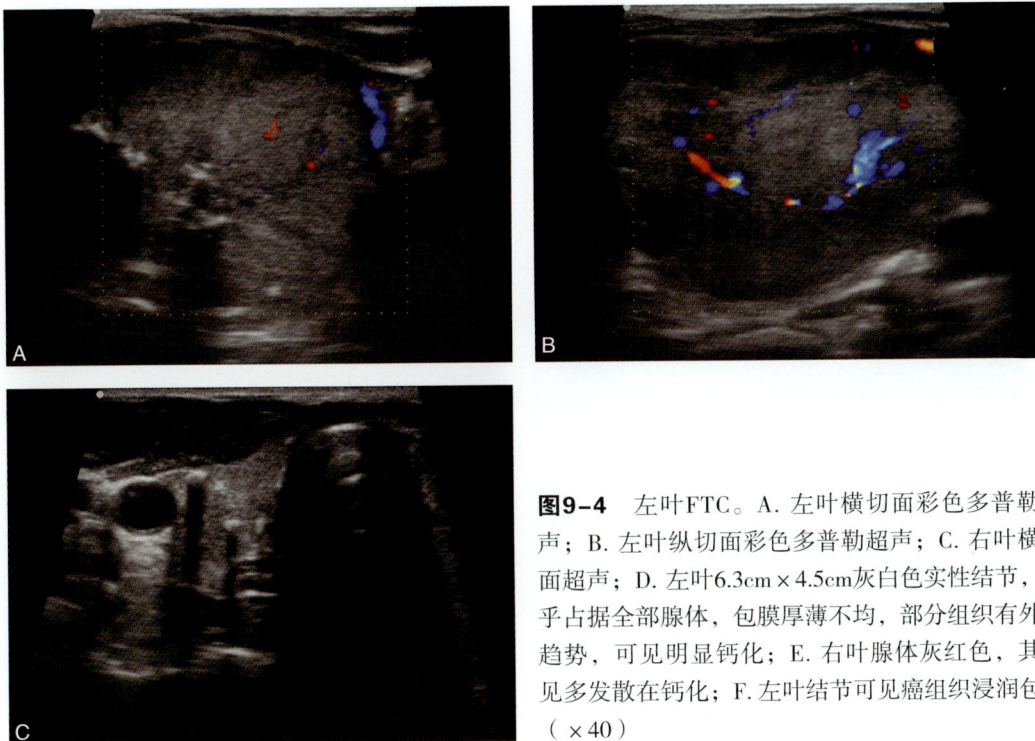

**图9-4** 左叶FTC。A. 左叶横切面彩色多普勒超声；B. 左叶纵切面彩色多普勒超声；C. 右叶横切面超声；D. 左叶6.3cm×4.5cm灰白色实性结节，几乎占据全部腺体，包膜厚薄不均，部分组织有外侵趋势，可见明显钙化；E. 右叶腺体灰红色，其内见多发散在钙化；F. 左叶结节可见癌组织浸润包膜（×40）

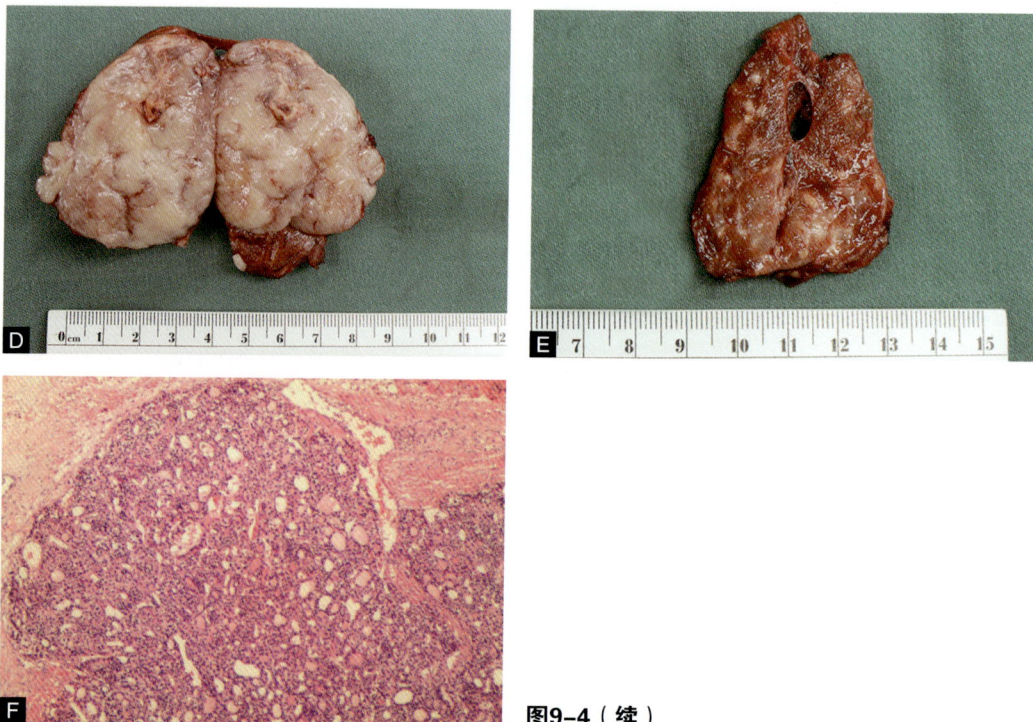

图9-4（续）

**病例5**

男，48岁。

病史：发现甲状腺结节4年，结节生长缓慢。

超声：甲状腺多发囊实性结节，右叶混合回声结节，内部以中高回声实性为主，散在少许小片状无回声，边界清，形态规则。CDFI：周边及内部见条状血流信号（图9-5A，B）。

病理：右叶FTC（图9-5C，D）。

目前将嗜酸细胞腺瘤和嗜酸细胞癌均归为嗜酸细胞肿瘤。诊断嗜酸细胞滤泡癌同样要求有包膜和脉管浸润的证据。嗜酸细胞癌除有血道转移外，可有颈部

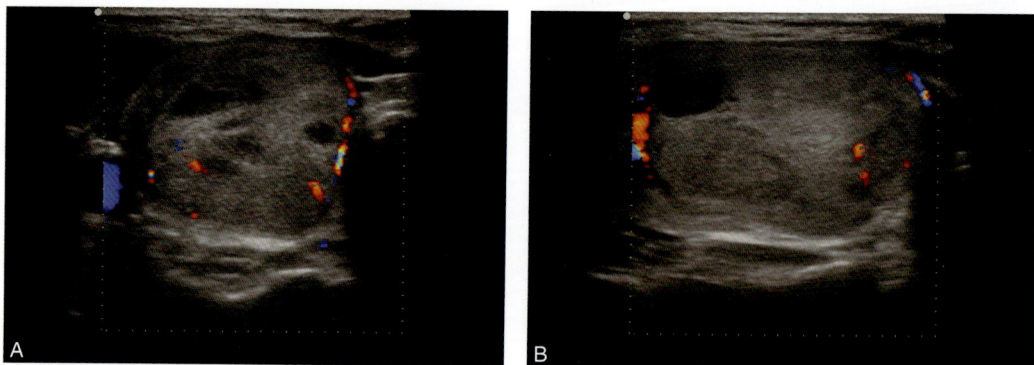

**图9-5**　右叶FTC。A. 右叶横切面彩色多普勒超声；B. 右叶纵切面彩色多普勒超声；C. 甲状腺右叶灰红、灰黄色结节，大小约3.8cm×2.5cm，部分区域包膜变厚；D. 局部区域滤泡细胞突破包膜（×40）

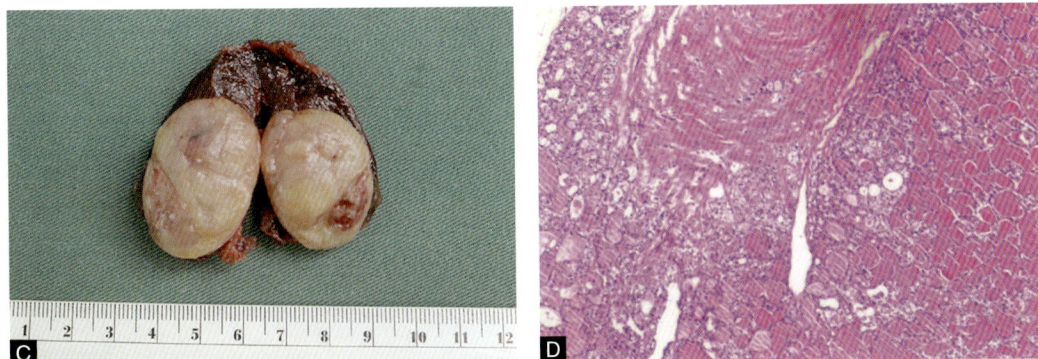

**图9-5（续）**

淋巴结转移。术后对I<sup>131</sup>治疗不敏感，复发、转移风险增加，预后相对差。

**病例6**

女，73岁。

**主诉：** 甲状腺结节6年，伴轻度呼吸困难2个月。

**超声：** 甲状腺右叶见低回声实性结节，边界欠清，形态欠规则，内部可见粗大钙化，后伴声影。CDFI：内部见条状血流信号（图9-6A，B）。

**病理：** 右叶嗜酸细胞FTC（图9-6C，D）。

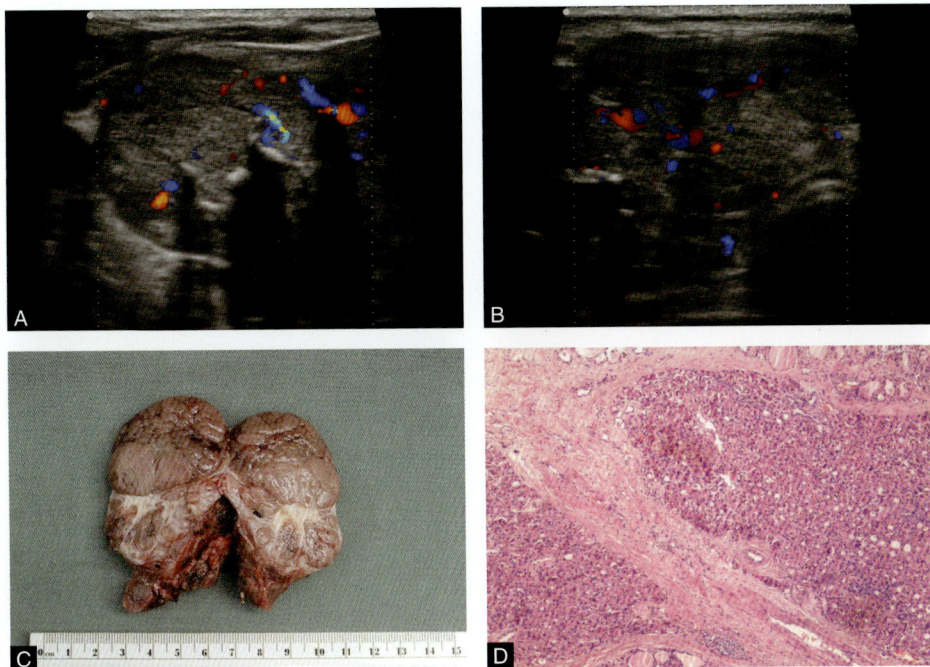

**图9-6**　右叶嗜酸细胞FTC。A. 右叶横切面超声；B. 右叶纵切面超声；C. 甲状腺右叶6.5cm×4.0cm灰红色结节，分叶状，局部纤维化、钙化；D. 嗜酸细胞大量增生，并伴有包膜侵犯（×40）

**病例7**

女性，58岁。

病史：甲状腺右叶结节1年。

超声：甲状腺右叶中部背侧见中低回声，大小约2.6cm×1.6cm，边界清，分叶状（图9-7A，B）。

病理：右叶嗜酸细胞FTC（图9-7C）。

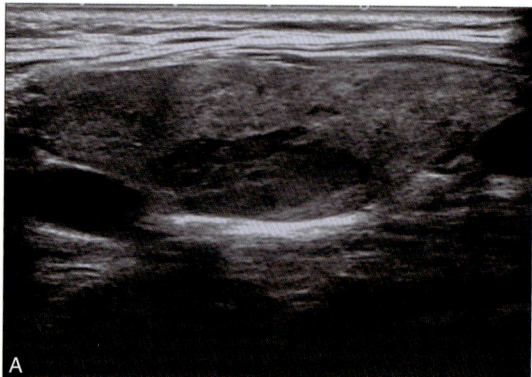

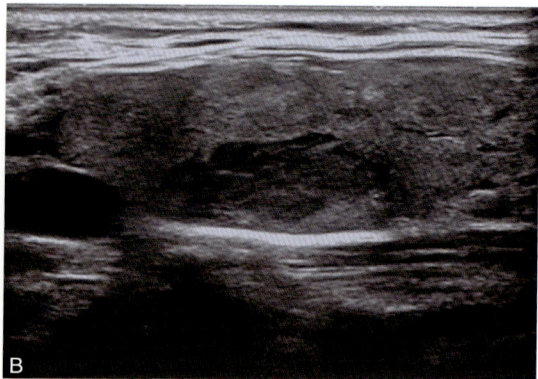

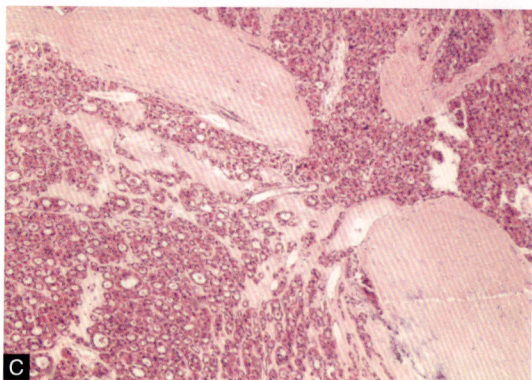

图9-7　右叶嗜酸细胞FTC。A. 右叶纵切面超声；B. 右叶纵切面超声；C. 右叶嗜酸细胞肿瘤，包膜变厚，并有包膜侵犯（×40）

**病例8**

女，83岁。

病史：颈前区肿物5个月，伴声音嘶哑、呼吸困难2周。

查体：甲状腺左叶可扪及质地韧的硬结节，边界不清，固定。

超声：左叶见实性结节，内部回声高低不均，边界清，形态不规则，局部可见分叶。CDFI：其内见血流信号（图9-8A～C）。

甲状腺CT：动脉期甲状腺左叶病变可见不均匀强化（图9-8D）。

肺CT：肺内多发转移灶（图9-8E）。

病理：左叶FTC伴肺转移（图9-8F，G）。

**病例9**

女，62岁。

主诉：甲状腺结节2个月。

超声：甲状腺右叶见中低回声实性结节，边界清，形态尚规则。CDFI：周边及内部见条状血流信号（图9-9A～C）。

病理：右叶嗜酸细胞FTC（图9-9D，E）

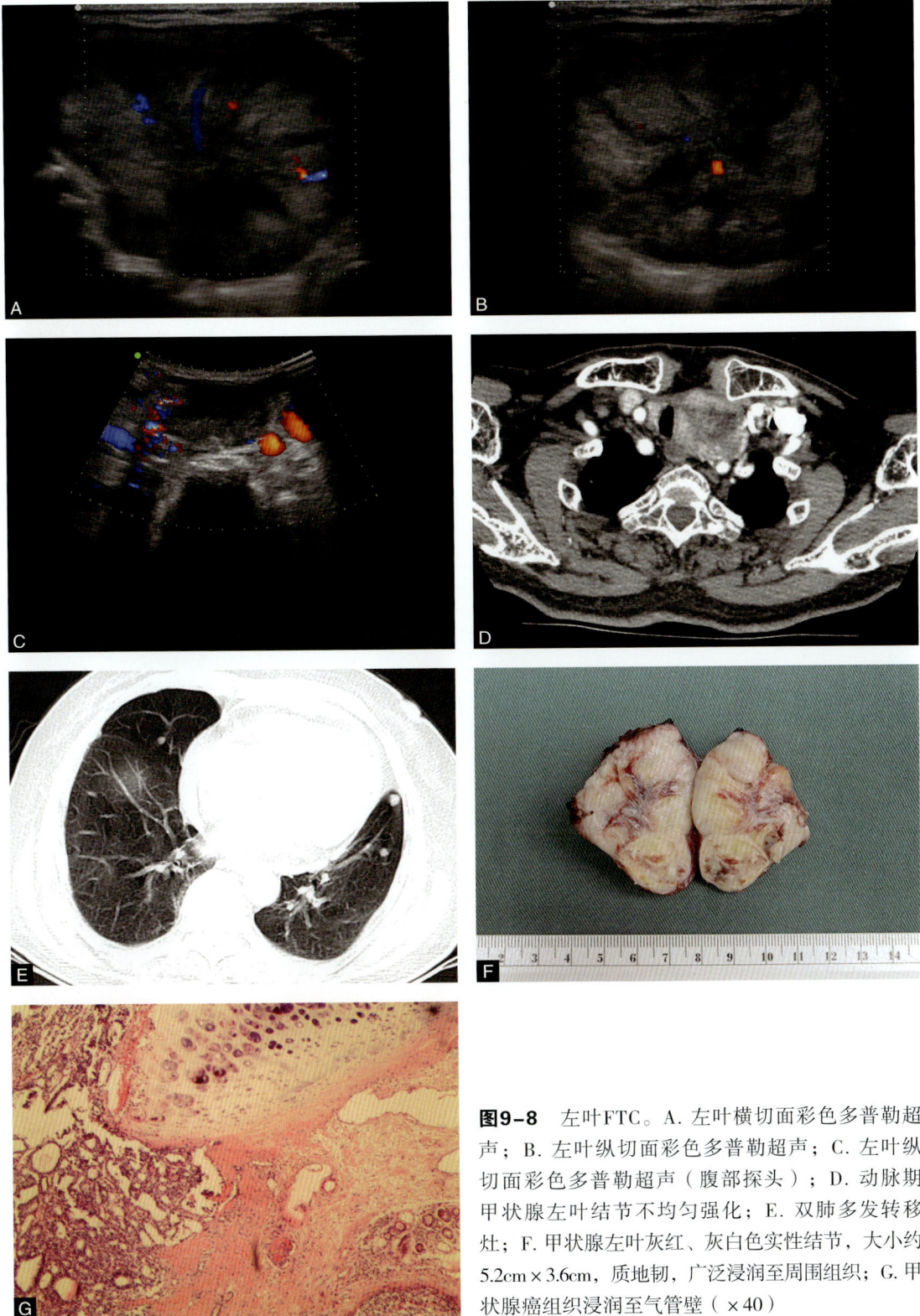

**图9-8**　左叶FTC。A. 左叶横切面彩色多普勒超声；B. 左叶纵切面彩色多普勒超声；C. 左叶纵切面彩色多普勒超声（腹部探头）；D. 动脉期甲状腺左叶结节不均匀强化；E. 双肺多发转移灶；F. 甲状腺左叶灰红、灰白色实性结节，大小约5.2cm×3.6cm，质地韧，广泛浸润至周围组织；G. 甲状腺癌组织浸润至气管壁（×40）

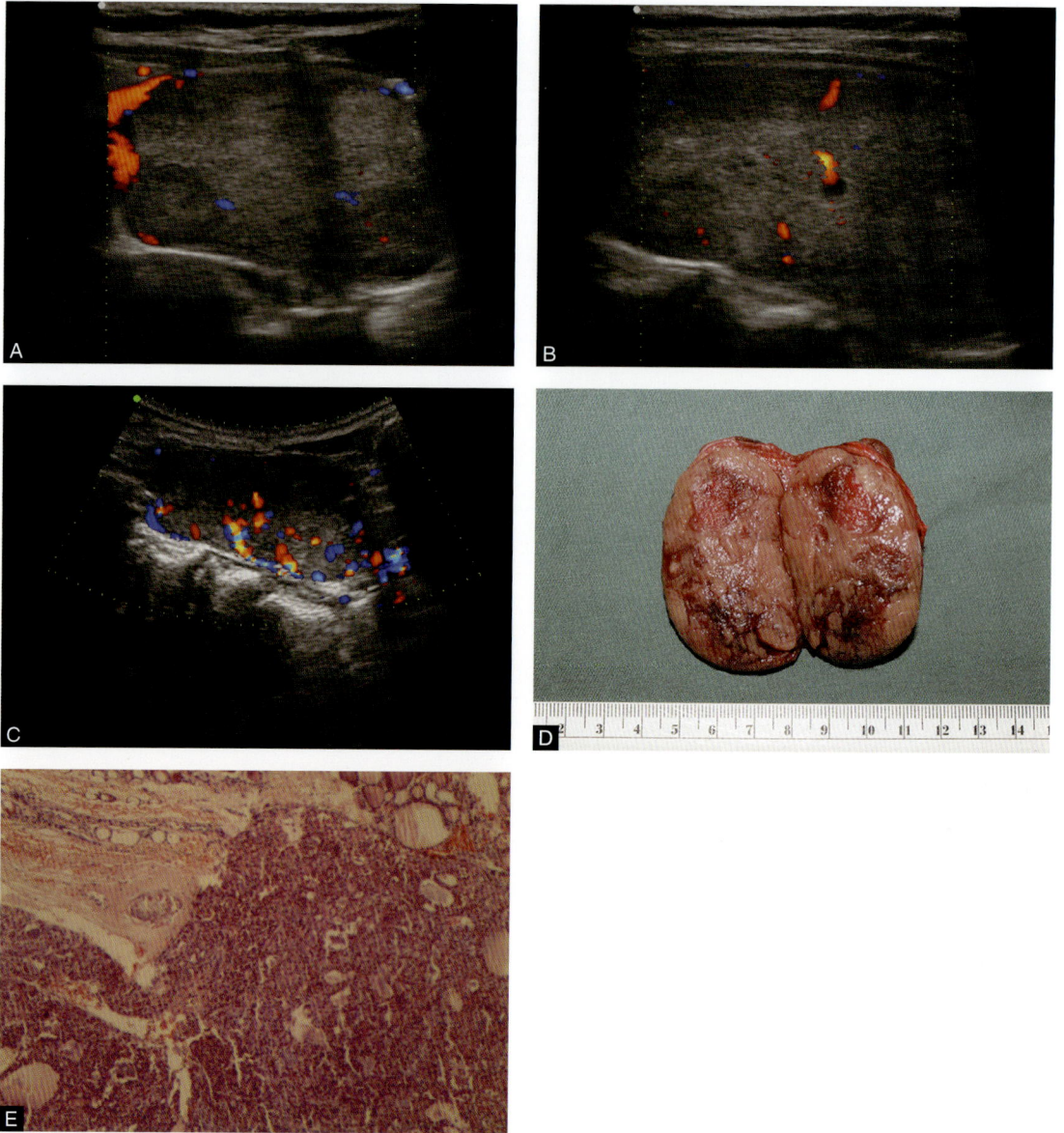

**图9-9**　右叶嗜酸细胞FTC。A. 右叶横切面彩色多普勒超声；B. 右叶纵切面彩色多普勒超声；C. 右叶纵切面彩色多普勒超声（腹部探头）；D. 甲状腺右叶6.2cm×3.7cm灰红色结节；E. 嗜酸细胞肿瘤，并突破包膜（×40）

# 第10章 甲状腺髓样癌

## 概述

甲状腺髓样癌（Medullary Thyroid Carcinoma，MTC）占所有甲状腺癌的1%～2%，恶性程度介于分化型甲状腺癌和未分化癌之间。MTC来源于甲状腺滤泡旁细胞（C细胞），该细胞能分泌降钙素（Calcitonin），因此降钙素可用于筛查MTC高危人群及MTC患者术后随访。MTC有遗传性（占25%）和散发性（占75%）之分。遗传性MTC属于多发性内分泌腺瘤病（Multiple Endocrine Neoplasm，MEN），可分为MEN 2A及MEN 2B这2个亚型。其中MEN 2A有4个亚型，包括经典型MEN 2A（MTC、嗜铬细胞瘤、甲状旁腺功能亢进）、MEN 2A并发皮肤苔藓淀粉样变、MEN 2A并发先天性巨结肠及家族性MTC。

RET原癌基因突变是目前唯一明确与MTC发病相关的基因，RAS、BRAF、TP53等基因突变在MTC中很少见。RET基因11号外显子634基因突变是MEN 2A的主要发病因素，918密码子突变是MEN 2B的主要发病因素。

散发病例发病年龄多在50岁左右，遗传病例多在30岁左右。主要表现为甲状腺无痛性肿物，肿物常位于甲状腺的中上部。患者常伴有颈部淋巴结肿大，少数患者在初诊时可有吞咽困难、气短、声音嘶哑等侵袭症状。部分患者可有颜面潮红及腹泻症状。此外，遗传性病例可出现血压不稳、腹胀、腹泻、皮肤破溃、口唇及骨骼发育畸形等体征。本病恶性程度高，较早即出现颈淋巴结转移，晚期可有血行转移，可转移至肺、肝、骨、肾上腺及脑等，预后较PTC和FTC差。MTC 10年生存率为75%。

## 病理

肉眼观：境界清楚的结节状肿物，部分病例可出现浸润性边界，肿瘤大小从肉眼勉强可见到数厘米，切面灰白色或灰黄色，部分肿瘤伴有出血和坏死。

镜下：肿瘤可以界限清楚或界限不清楚，直接浸润周围甲状腺组织，肿瘤细胞异型性明显，为圆形、卵圆形或梭形，细胞核一致，可见核内假包涵体，呈巢状分布，有不等量的间质分隔。间质富含血管、玻璃样变胶原和特征性的淀粉样物，淀粉样物沉积区域常出现钙化。

## 超声

（1）多为单发。

（2）形态较规则，偏椭圆形，边界清。

（3）内部多为均匀低回声，很少有钙化灶，少数可并发囊性变。

（4）颈部淋巴结转移比较早。

（5）CDFI：血流信号较腺瘤稀少。

## 病例

### 病例1

女，40岁。

**病史**：发现甲状腺右叶结节3个月。

**既往史**：10年前行甲状腺右叶部分切除术，病理为"结节性甲状腺肿"。

**超声**：甲状腺右叶中上部见2.7cm×2.1cm低回声实性结节，边缘不规则（图10-1A，B）。

**PET-CT**：甲状腺右叶低密度灶，代谢增高，不除外恶性（图10-1C）。

**病理**：甲状腺右叶髓样癌，伴右侧颈淋巴结转移（图10-1D～F）。

**免疫组化**：Calcitonin（+），CEA（+），CgA（+），Syn（+），TG（-）。

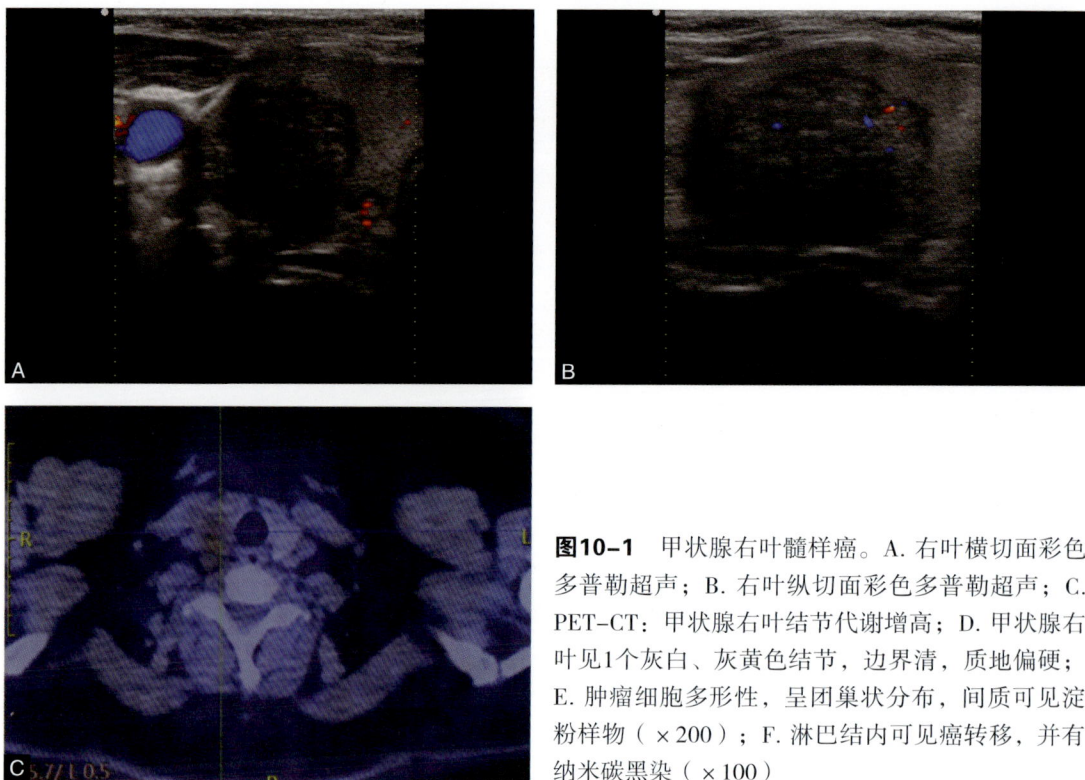

**图10-1**　甲状腺右叶髓样癌。A. 右叶横切面彩色多普勒超声；B. 右叶纵切面彩色多普勒超声；C. PET-CT：甲状腺右叶结节代谢增高；D. 甲状腺右叶见1个灰白、灰黄色结节，边界清，质地偏硬；E. 肿瘤细胞多形性，呈团巢状分布，间质可见淀粉样物（×200）；F. 淋巴结内可见癌转移，并有纳米碳黑染（×100）

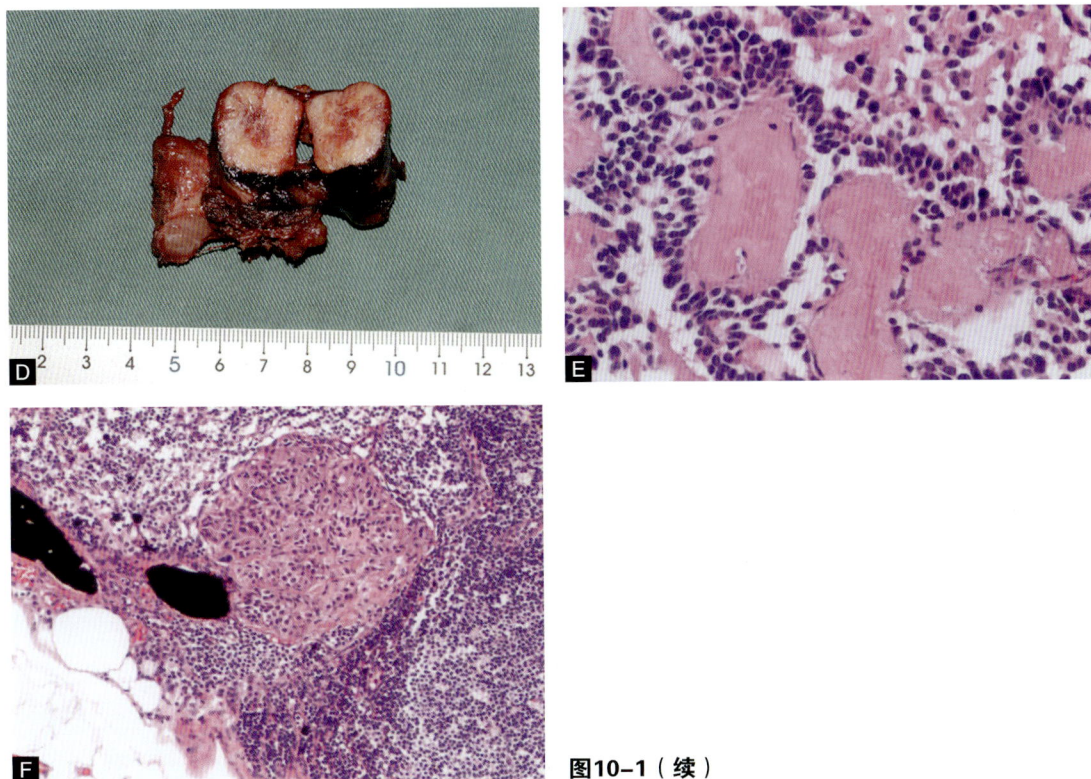

图10-1（续）

**病例2**

女，67岁。

病史：甲状腺结节5年，近1年生长较快。

超声：甲状腺右叶低回声实性结节，边界清，形态规整（图10-2A，B）。

FNA：甲状腺髓样癌（图10-2C）。

病理：甲状腺右叶髓样癌（图10-2D，E）。

免疫组化：Calcitonin（+），CEA（+）。

**病例3**

女，55岁。

主诉：甲状腺结节1周。

超声：甲状腺左叶见不均质低回声实性结节，边界不清，形态欠规整。CDFI：结节边缘见少许血流信号（图10-3A，B）。

化验检查：血清降钙素：93.33pg/mL，CEA：9.37ng/mL。

病理：左侧甲状腺髓样癌（图10-3C，D）。

免疫组化：Calcitonin（+）（图10-3E）。

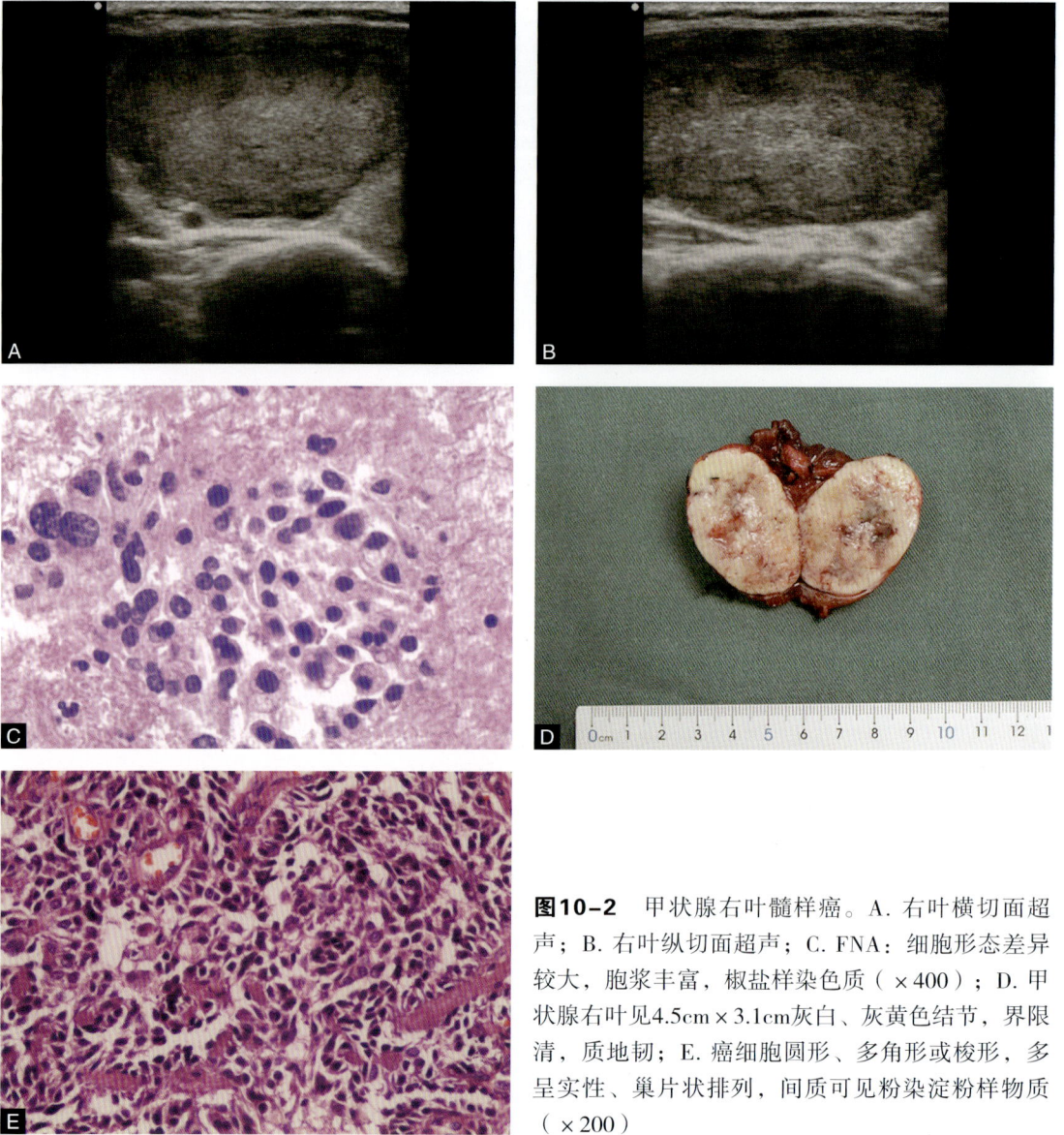

图10-2　甲状腺右叶髓样癌。A. 右叶横切面超声；B. 右叶纵切面超声；C. FNA：细胞形态差异较大，胞浆丰富，椒盐样染色质（×400）；D. 甲状腺右叶见4.5cm×3.1cm灰白、灰黄色结节，界限清，质地韧；E. 癌细胞圆形、多角形或梭形，多呈实性、巢片状排列，间质可见粉染淀粉样物质（×200）

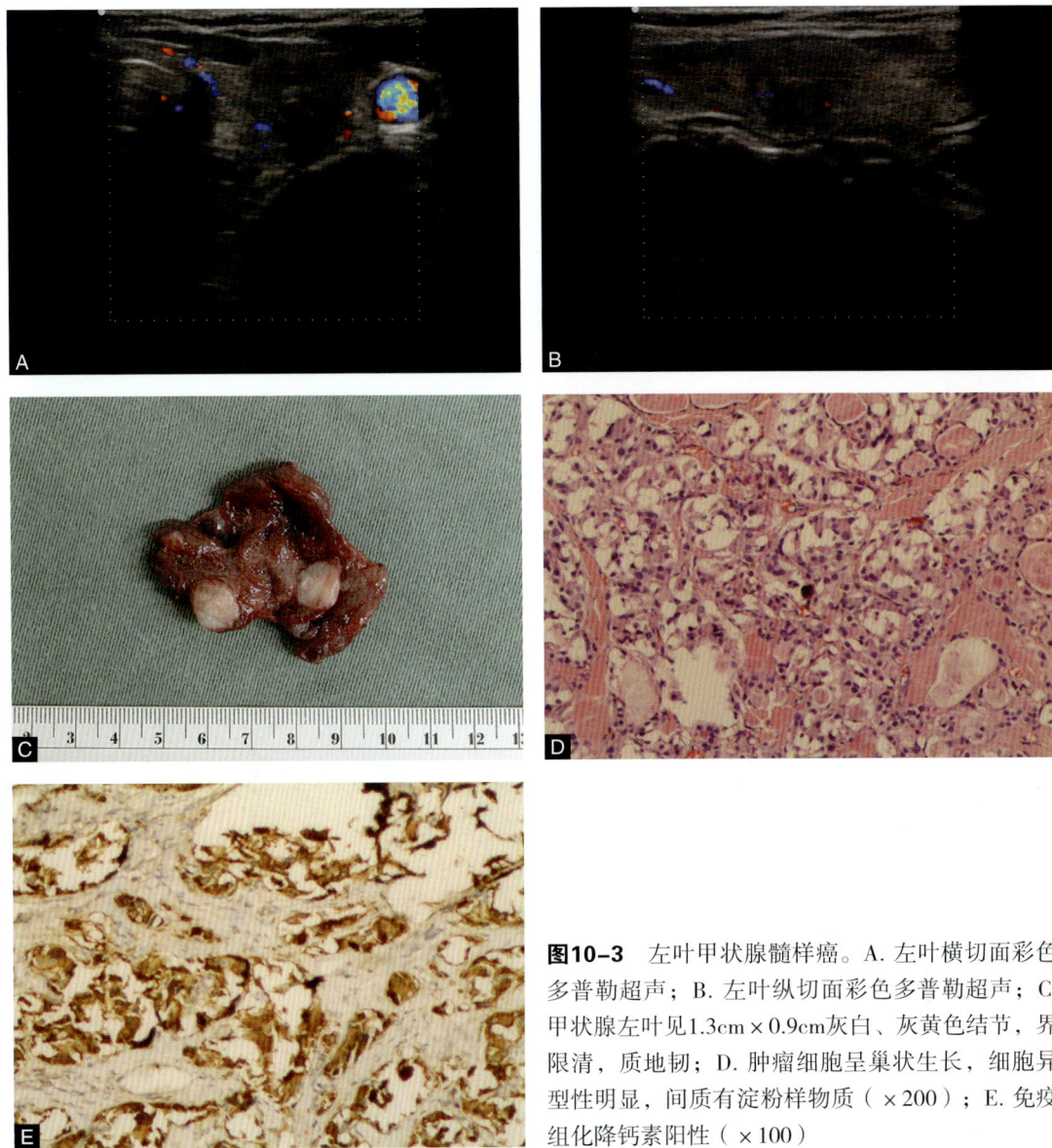

**图10-3**　左叶甲状腺髓样癌。A. 左叶横切面彩色多普勒超声；B. 左叶纵切面彩色多普勒超声；C. 甲状腺左叶见1.3cm×0.9cm灰白、灰黄色结节，界限清，质地韧；D. 肿瘤细胞呈巢状生长，细胞异型性明显，间质有淀粉样物质（×200）；E. 免疫组化降钙素阳性（×100）

**病例4**

女，55岁。

**病史**：甲状腺结节1个月。

**超声**：甲状腺左叶见低回声实性结节，边界不清晰，形态欠规整，内可见点状强回声（图10-4A，B）。

**FNA**：甲状腺髓样癌（图10-4C）。

**病理**：甲状腺左叶髓样癌（图10-4D，E）。

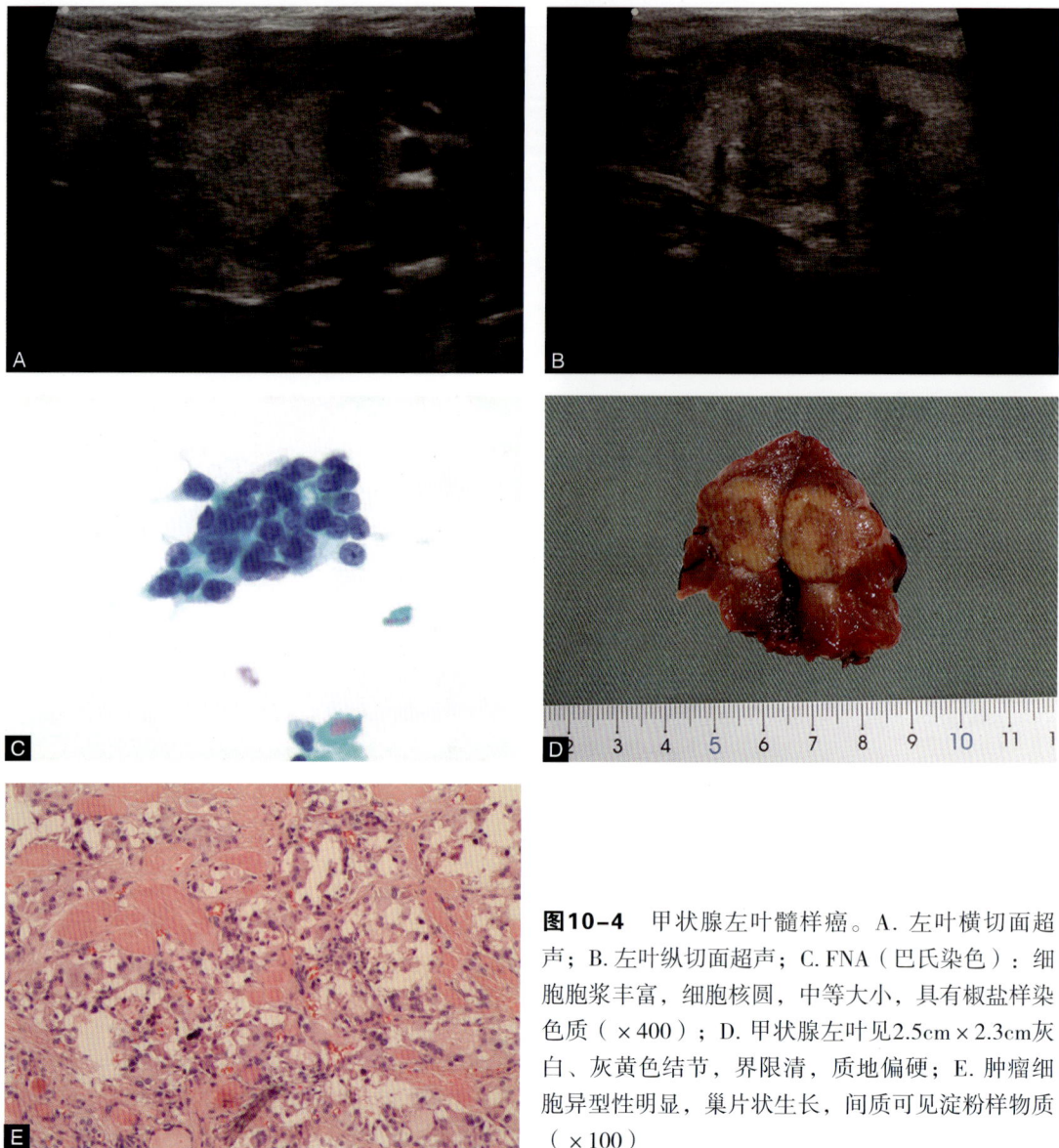

**图10-4** 甲状腺左叶髓样癌。A. 左叶横切面超声；B. 左叶纵切面超声；C. FNA（巴氏染色）：细胞胞浆丰富，细胞核圆，中等大小，具有椒盐样染色质（×400）；D. 甲状腺左叶见2.5cm×2.3cm灰白、灰黄色结节，界限清，质地偏硬；E. 肿瘤细胞异型性明显，巢片状生长，间质可见淀粉样物质（×100）

**病例5**

男，60岁。

病史：甲状腺右叶结节伴疼痛不适6个月。

超声：甲状腺右叶见低回声实性结节，内部可见多发粗大强回声，后伴声影，边界欠清，形态不规则（图10-5A，B）。

增强CT：甲状腺右叶增大，见低密度结节，其内见点状钙化灶，轻度强化，侧颈见转移淋巴结（图10-5C）。

化验检查：血清降钙素：>2000pg/mL，CEA：9.37ng/mL。

病理：甲状腺右叶髓样癌（图10-5D，E）。

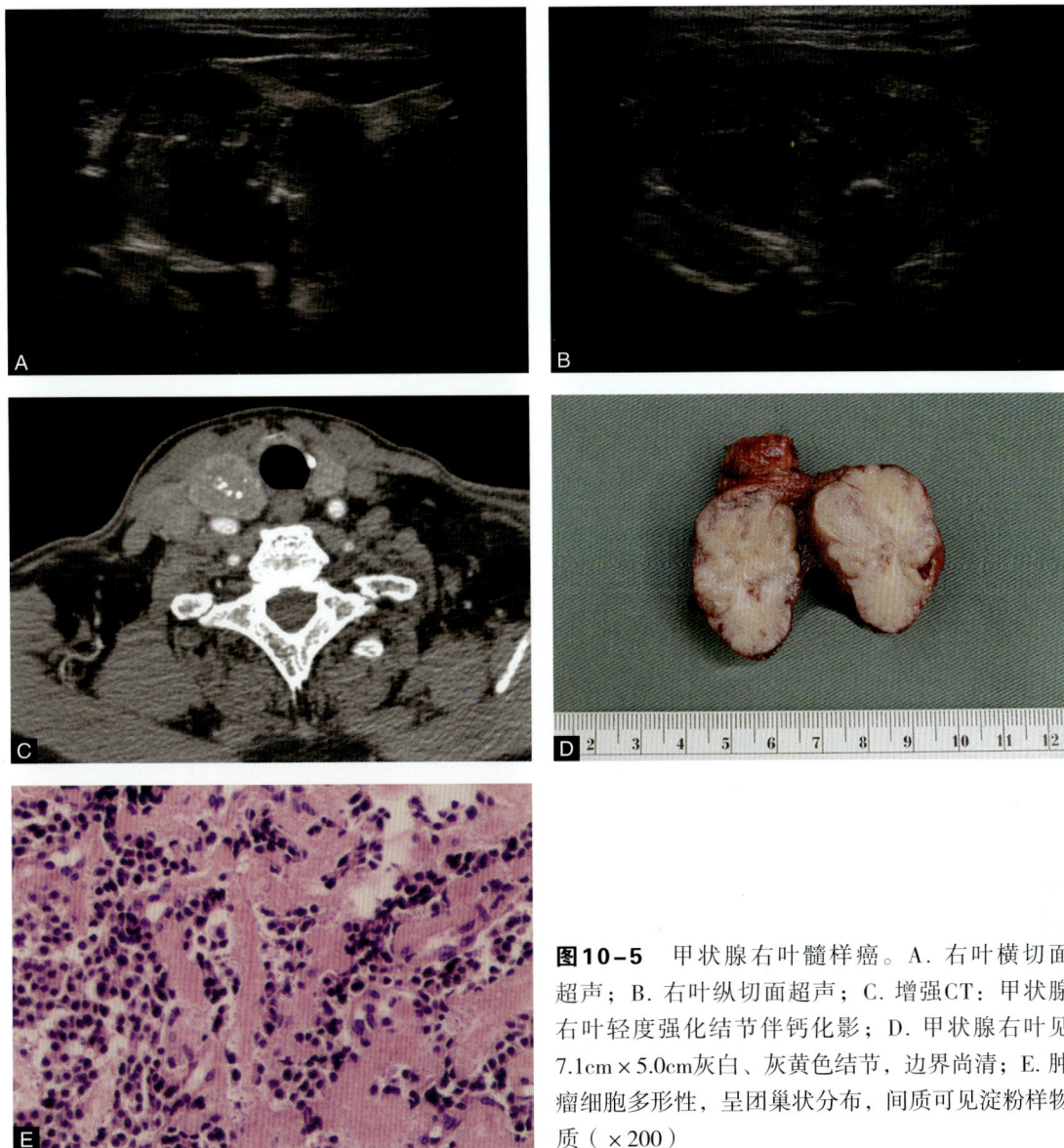

**图10-5** 甲状腺右叶髓样癌。A. 右叶横切面超声；B. 右叶纵切面超声；C. 增强CT：甲状腺右叶轻度强化结节伴钙化影；D. 甲状腺右叶见7.1cm×5.0cm灰白、灰黄色结节，边界尚清；E. 肿瘤细胞多形性，呈团巢状分布，间质可见淀粉样物质（×200）

**病例6**

男，36岁。

**病史：**体检发现甲状腺结节3个月。

**既往史：**1年前因嗜铬细胞瘤行手术治疗，术后恢复良好。

**超声：**甲状腺左叶低回声实性结节，边界欠清晰，形态不规整，其内有粗大强回声，后伴声影（图10-6A，B）。

**化验检查：**血清降钙素：76.95pg/mL。

**FNA：**可疑甲状腺髓样癌（图10-6C）。

**病理：**甲状腺左叶髓样癌（图10-6D，E）。

**免疫组化：**Calcitonin（+）（图10-6F）。

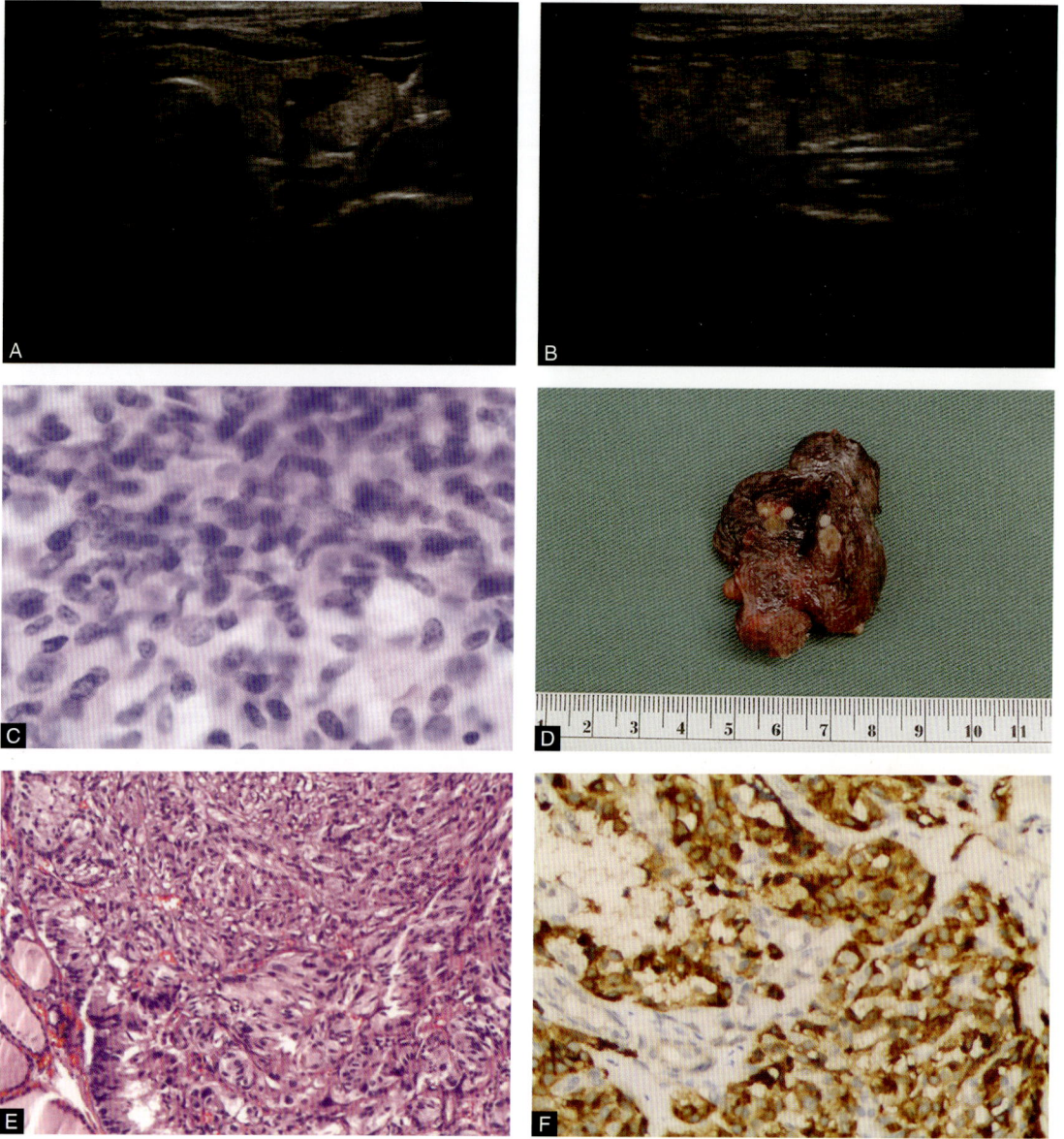

**图10-6** 甲状腺左叶髓样癌（MEN ⅡB）。A. 左叶横切面超声；B. 左叶纵切面超声；C. FNA：涂片细胞量丰富，细胞异型性明显，胞浆丰富，椒盐样染色质（×400）；D. 甲状腺左叶见0.7cm×0.5cm灰黄色结节，边界欠规则，质地韧；其旁有一灰白色结节；E. 癌细胞呈巢团状分布，异型性较明显（×100）；F. 降钙素染色阳性（×200）

## 病例7

男，50岁。

**病史：** 发现甲状腺结节8个月。

**超声：** 甲状腺左叶低回声实性结节，边界不清，形态不规整。CDFI：其内可见略丰富条状血流信号（图10-7A，B）。

**化验检查：** 血清降钙素：>2000pg/mL。

**增强CT：** 甲状腺左叶低密度肿块，

边界不清，可见不均匀强化，气管略受压变扁（图10-7C）。

病理：甲状腺左叶髓样癌（图10-7 D，E）。

免疫组化：Calcitonin（＋）（图10-7 F）。

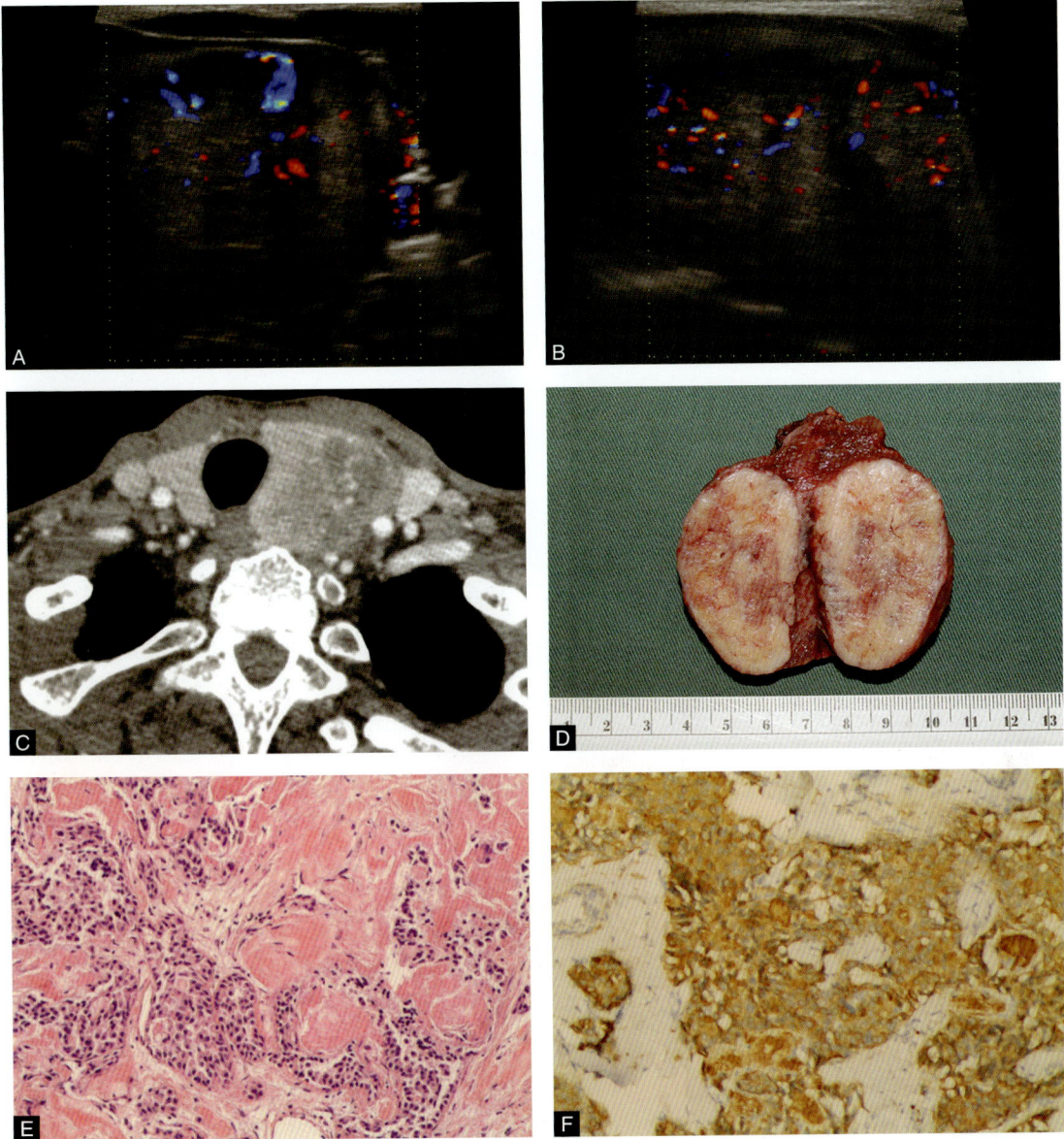

**图10-7**　甲状腺左叶髓样癌。A. 左叶横切面彩色多普勒超声；B. 左叶纵切面彩色多普勒超声；C. 增强CT左叶不均匀强化结节，边界不清；D. 甲状腺左叶见5.2cm×3.4cm灰黄灰红色结节，边界欠规则，无包膜，质地韧；E. 癌细胞呈巢团状生长，异型性较明显，间质可见淀粉样物（×100）；F. 降钙素染色阳性（×200）

# 第11章 甲状腺低分化癌

## 概述

甲状腺低分化癌是生物学行为介于分化型甲状腺癌和未分化癌之间的一种肿瘤。占所有甲状腺癌的2%～15%，曾被命名为岛状癌、梁状癌、低分化乳头状癌等。发病年龄常为50～60岁，男女比例为1：1.6，男性比例相应增加。肿物生长相对较快。常可侵犯到甲状腺周围气管、食管等重要器官。远处转移率可高达85%。

其诊断标准仍然采用2007年都灵共识，包括：①肿瘤细胞生长方式为实性、梁状、岛状；②不具有PTC细胞核特点；③至少具有：卷曲核≥4个核分裂象/10个高倍镜视野、肿瘤性坏死特征之一。诊断上需要与髓样癌鉴别，后者镜下有淀粉样物，免疫组化降钙素、CEA等神经内分泌肿瘤标记物阳性。

低分化癌比分化型甲状腺癌更具有侵袭性，局部复发和远处转移风险增加，手术是主要治疗方法，术后放射性碘治疗不敏感，放疗及化疗效果有待进一步研究。该病5年生存率约为50%。

## 病例

### 病例1

女，62岁。

**病史：** 甲状腺结节4个月余。

**查体：** 甲状腺右叶可扪及1个约4cm×2cm结节，质硬，界清，表面尚光滑，活动度好。

**超声：** 甲状腺右叶中下极见2.7cm×1.8cm低回声实性结节，边界清，形态尚规则，前方被膜连续性中断，与颈前肌层分界不清。CDFI：结节内及周边可见点条状血流信号（图11-1A，B）。

**病理：** 甲状腺右叶低分化癌（图11-1C，D）。

### 病例2

女，18岁。

**病史：** 甲状腺结节2年。

**超声：** 右叶下极见4.2cm×2.9cm低回声实性结节，边界清，形态规则，周边见弧形强回声斑。CDFI：其内及周边见点条样血流信号（图11-2A）。

**病理：** 甲状腺右叶低分化癌（图11-2B）。

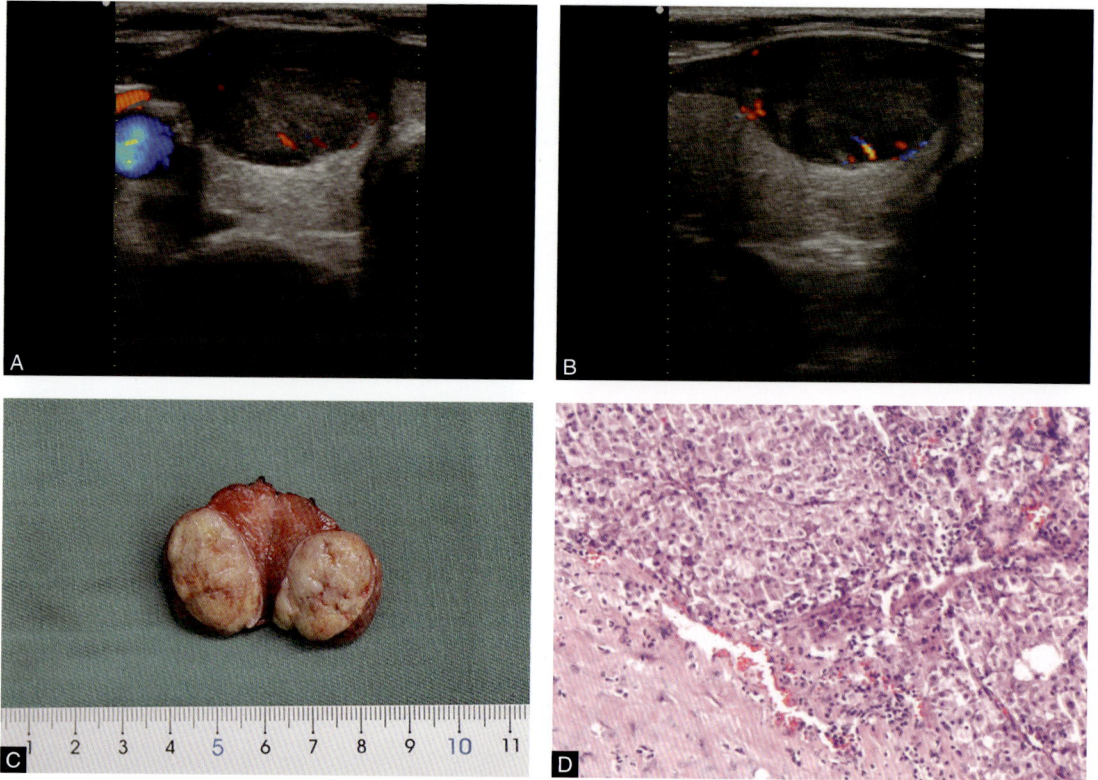

**图11-1** 甲状腺右叶低分化癌。A. 右叶横切面彩色多普勒超声；B. 右叶纵切面彩色多普勒超声；C. 甲状腺右叶见1个灰黄色结节，鱼肉状，质地韧，界限清，局部区域见坏死；D. 癌细胞大小一致，排列成实性巢团状或小岛状结构，细胞巢由薄的纤维血管间隔包绕（×200）

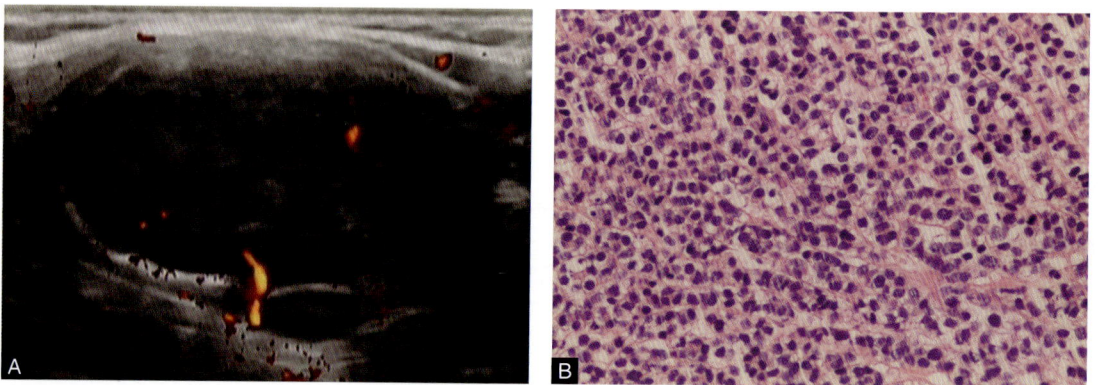

**图11-2** 甲状腺右叶低分化癌。A. 右叶纵切面彩色多普勒超声；B. 癌细胞形态均匀一致，呈梁状排列（×200）

**病例3**

女，69岁。

**病史：** 发现甲状腺结节3个月余。

**超声：** 甲状腺左叶中部见1.6cm×1.3cm

低回声实性结节，边界清，形态尚规则。CDFI：结节内及周边可见点条状血流信号（图11-3A）；其旁可见1.4cm× 1.3cm低回声实性结节，周边伴弧形强回声（图11-3B，C）。

**PET-CT：**甲状腺左叶低密度灶，局部伴钙化，FDG代谢增高（图11-3D）。

**肺CT：**双肺多发小结节，考虑转移癌（图11-3E）。

**病理：**甲状腺左叶低分化癌（图11-3F，G）。

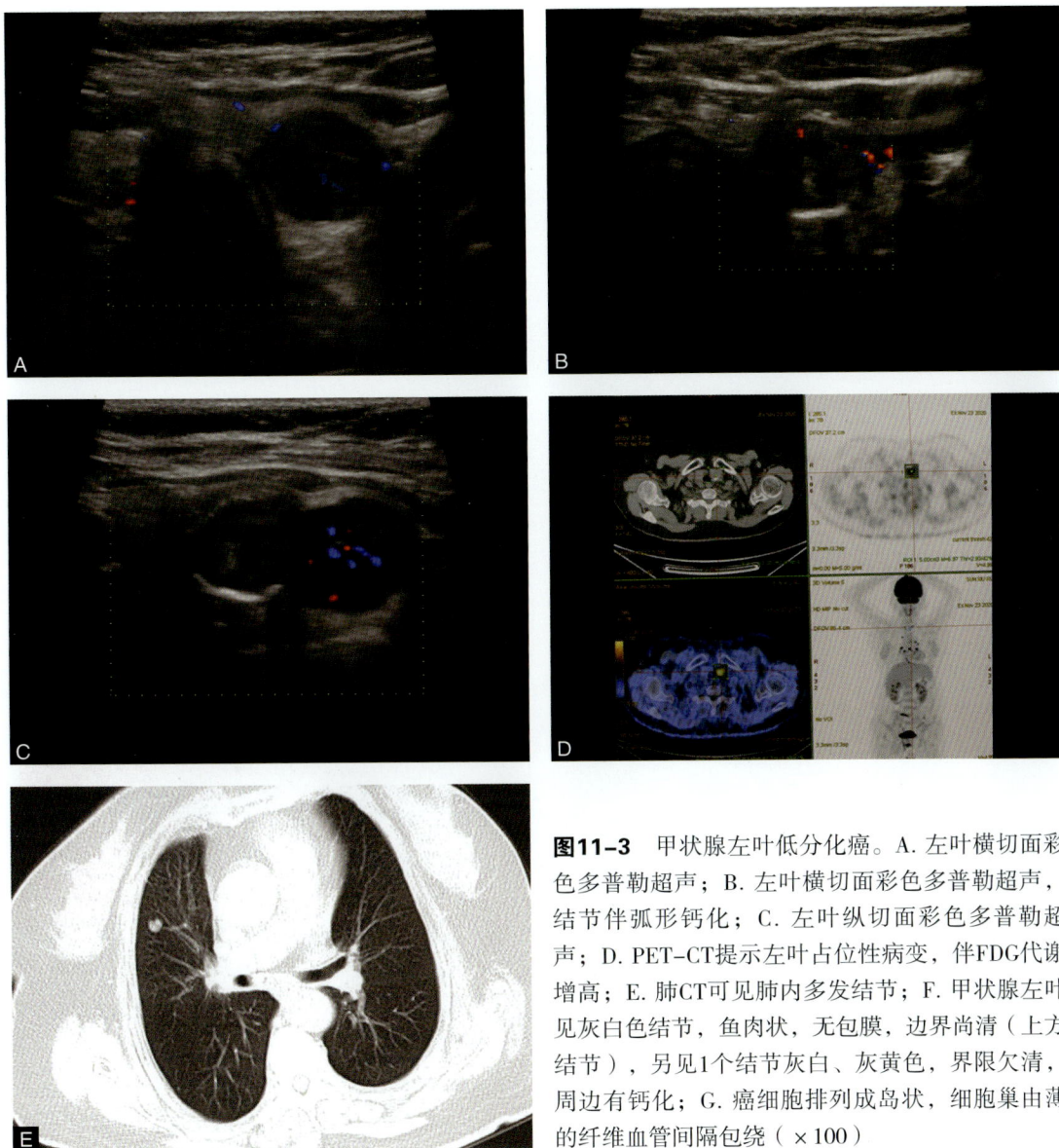

**图11-3** 甲状腺左叶低分化癌。A. 左叶横切面彩色多普勒超声；B. 左叶横切面彩色多普勒超声，结节伴弧形钙化；C. 左叶纵切面彩色多普勒超声；D. PET-CT提示左叶占位性病变，伴FDG代谢增高；E. 肺CT可见肺内多发结节；F. 甲状腺左叶见灰白色结节，鱼肉状，无包膜，边界尚清（上方结节），另见1个结节灰白、灰黄色，界限欠清，周边有钙化；G. 癌细胞排列成岛状，细胞巢由薄的纤维血管间隔包绕（×100）

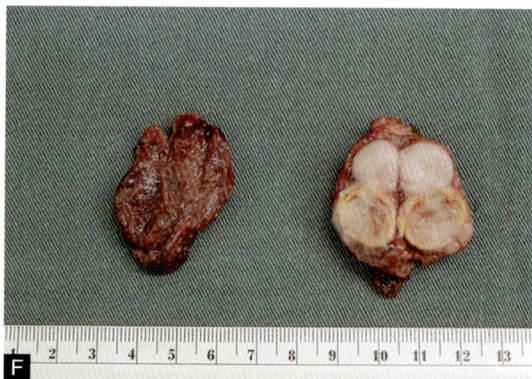

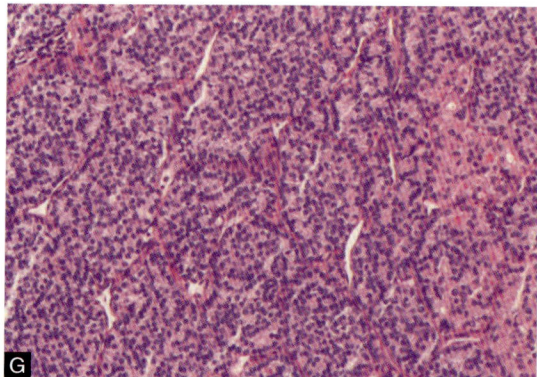

**图11-3（续）**

**病例4**

女，36岁。

病史：发现甲状腺结节伴异物感20天。

超声：甲状腺左叶见3.5cm×2.3cm低回声实性结节，边界欠清，回声欠均匀，内

散在多个强回声，另见多个条索状高回声。CDFI：结节内血流信号丰富（图11-4A～C）。

病理：甲状腺左叶低分化癌，部分区域可见乳头状癌分化；可见脉管癌栓（图11-4D）。

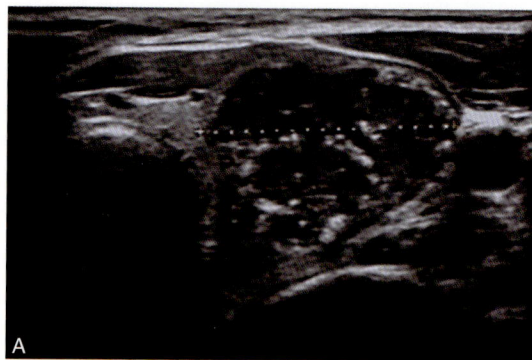

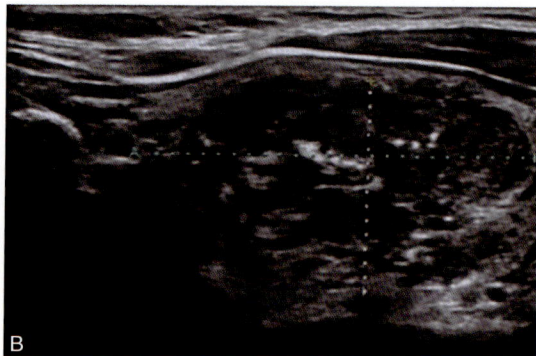

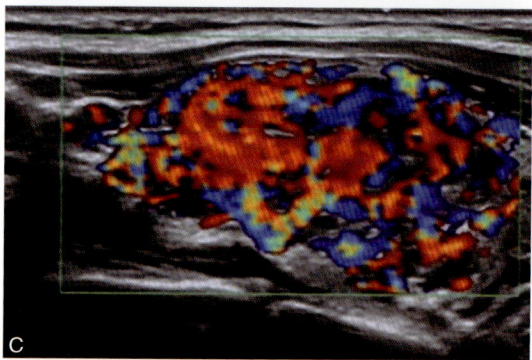

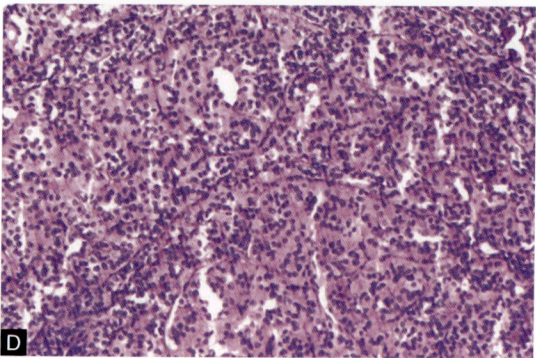

**图11-4** 甲状腺左叶低分化癌。A. 左叶横切面超声；B. 左叶纵切面超声，见多个条索状高回声；C. 左叶纵切面彩色多普勒超声；D. 癌细胞排列成岛状（×100）

## 病例5

男，66岁。

**病史：** 颈前区肿物伴吞咽不适感1个月。

**既往史：** 2型糖尿病史15年，肺结核病史1.5年。

**超声：** 甲状腺右叶见5.5cm×4.1cm低回声实性结节，边界清，形态尚规则。CDFI：结节内及周边可见点条状血流信号（图11-5A，B）。

**病理：** 甲状腺右叶低分化癌，可见包膜侵犯及脉管癌栓（图11-5C，D）。

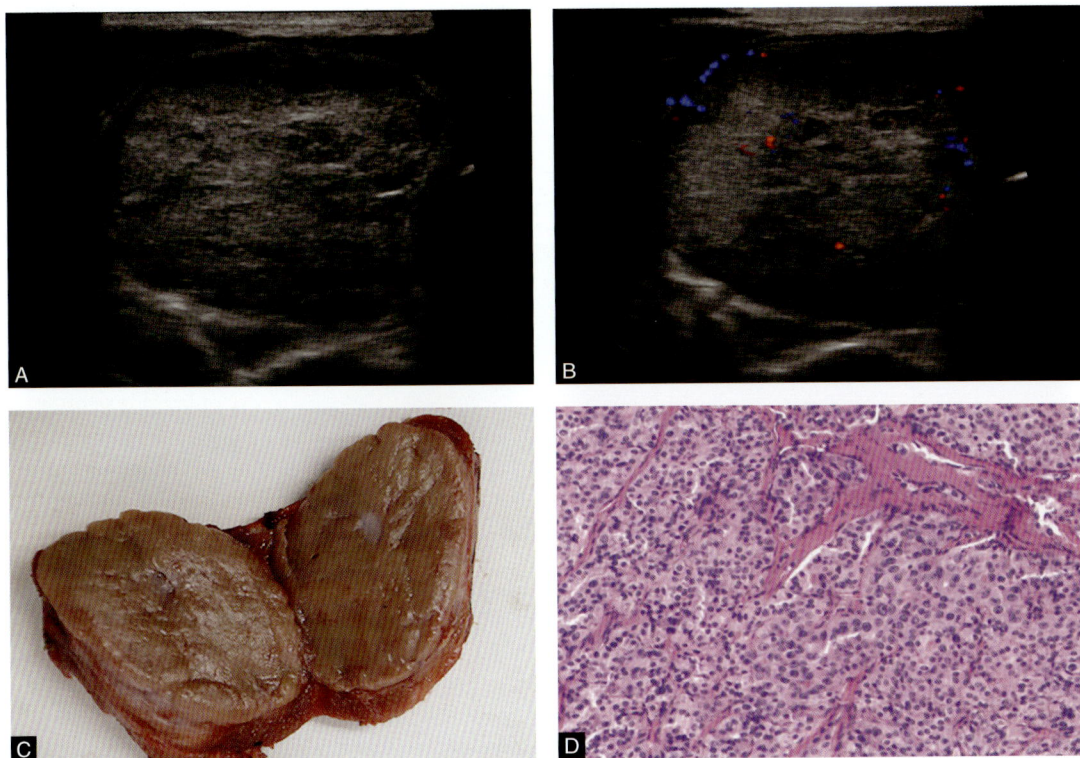

图11-5　甲状腺右叶低分化癌。A. 右叶横切面超声；B. 右叶横切面彩色多普勒超声；C. 甲状腺右叶见灰白、灰红色结节，质地韧，无包膜，边界尚清；D. 癌细胞排列成巢状（×100）

## 病例6

女，68岁。

**病史：** 甲状腺功能亢进症（简称甲亢）病史1年，规律服用抗甲状腺药物治疗。

**超声：** 甲状腺右叶下极见1.6cm×1.8cm回声减低欠均匀实性结节，边界欠清，形态欠规则，内见多个强回声斑块，较大者约0.1cm。CDFI：结节内可见点条状血流信号（图11-6A，B）。

**病理：** 甲状腺右叶低分化癌（图11-6C，D）。

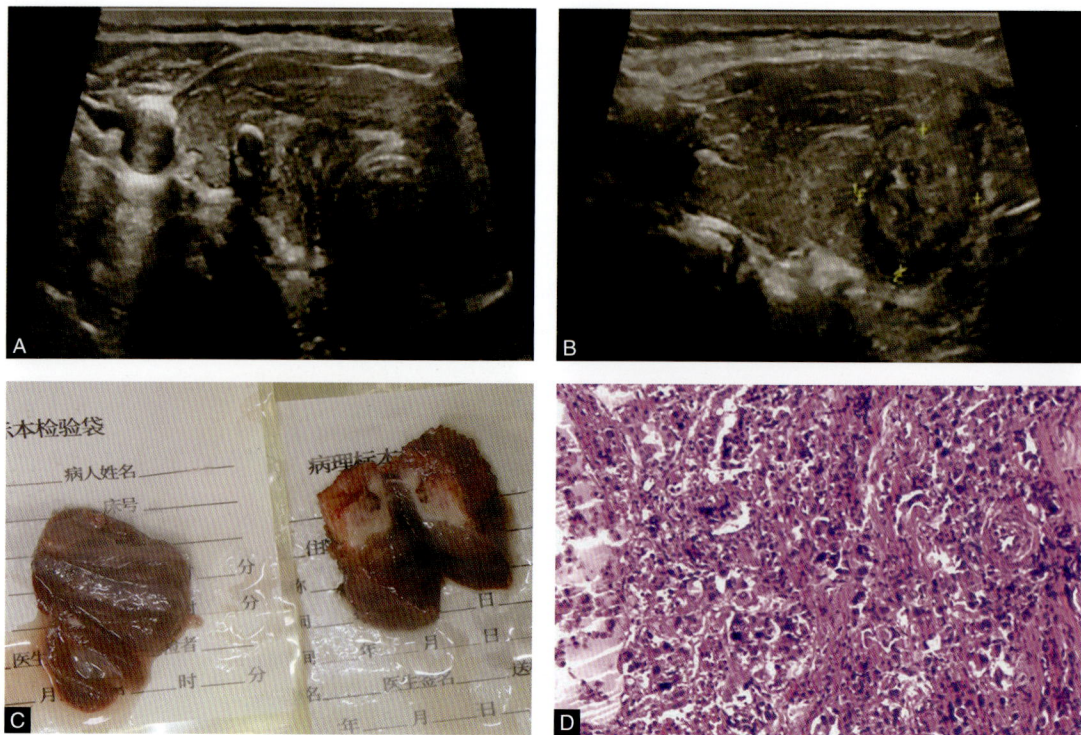

**图11-6** 甲状腺右叶低分化癌。A. 右叶横切面超声；B. 右叶纵切面超声；C. 甲状腺右叶见1个灰白色结节，鱼肉状，质地韧，界限欠清；D. 癌细胞排列成巢团状或岛状，细胞异型性明显，可见核分裂象（×100）

# 第12章  甲状腺未分化癌

## 概述

甲状腺未分化癌（anaplastic thyroid carcinoma，ATC）为高度恶性肿瘤，约占甲状腺癌的2%，早期即可出现腺外侵犯、颈部淋巴结转移以及远处转移。研究发现，超过25%的ATC患者可以检测到分化良好的癌灶（甲状腺乳头状癌或滤泡癌），提示ATC可能来源于已经存在的分化型甲状腺癌。

ATC中位发病年龄为70岁，男性较女性多见。ATC常表现为短期快速增大的甲状腺肿物，直径多在5~8cm，有超过1/3的患者表现为长期存在的甲状腺结节短期内突然增大。ATC常伴声音嘶哑、呼吸费力、吞咽困难及颈部疼痛等症状。颈部可触及弥漫性肿大的肿物，质硬、表面欠光滑，边界不清，活动度差。首诊时多已有颈部淋巴结转移。远处转移较常见，常见的转移部位为肺（80%）、骨和脑（15%）。ATC中位生存时间为5个月，就诊时往往丧失了手术机会，治疗上往往需要采取放疗和化疗等。

## 病例

### 病例1

男，48岁。

**病史：**甲状腺右叶有拳大小的结节10年余，生长快伴呼吸困难2个月。

**超声：**甲状腺右叶见低回声为主囊实性结节，边界不清，形态不规则，甲状腺前方被膜连续性中断，与颈前肌层分界不清，内见片状强回声。CDFI：结节内及周边可见点条状血流信号（图12-1A~E）。

**喉镜：**右侧声带麻痹（图12-1F）。

**CT：**甲状腺右叶巨大肿物，边界不清，气管明显移位（图12-1G）。

**病理：**甲状腺右叶未分化癌（图12-1H，I）。

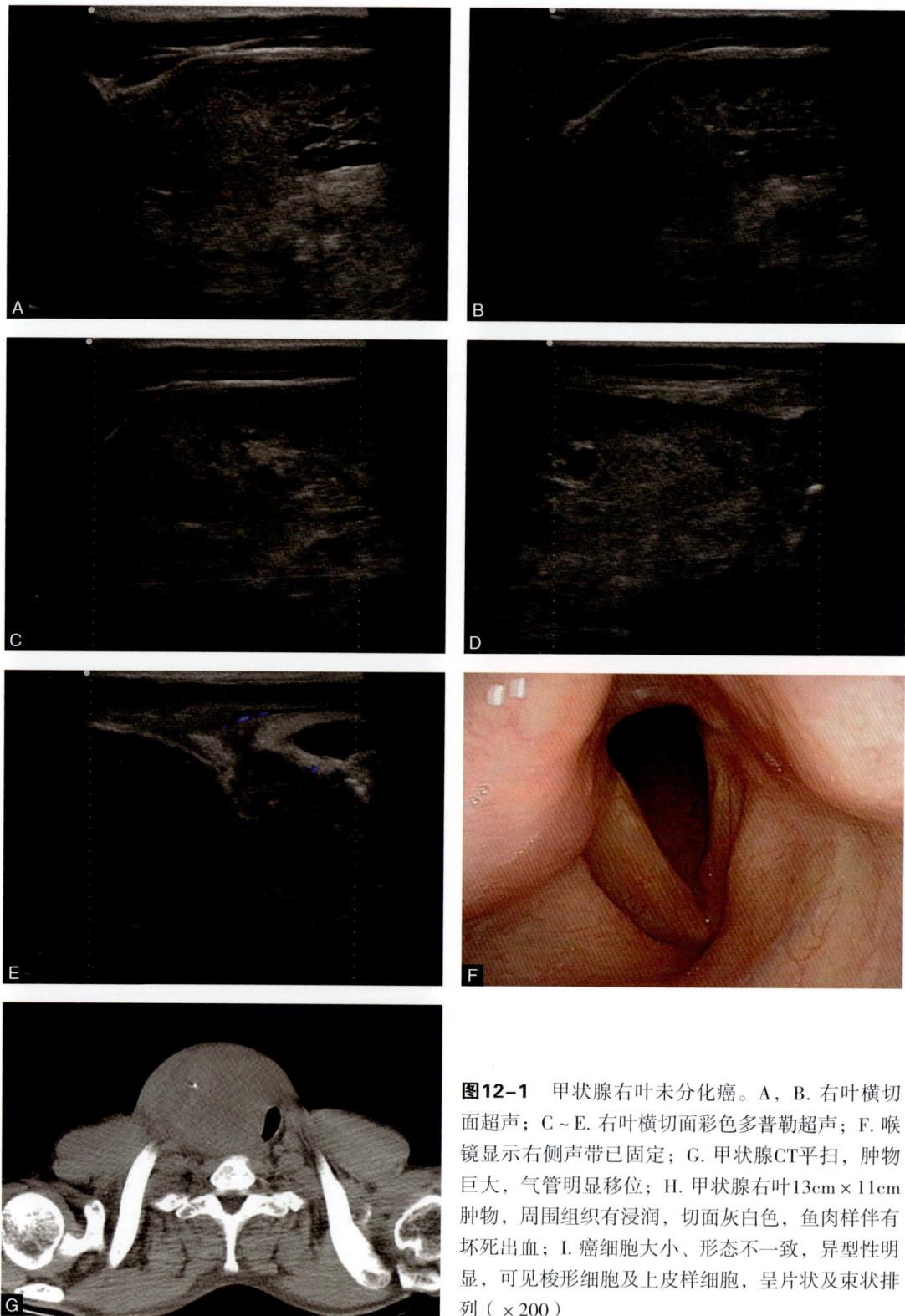

**图12-1** 甲状腺右叶未分化癌。A，B. 右叶横切面超声；C~E. 右叶横切面彩色多普勒超声；F. 喉镜显示右侧声带已固定；G. 甲状腺CT平扫，肿物巨大，气管明显移位；H. 甲状腺右叶13cm×11cm肿物，周围组织有浸润，切面灰白色，鱼肉样伴有坏死出血；I. 癌细胞大小、形态不一致，异型性明显，可见梭形细胞及上皮样细胞，呈片状及束状排列（×200）

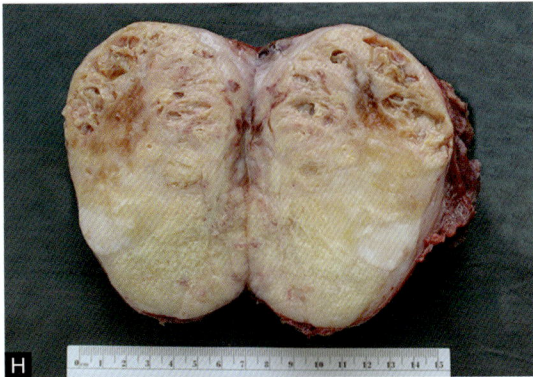

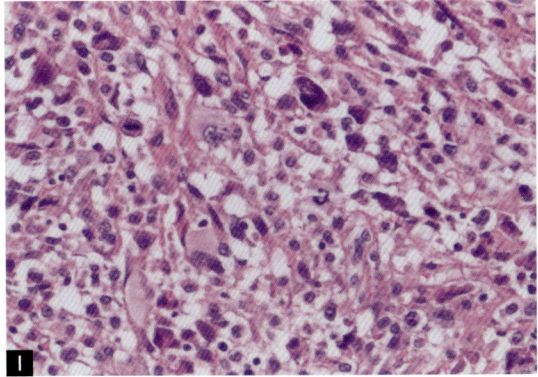

图12-1（续）

**病例2**

女，67岁。

病史：甲状腺右叶结节1.5个月，生长较快。

超声：甲状腺右叶下极见2.6cm×

4.2cm低回声实性结节，边界欠清，形态欠规则，并向锁骨下延伸，内见多个强回声（图12-2A）。

病理：甲状腺右叶未分化癌（图12-2B，C）。

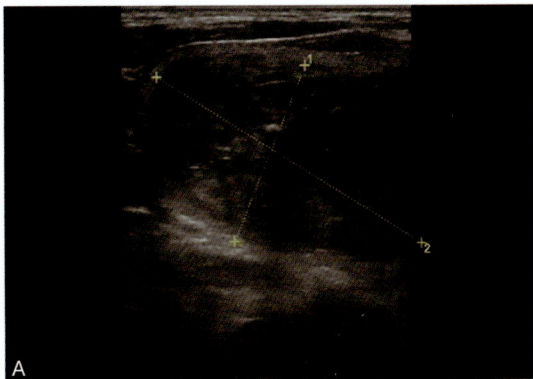

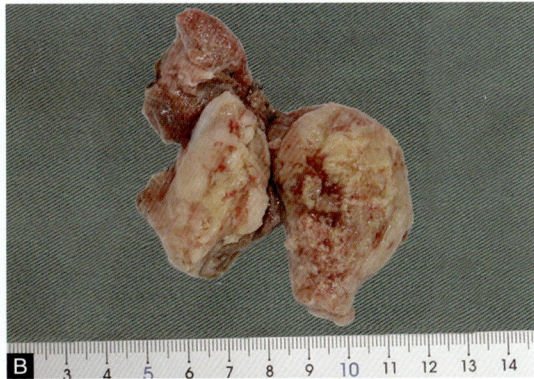

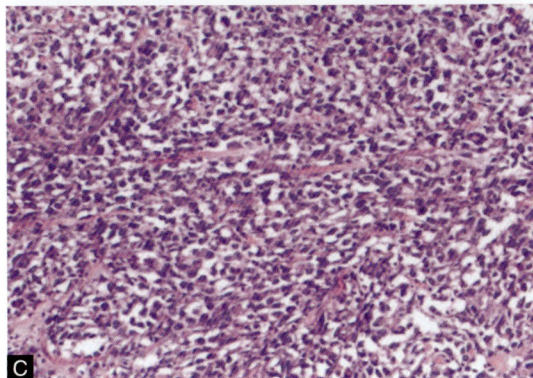

图12-2 甲状腺右叶未分化癌。A. 右叶横切面超声；B. 甲状腺右叶见灰白色结节，切面鱼肉状，部分区域见坏死，浸润至被膜；C. 肿瘤细胞呈束状或者片状排列，可见上皮样细胞、梭形细胞及多核瘤巨细胞，核异型性明显（×200）

**病例3**

男，78岁。

病史：甲状腺右叶肿物30年，加重伴呼吸困难、吞咽困难20天。

超声：右叶见低回声实性包块，形态不规则，边界不清，压迫气管软骨，内回声不均，可见多处片状无回声及强回声。CDFI：周边及内部点状血流信号（图12-3A，B）。

病理：甲状腺右叶未分化癌（图12-3C）。

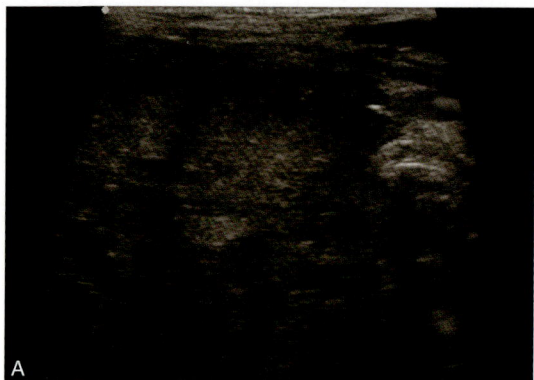

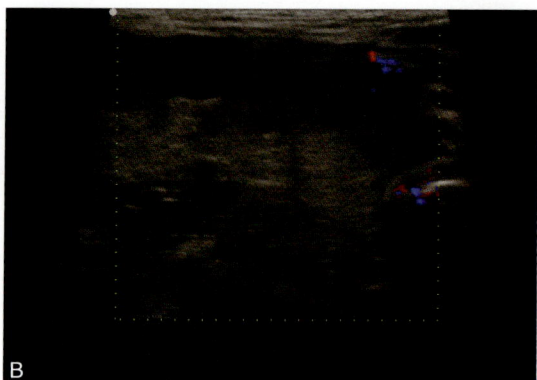

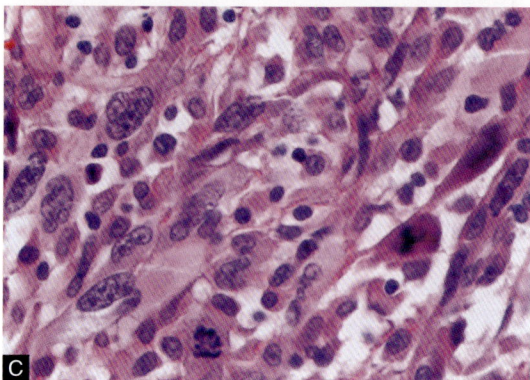

**图12-3**　甲状腺右叶未分化癌。A. 右叶横切面超声；B. 右叶横切面彩色多普勒超声；C. 癌细胞大小、形态不一致，异型性明显，可见核分裂象，肿瘤细胞呈梭形及上皮样，呈弥漫状及束状排列（×400）

**病例4**

女，60岁。

病史：甲状腺结节1年，近3个月明显增大。

超声：甲状腺右叶见不均质低回声实性结节，形态不规则，与周围组织分界不清，内见条索状高回声，右侧颈内静脉受压变扁。CDFI：结节内可见点条状血流信号（图12-4A～C）。

增强CT：甲状腺右叶肿物，分叶状，不均匀强化，边界不清，突破甲状腺被膜，与颈内静脉及胸锁乳突肌分界不清，颈内静脉管腔狭窄（图12-4D）。

病理：甲状腺右叶未分化癌（图12-4E，F）。

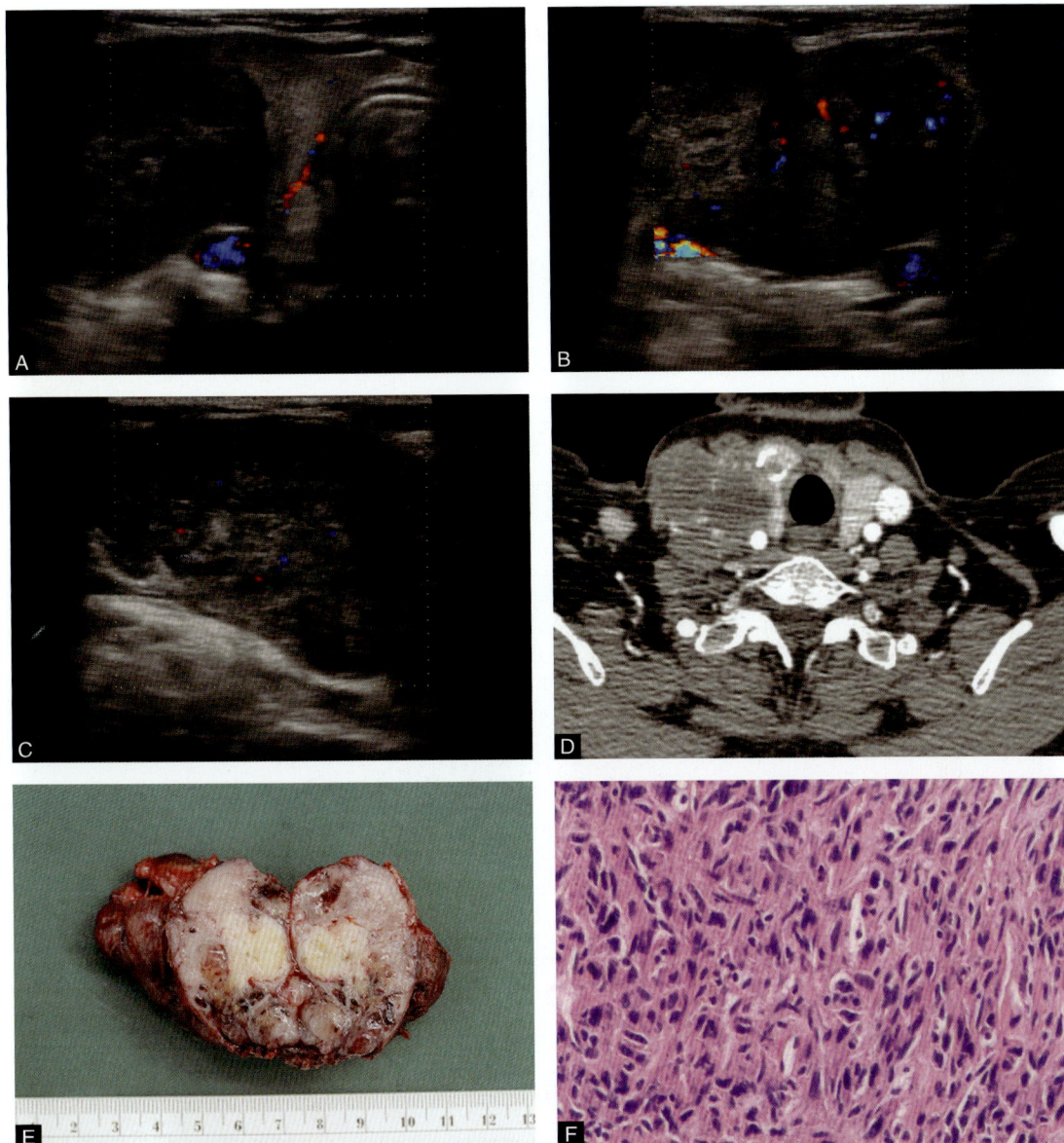

**图12-4** 甲状腺右叶未分化癌。A，B. 右叶横切面彩色多普勒超声，右侧颈内静脉受压变扁；C. 右叶纵切面彩色多普勒超声；D. 甲状腺增强CT；E. 甲状腺右叶4.9cm×3.4cm肿物，灰红、灰白色，切面鱼肉样伴有出血、坏死；F. 癌细胞异型性明显，多为梭形细胞及上皮样细胞，可见核分裂象（×200）

**病例5**

女，80岁。

病史：甲状腺右叶结节4个月，结节生长快，伴有声音嘶哑、饮水困难。

超声：甲状腺右叶弥漫性增大，见不均质低回声实性结节，边界不清，形态不规则，可见小分叶，压迫周围组织。CDFI：其内见点条状血流信号（图12-5A～C）。

病理：甲状腺右叶未分化癌（图12-5D）。

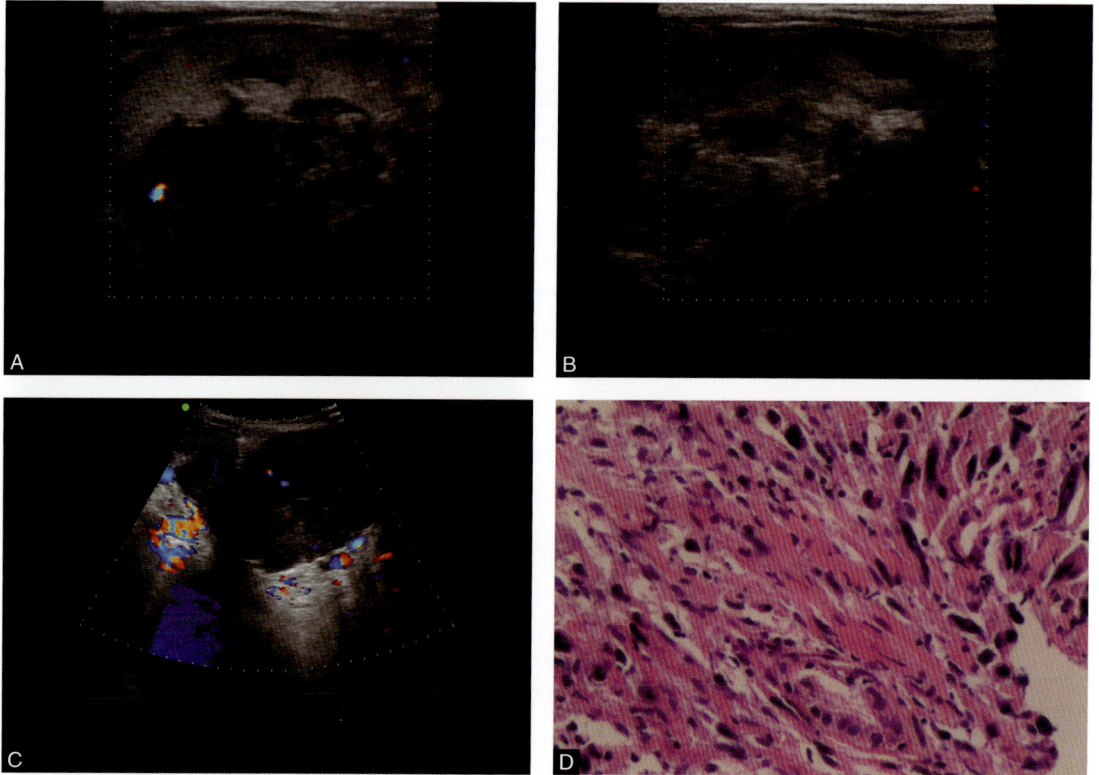

**图12-5** 甲状腺右叶未分化癌。A，B. 右叶横切面彩色多普勒超声；C. 甲状腺右叶纵切面彩色多普勒超声（腹部探头）；D. 肿瘤细胞呈束状或者片状排列，可见上皮样细胞、梭形细胞及多核瘤巨细胞，核异型性明显（×200）

原发性甲状腺鳞癌是较罕见疾病，约占甲状腺恶性肿瘤的0.19%，国际上各报道样本量均较少。部分患者可能来源于分化良好的甲状腺恶性肿瘤的失分化。发病年龄多超过50岁，无明显性别差异。该病恶性程度较高、进展快，中位生存期为6.5~10.5个月，1年生存率仅为22.7%~25%。患者可表现为进展较快的颈部肿物，常伴有声音嘶哑、吞咽困难、呼吸困难，可伴有包括纵隔在内广泛的颈部淋巴结转移。

本病与其他鳞癌病理检查无明显区别，需要与气管、食管、咽喉等头颈部鳞癌转移至甲状腺鉴别。临床上可以通过喉镜、胃镜、颈部增强CT等手段发现邻近器官的鳞癌病变。组织学上P63、PAX8、CK7、CK19、CK20等异常表达对诊断可能有帮助。治疗上以手术治疗联合化疗、放疗、靶向治疗等综合治疗为主。

**病例6**

女，74岁。

**病史：** 发现颈前肿物3个月，加重伴吞咽不适1周。

超声：甲状腺双叶可见多发囊实性结节，右叶可见低回声实性结节，边界不清，形态不规则，内伴多个粗大强回声后伴声影。CDFI：内见少许点状血流信号（图12-6A~C）。

病理：甲状腺右叶鳞状细胞癌（图

12-6D）。

免疫组化：P40（+），CK5/6（+），CK19（+），PAX-8（+），P53（部分+），CyclinD1（部分+），CD5（-），CD117（-）。

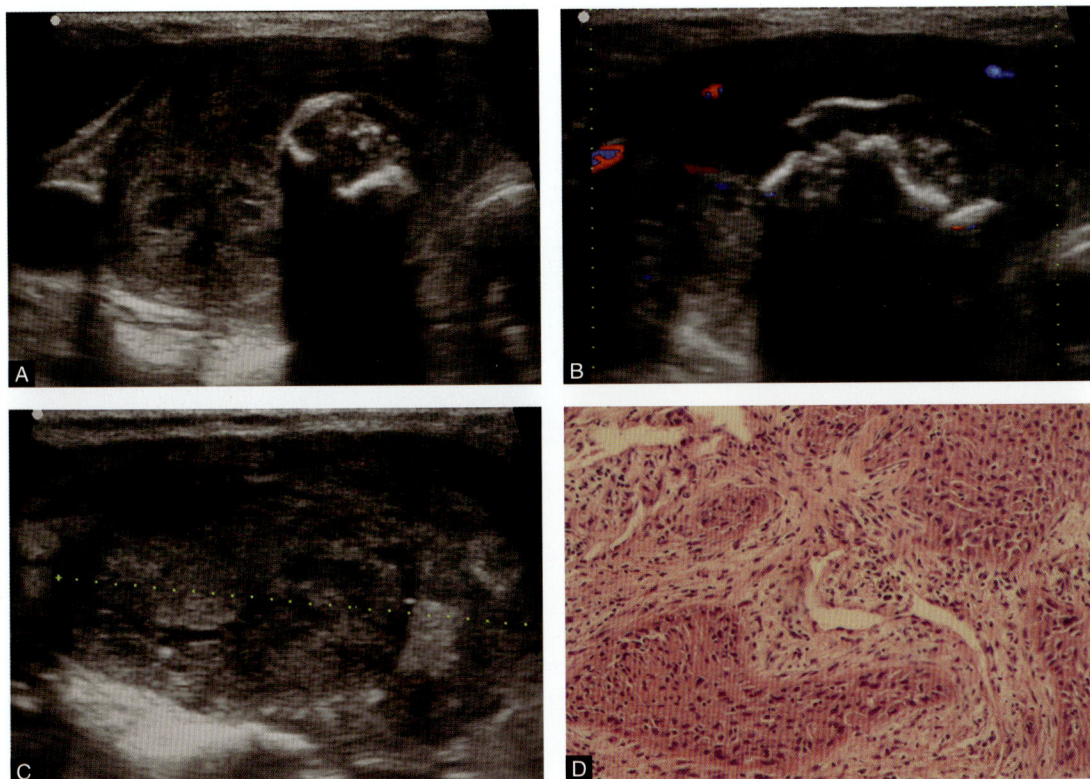

**图12-6** 甲状腺右叶鳞状细胞癌。A. 右叶横切面超声；B. 右叶纵切面彩色多普勒超声；C. 右叶纵切面超声；D. 细胞为多边形，呈团巢状排列，分化良好者可见角化珠及细胞间桥形成，实质与间质分界清楚（×100）

## 病例7

男，56岁。

病史：甲状腺结节1个月。

超声：甲状腺双叶可见多发囊实性结节，右叶可见3.8cm×3.2cm低回声实性结

节，边界模糊，形态欠规整，内伴多个粗大钙化，较大者直径约0.4cm。CDFI：未见异常血流信号（图12-7A）。

增强CT：甲状腺右叶体积增大，见1个不规则混杂密度包块影，密度不均匀，其内见低密度影及点状钙化密度影,增强扫描呈明显不均匀强化,气道受压左移(图12-7B)。

**病理**:甲状腺右叶鳞状细胞癌(高-中分化)(图12-7C,D)。

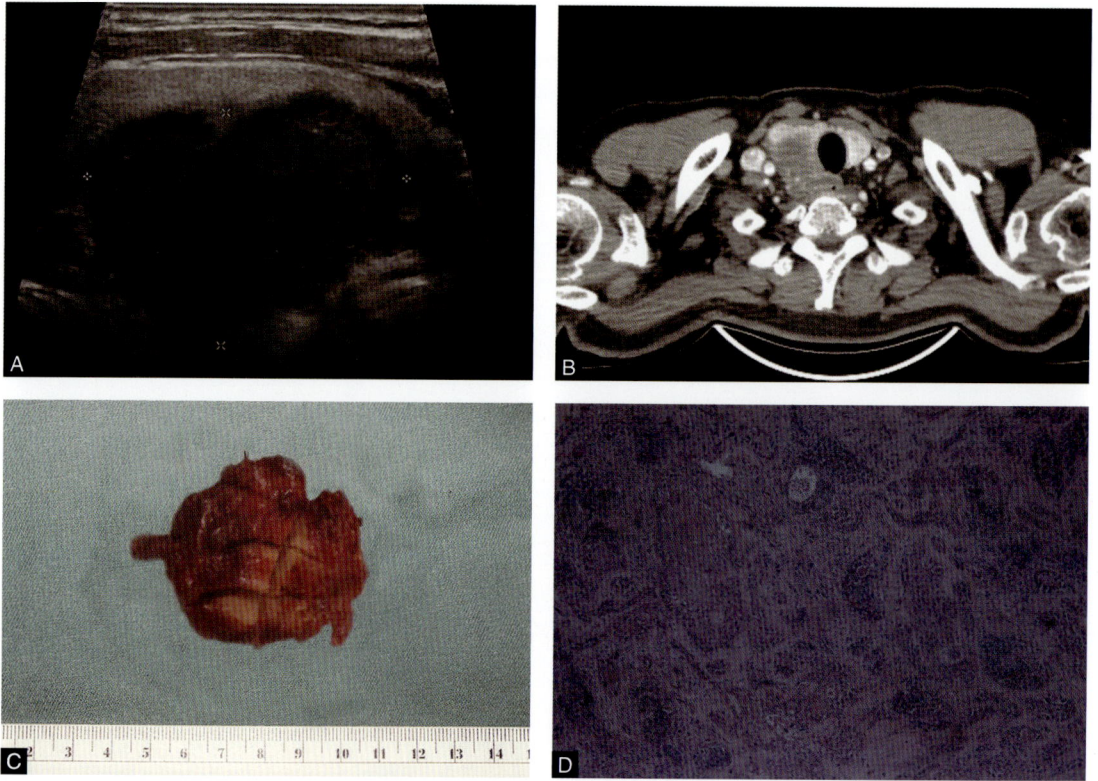

**图12-7**　甲状腺右叶鳞状细胞癌。A. 右叶纵切面超声;B. 颈部增强CT:右叶可见不均匀强化肿物;C. 甲状腺右叶肿物,切面灰黄色,无包膜,边界不清;D. 异型细胞多边形,巢状排列,浸润性生长,可见角化(×50)

# 第13章 甲状腺淋巴瘤

## 概述

甲状腺淋巴瘤以继发性淋巴瘤常见，原发性甲状腺淋巴瘤（Primary Thyroid Lymphomas，PTL）相对罕见，占结外淋巴瘤的2%～3%。病因尚不清楚，可能与甲状腺慢性炎症刺激、EB病毒感染、基因突变等因素有关。PTL常伴有甲状腺自身抗体的升高，患有桥本甲状腺炎人群发展为PTL的风险较正常人群高67～80倍。

PTL发病的平均年龄是50～60岁，女性是男性的3～4倍。大部分患者伴有桥本甲状腺炎，长期存在的甲状腺结节短期内迅速增大，该特点与甲状腺未分化癌类似，在临床上容易造成混淆。肿块增大常出现声音嘶哑、呼吸困难及吞咽困难等，有时可出现喘鸣音或上腔静脉综合征。部分患者可伴有发热、盗汗等症状。肿块常表现为不对称弥漫性肿大，质地韧或硬，边界不清、活动度差。大部分PTL局限于甲状腺内，约1/3的患者伴有淋巴结转移。

## 病理

PTL常见的组织学类型为弥漫性大B细胞淋巴瘤（Diffuse Large B-cell Lymphoma，DLBCL）及黏膜相关淋巴组织结外边缘区淋巴瘤（Mucosa-associated Lymphoid Tissue Lymphoma，MALT淋巴瘤）。特征性病变是淋巴上皮病变，即肿瘤B细胞浸润甲状腺滤泡。少见类型包括滤泡性淋巴瘤、浆细胞瘤及Hodgkin淋巴瘤。具体组织分型依赖于免疫组化。

PTL常表现为体积较大的棕色或灰色肿物，质地细腻，鱼肉样外观，常扩展到甲状腺被膜以外。肿瘤细胞弥漫性分布，有时可见结节状区域。肿瘤内常出现带状坏死区。

## 超声

（1）甲状腺不对称肿大，多为一侧明显增大。

（2）腺体呈低回声，内部多不均匀，可并发纤维性高回声或液化无回声，多无钙化，多累及整个腺叶或达峡部，另一侧腺叶可表现为正常，病灶内血流信号常较丰富。

（3）常并发桥本甲状腺炎或结节性甲状腺肿等，导致诊断困难。

（4）甲状腺周围淋巴结常肿大，皮质增厚，回声减低。

## 病例

### 病例1

男，64岁。

**病史：** 甲状腺肿物4个月，加重伴呼吸困难2周。

**化验检查：** FT3：3.23pmol/L↓；FT4：6.66pmol/L↓；TSH：47.2091μIU/mL↑；TPO：250.64IU/mL↑；TgAb：488.40IU/mL↑。

**超声：** 甲状腺双叶为低回声，右叶明显增大，略向下生长，形态欠规则，边界清，内见条索样回声。CDFI：甲状腺内未见异常血流信号（图13-1A～C）。

**CT：** 右叶明显增大，密度较均匀，较大截面积为6.3cm×5.5cm，长约10.5cm，下方位于胸骨后（图13-1D）。

**病理：** MALT淋巴瘤（图13-1E）。

**免疫组化：** CD20（弥漫+），CK（上皮+），CD3（－），CD5（－），CD10（－），CD23（FDC网+），CyclinD1（－），Bcl-6（+），Kappa Light（+），Lambada Light（－），Ki67（阳性率约30%）。

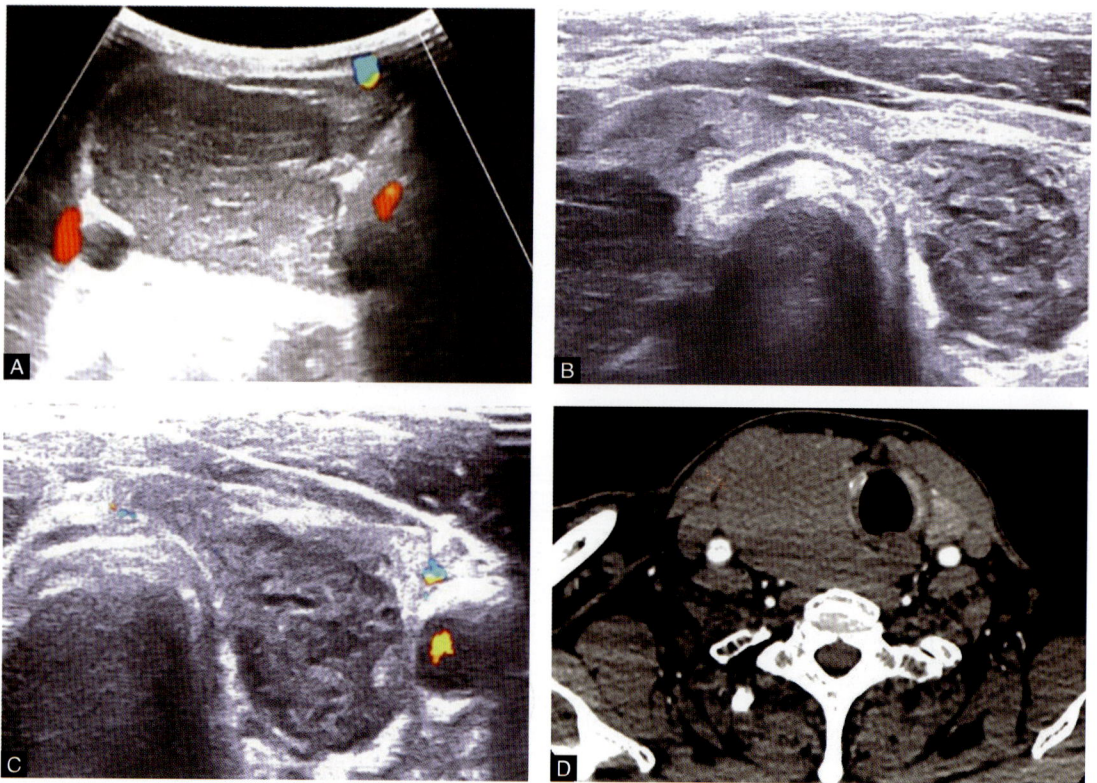

**图13-1** MALT淋巴瘤。A. 右叶横切面彩色多普勒超声（腹部探头）；B. 左叶横切面超声；C. 左叶横切面彩色多普勒超声；D. 甲状腺右叶弥漫性增大，动脉期强化不明显；E. 甲状腺组织内大量淋巴细胞浸润，局部见淋巴上皮病变现象（×100）

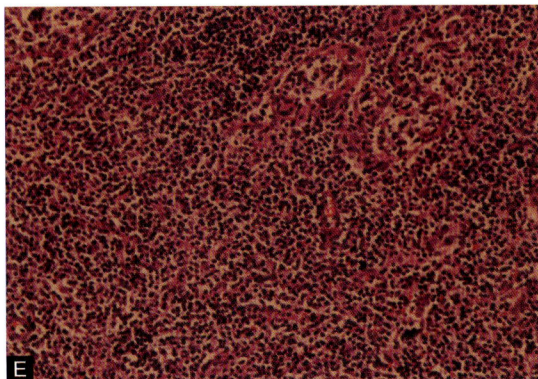

图13-1（续）

**病例2**

男，46岁。

**病史**：甲状腺快速增大伴压气感2个月，呼吸困难2天，本次手术为姑息性手术，切除左叶明确病理诊断同时缓解气管压迫症状，最终病理明确为甲状腺恶性肿瘤，免疫组化支持弥漫性大B细胞淋巴瘤，后转至肿瘤内科后续辅助治疗。

**化验检查**：TPO：> 1000IU/mL↑；TgAb：112.23IU/mL↑。

**超声**：甲状腺变形，活动度差，回声不均匀，可见大片弥漫性减低区域，内部血流信号不丰富，腺体内可见条索状强回声，后方回声明显增强（图13-2A，B）。

**增强CT**：弥漫增大的肿物呈低密度，明显低于肌肉组织，后方可见明显增强的条索样区域，与周围组织间隙不清，侵及气管、食管、胸锁乳突肌、颈前肌群、包绕颈总动脉及颈内静脉，累及颈内静脉后方淋巴结（图13-2C）。

**病理**：DLBCL（图13-2D，E）。

**免疫组化**：CK（－），CD3少数细胞（＋），CD20（＋），pax-5（＋），CD45Ro（－），CD21（＋），CD30（－），ALK（－），EMA（－），Ki67（约60%+）（图13-2F～I）。

**病例3**

女，67岁。

**病史**：发现颈部包块伴吞咽费力半年。

**超声**：甲状腺右叶大小正常，左叶见5.7cm×6.2cm极低回声实性包块，形态规则，边界清（图13-3A）。

**病理**：DLBCL（图13-3B，C）。

**免疫组化**：CD20（＋），CD79α（＋），CD3（－），Bcl-2（＋），CD21（－），Bcl-6（部分+），CD10（－），Ki67（约80%+），CD43（＋），Mum-1（＋），CD5（－），CyclinD1（－），CD30（－），TdT（－），CK（－）。

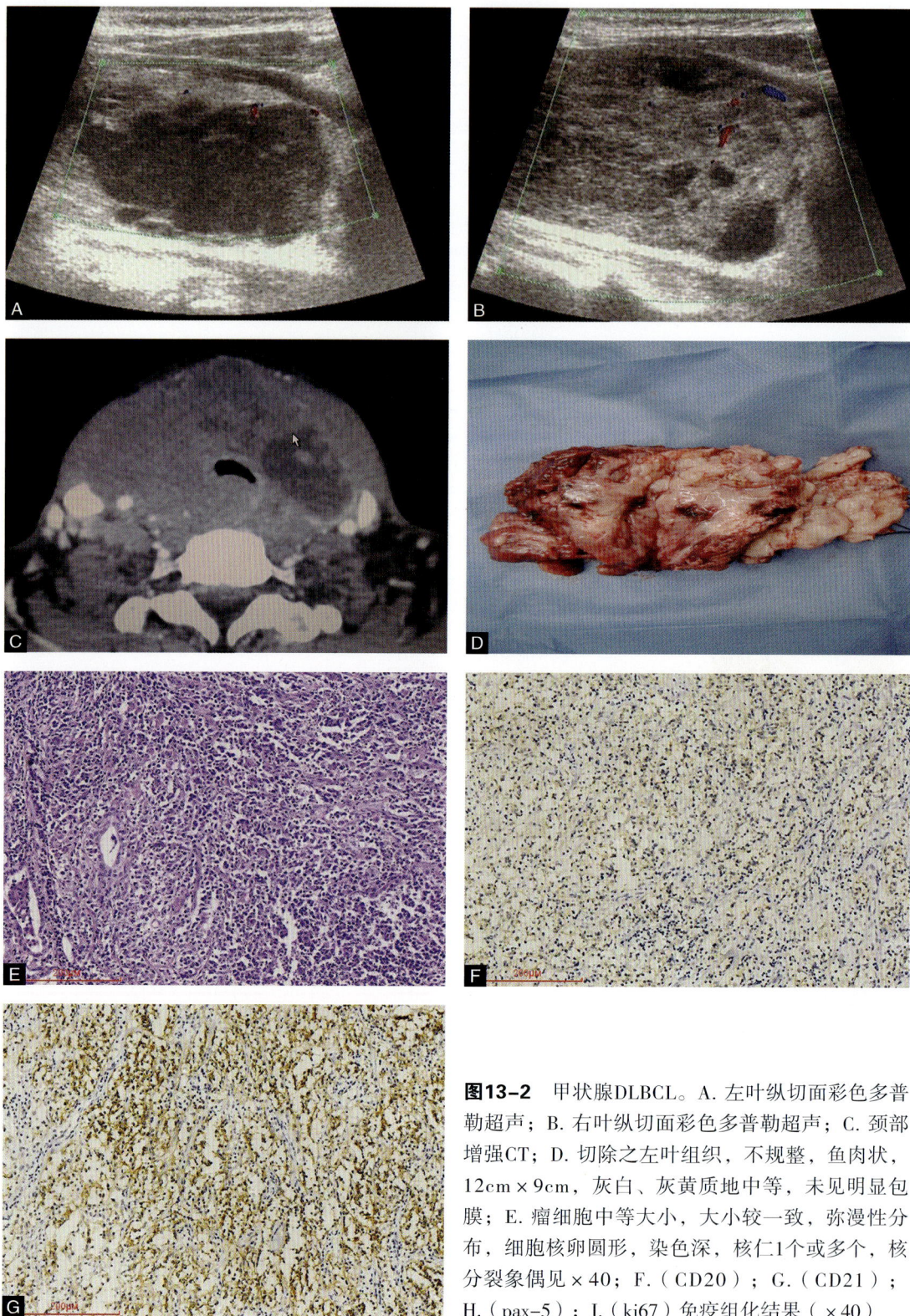

**图13-2** 甲状腺DLBCL。A. 左叶纵切面彩色多普勒超声；B. 右叶纵切面彩色多普勒超声；C. 颈部增强CT；D. 切除之左叶组织，不规整，鱼肉状，12cm×9cm，灰白、灰黄质地中等，未见明显包膜；E. 瘤细胞中等大小，大小较一致，弥漫性分布，细胞核卵圆形，染色深，核仁1个或多个，核分裂象偶见×40；F.（CD20）；G.（CD21）；H.（pax-5）；I.（ki67）免疫组化结果（×40）

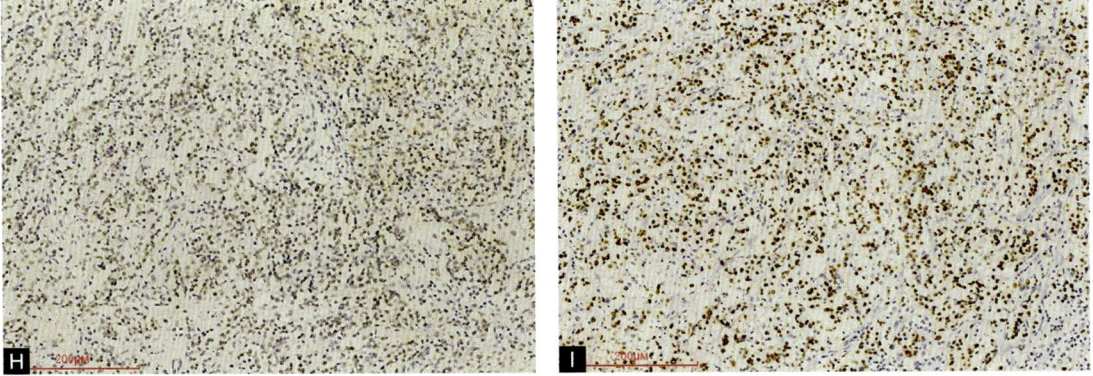

**图13-2**（续）

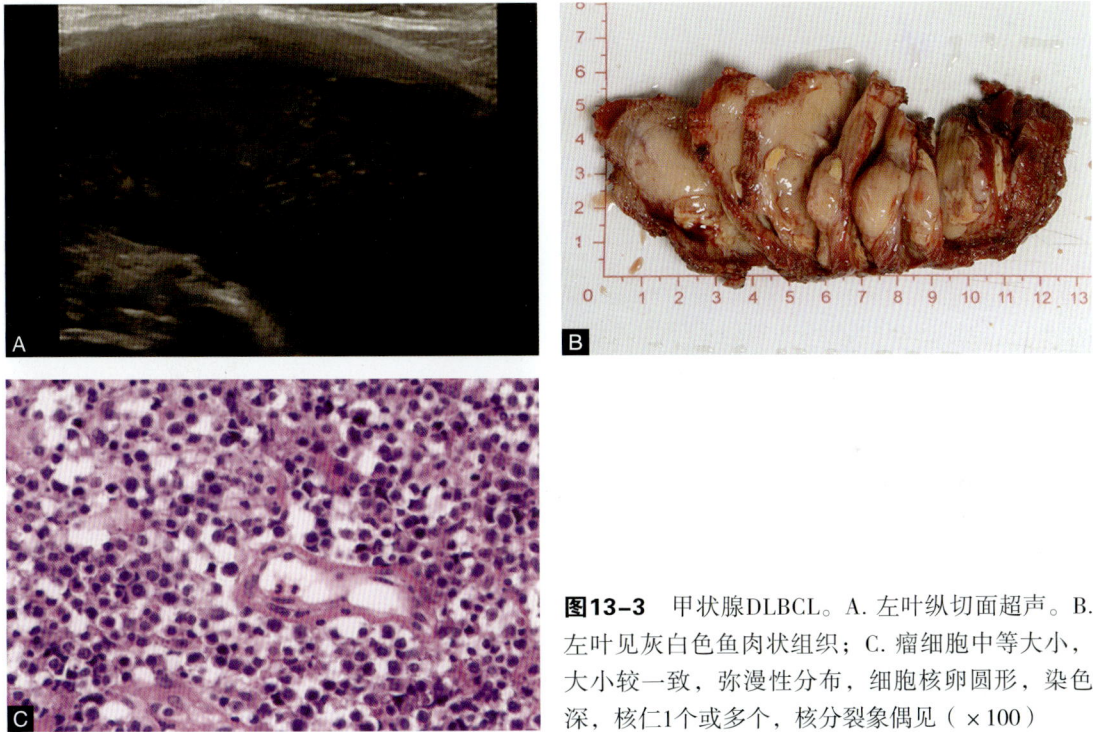

**图13-3** 甲状腺DLBCL。A. 左叶纵切面超声。B. 左叶见灰白色鱼肉状组织；C. 瘤细胞中等大小，大小较一致，弥漫性分布，细胞核卵圆形，染色深，核仁1个或多个，核分裂象偶见（×100）

**病例4**

女，70岁。

**病史：** 颈前包块约5年，明显增大2个月，并出现吞咽困难。

**化验检查：** TPO：0.93IU/mL；TgAb：200.06IU/mL↑；TSH：25.6691μIU/mL↑。

**超声：** 甲状腺右叶增大，回声不均，其内见大小约8.7cm×6.0cm实性包块，边界清，形态规则，向左后方挤压气管，未见正常腺体，内见多个无回声，较大者大小约1.7cm×1.2cm。CDFI：包块内部见点条状血流信号（图13-4A，B）。

**病理：** 甲状腺MALT淋巴瘤（图13-4C，D）。

**免疫组化：** CD20（强+），CD79α（强+），Bcl-2（+），Bcl-6（-），Ki67（阳性率80%），CK（示淋巴上皮病变），TTF-1（-），CD3（-），CD21（FDC网+），CD5（-），CD10（-），CyclinD1（-），CD38（+），Kappa Light（+），Lambada Light（-）。

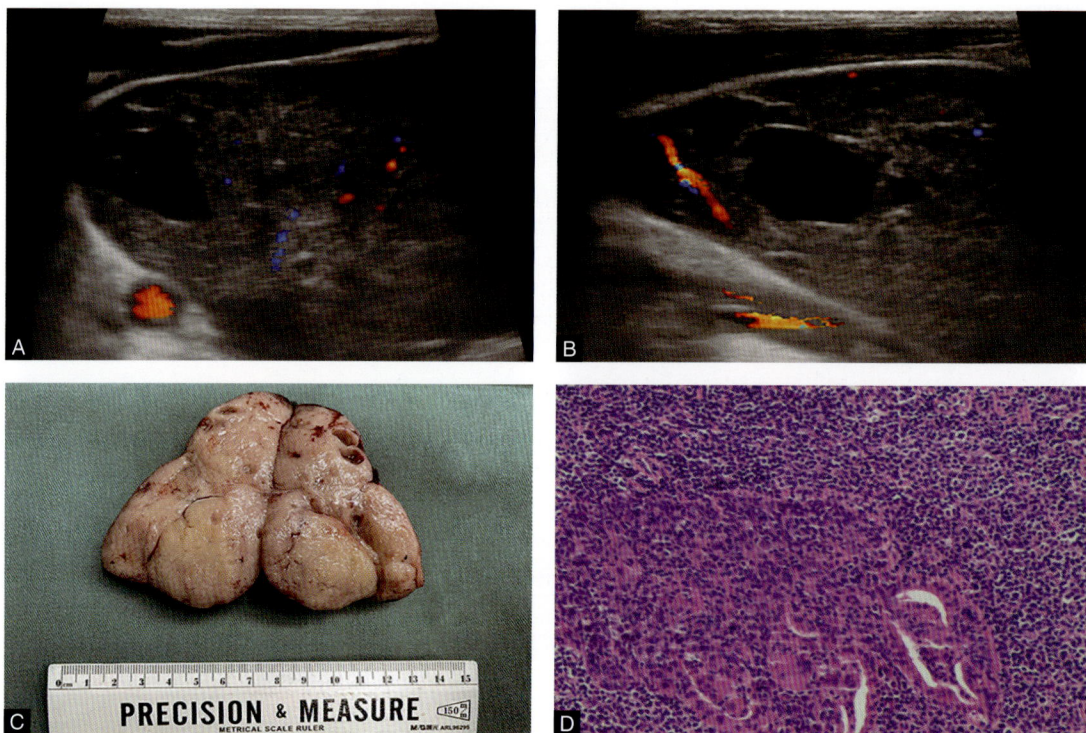

**图13-4** 甲状腺MALT淋巴瘤。A. 右叶横切面彩色多普勒超声；B. 右叶纵切面彩色多普勒超声；C. 左叶腺体切面灰白浅粉色，细腻呈鱼肉状，内部见小囊腔；D. 甲状腺滤泡上皮破坏，其内大量淋巴细胞弥漫浸润，部分残存滤泡上皮可见淋巴上皮病变现象（×100）

# 第14章　微波消融术后的甲状腺结节

## 概述

微波消融术是近年来国内外逐步开展治疗肿瘤的一种微创方法，该技术是在超声或CT等影像技术引导下将水冷微波消融针刺入病变组织内，在微波电磁场的作用下，病变组织内的水分子、蛋白质分子等极性分子产生极高速振动，造成分子之间的相互碰撞、相互摩擦，在短时间内产生高达60～150℃的高温，通过高温加热作用引起病变组织发生凝固性坏死，最后坏死组织被机体吸收，从而达到微创局部灭活病灶的目的。微波消融治疗具有不炭化、损伤小、止血功能强等特点。目前在甲状腺外科领域主要用于部分甲状腺良性结节、甲状腺微小乳头状癌、颈部转移性淋巴结、甲状旁腺瘤的治疗。部分消融后结节吸收过程中超声影像表现类似于恶性肿瘤，可通过询问病史与甲状腺癌鉴别。

## 病例

### 病例1

女，18岁。

**病史：** 甲状腺结节2个月。

**超声：** 术前见甲状腺左叶囊实性结节，边界清，形态规则。CDFI：边缘及内部可见点条状血流信号（图14-1A，B）。术中该结节消融后，表现为混合回声，边界不清，其内可见片状强回声。CDFI：血流信号消失（图14-1C，D）。术后5个月为明显缩小的囊实性结节，边界清，形态尚规则，其内见强回声（图14-1E，F）。术后13个月，该结节表现为不均质低回声实性结节，边界清，形态规则（图14-1G，H）。

**病理：** 结节性甲状腺肿。

### 病例2

女，49岁。

**病史：** 甲状腺结节1个月。

**超声：** 术前甲状腺左叶囊实性结节，边界清，形态规则。CDFI：边缘见点条状血流信号（图14-2A，B）。消融后结节表现为混合回声，边界不清，其内可见点状强回声。CDFI：血流信号消失（图14-2C，D）。术后8个月左叶见囊实性结节，边界清，实性部分以中低回声为主。CDFI：周边可见点状血流（图14-2E，F）。术后15个月，左叶见低回声为主囊实性结节，边界清，形态尚规则。CDFI：周边见点状血流信号（图14-2G，H）。

**病理：** 结节性甲状腺肿。

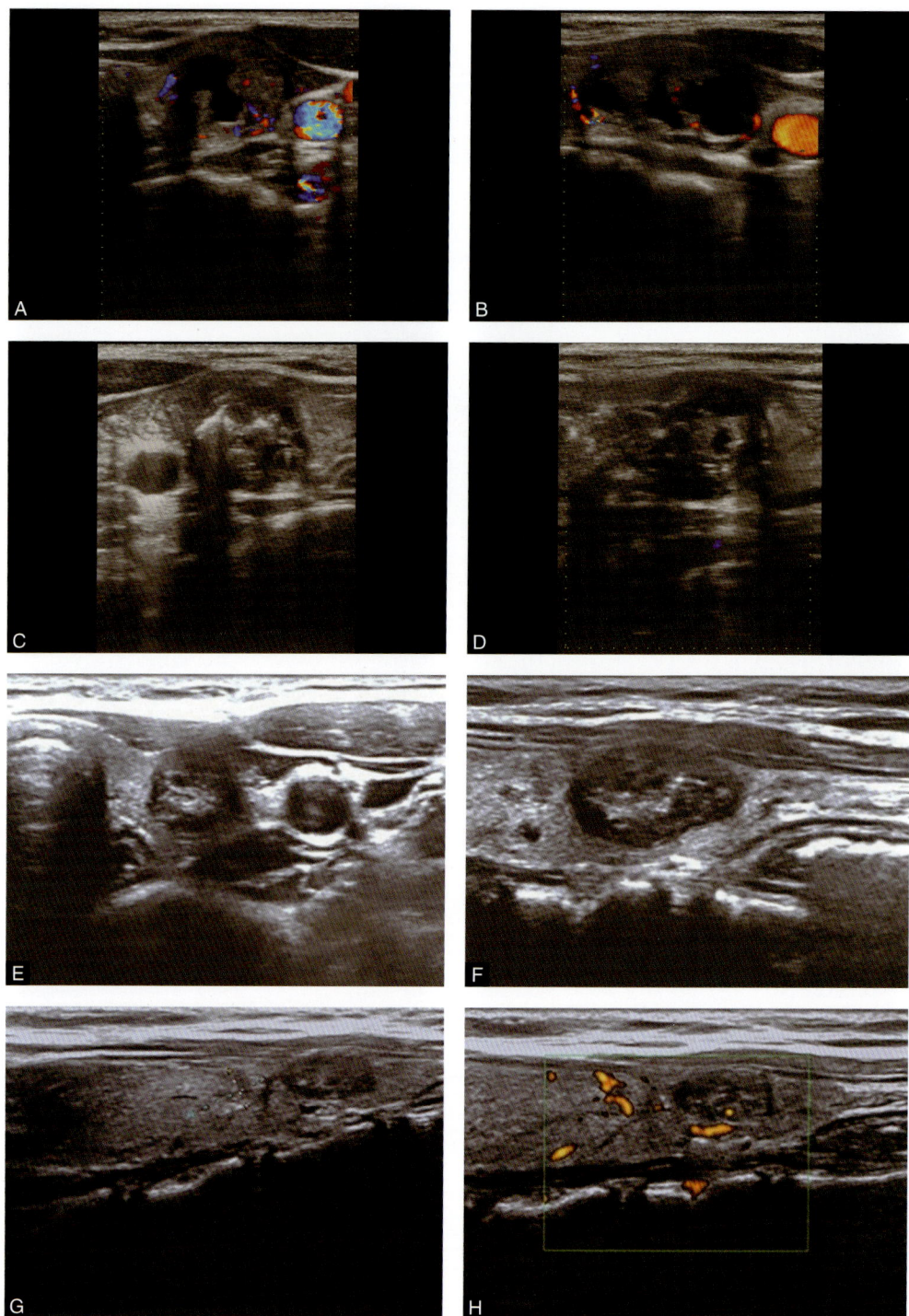

**图14-1** 结节性甲状腺肿。A. 术前左叶横切面彩色多普勒超声；B. 术前左叶纵切面彩色多普勒超声；C. 术中左叶横切面超声（术中探头反向）；D. 术中左叶纵切面彩色多普勒超声；E. 术后5个月左叶横切面超声；F. 术后5个月左叶纵切面超声；G. 术后13个月左叶纵切面超声；H. 术后13个月左叶纵切面彩色多普勒超声

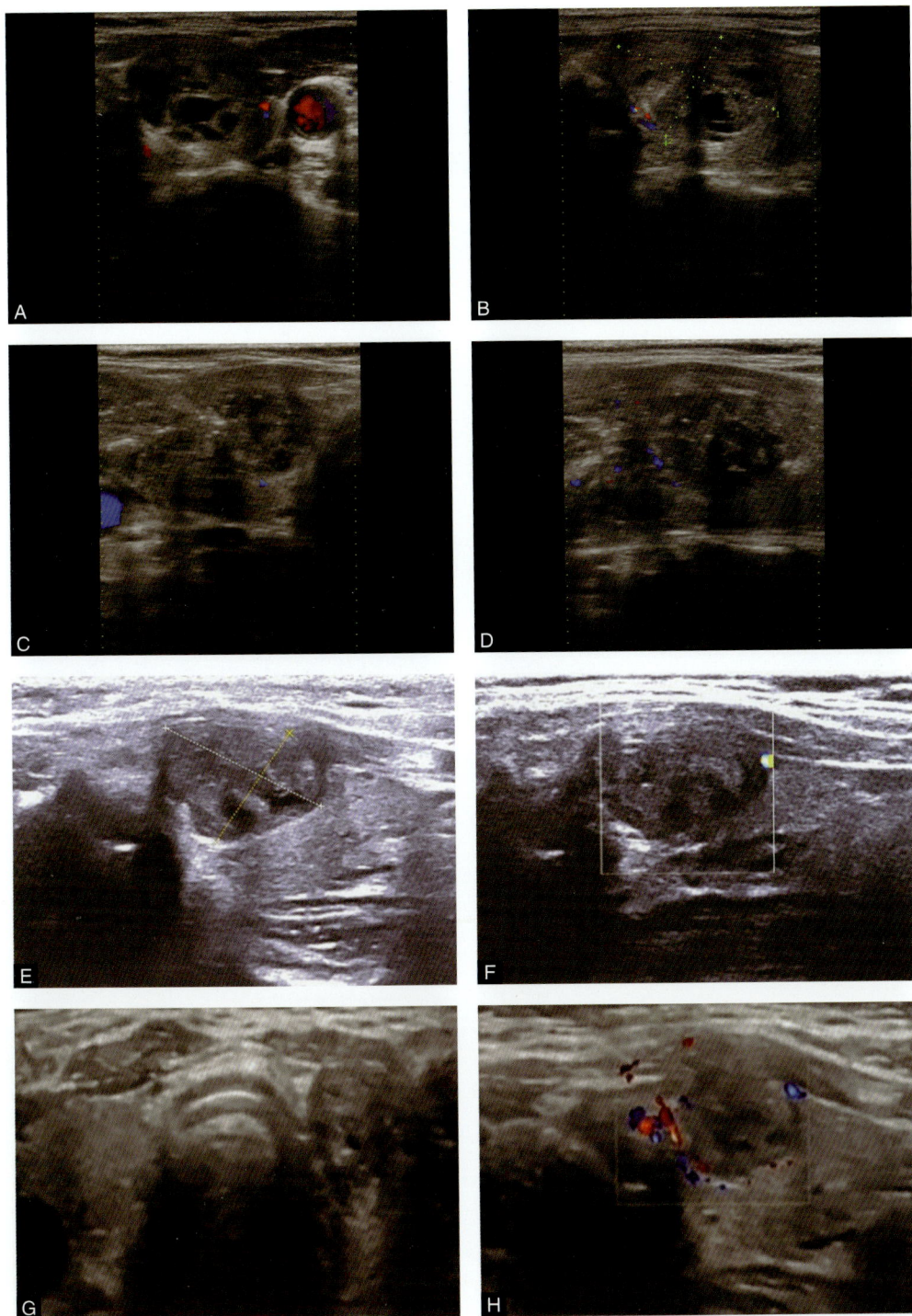

**图14-2**　结节性甲状腺肿。A. 术前左叶横切面彩色多普勒超声；B. 术前左叶纵切面彩色多普勒超声；C. 术中左叶横切面彩色多普勒超声（术中探头反向）；D. 术中左叶纵切面彩色多普勒超声；E. 术后8个月左叶纵切面超声；F. 术后8个月左叶纵切面彩色多普勒超声；G. 术后15个月左叶横切面超声；H. 术后15个月左叶横切面超声

**病例3**

女，41岁。

**病史：**甲状腺结节半年。

**超声：**术前甲状腺左叶见囊实性结节，形态规则。CDFI：边缘及内部可见点条状血流信号（图14-3A，B）。术中见消融后结节，回声不均，边界不清，其内可见强回声（图14-3C，D）。术后3个月左叶见中低回声实性结节，边界清，形态尚规则，较术前明显缩小（图14-3E，F）。

**病理：**结节性甲状腺肿。

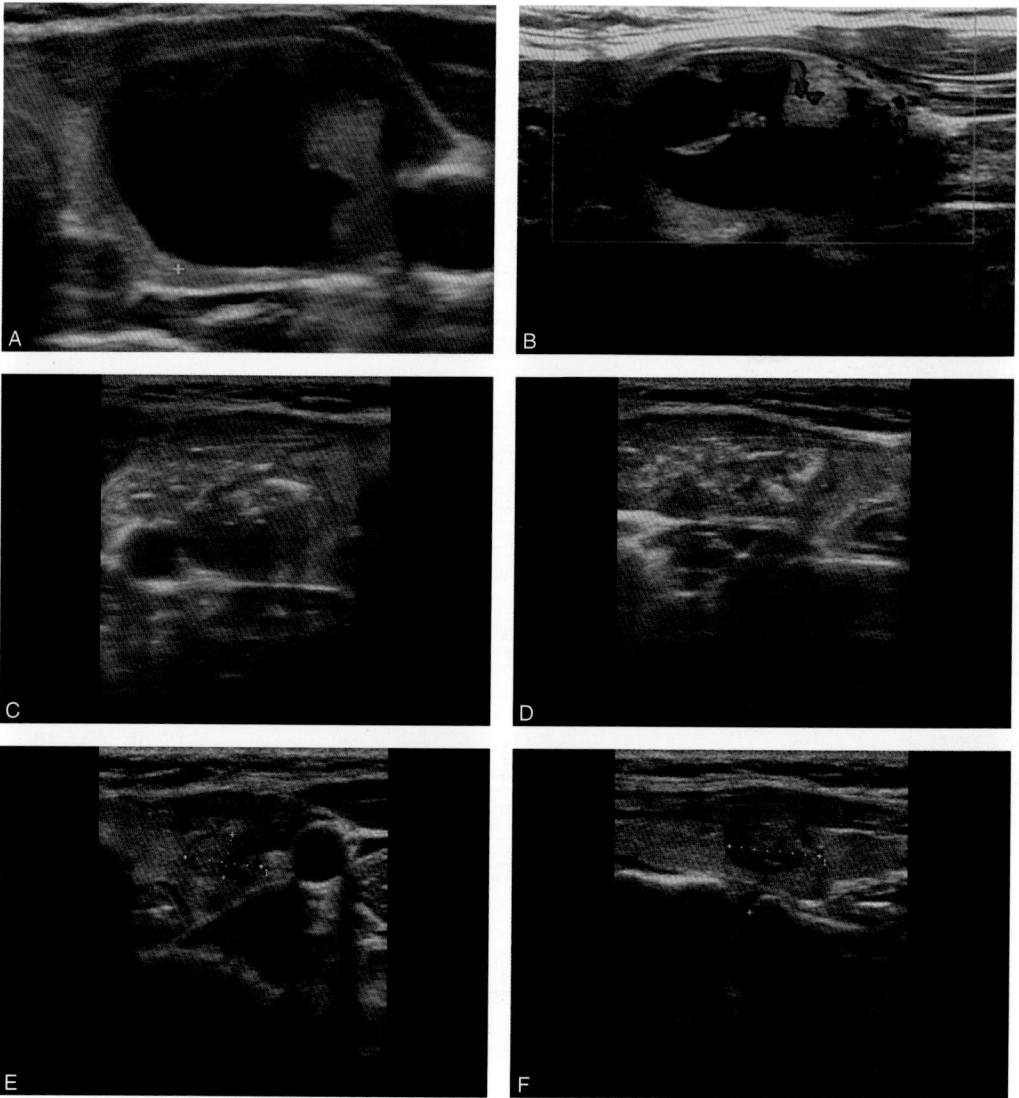

**图14-3** 结节性甲状腺肿。A. 术前左叶横切面超声；B. 术前左叶纵切面彩色多普勒超声；C. 术中左叶横切面超声（术中探头反向）；D. 术中左叶纵切面超声；E. 术后3个月左叶横切面超声；F. 术后3个月左叶纵切面超声

**病例4**

女，49岁。

**病史：** 甲状腺右叶结节伴疼痛10天。

**超声：** 术前甲状腺右叶囊实性结节，形态规则，边界清，内部呈无回声伴密集点状回声及大片状高回声（图14-4A，B）。消融后结节表现为混合回声，边界不清，其内可见多发点状及片状强回声。CDFI：血流信号消失（图14-4C，D）。术后6个月右叶见低回声实性结节，边界清，形态尚规则（图14-4E，F）。术后25个月，右叶见低回声实性结节，边界清，形态规则（图14-4G，H）。

**病理：** 结节性甲状腺肿。

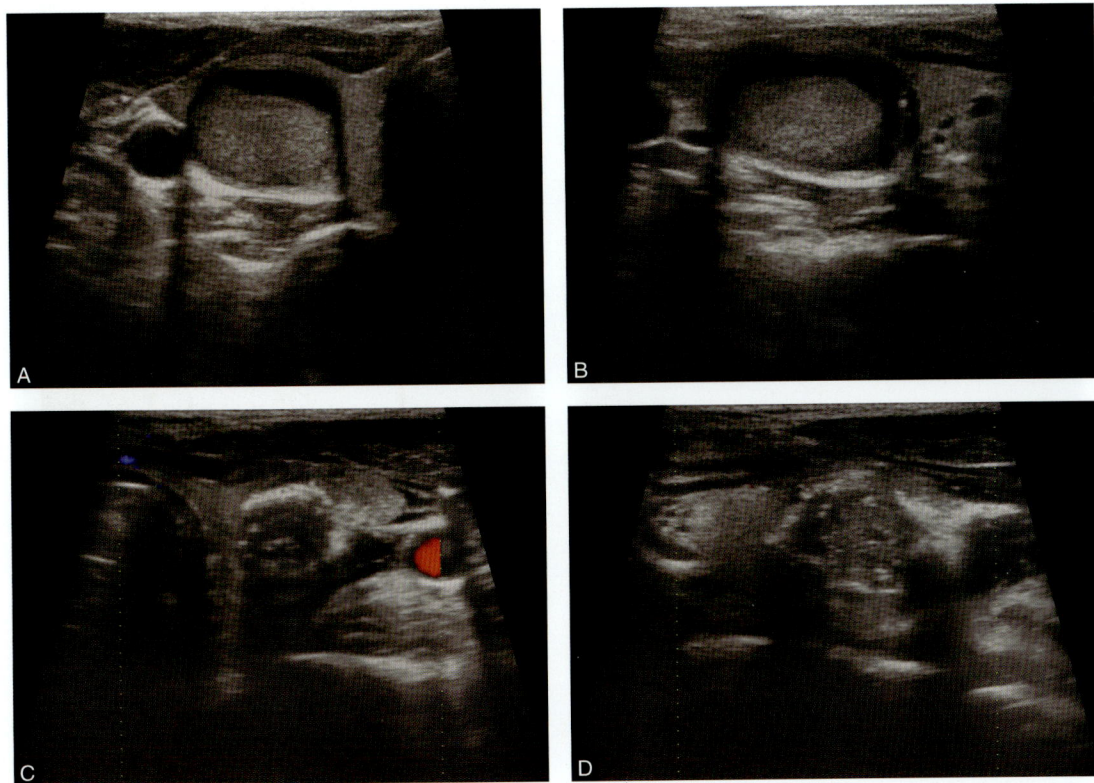

**图14-4**　结节性甲状腺肿。A. 术前右叶横切面超声；B. 术前右叶纵切面超声；C. 术中右叶横切面彩色多普勒超声（术中探头反向）；D. 术中右叶纵切面彩色多普勒超声；E. 术后6个月右叶横切面超声；F. 术后6个月右叶纵切面超声；G. 术后25个月右叶横切面超声；H. 术后25个月右叶横切面彩色多普勒超声

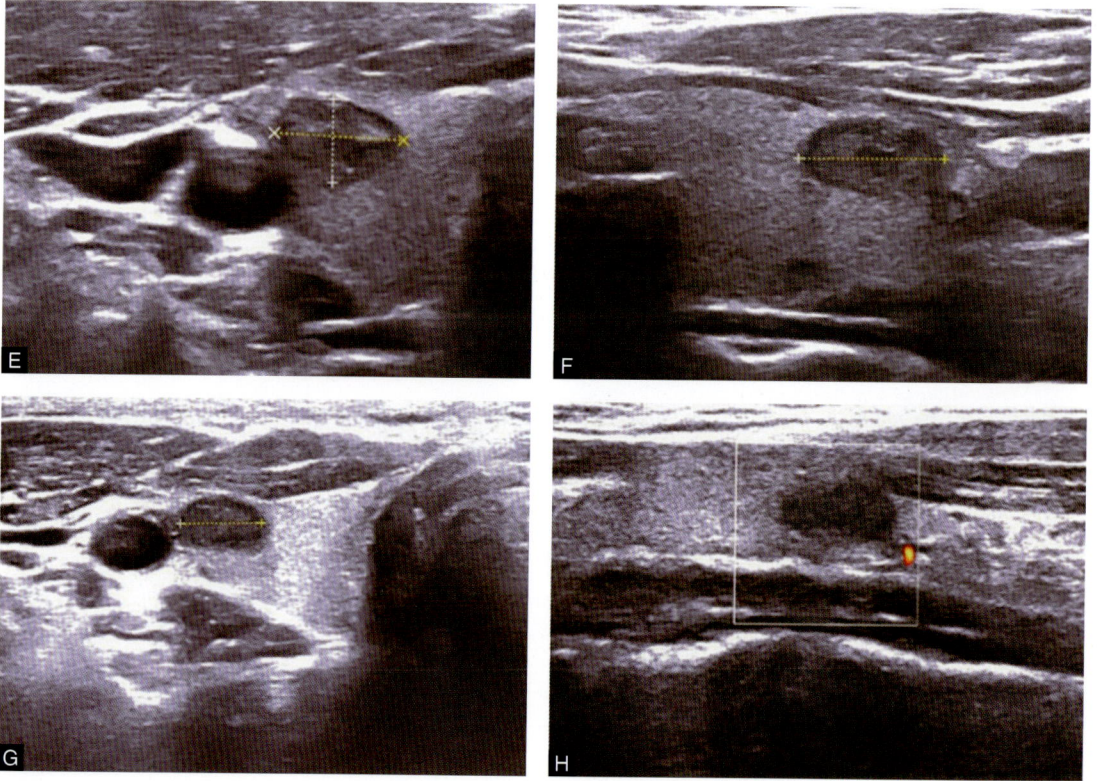

**图14-4（续）**

**病例5**

女，57岁。

**病史：**甲状腺左叶结节半年。

**超声：**术前甲状腺左叶囊实性结节，形态规则（图14-5A，B）。消融后结节表现为低回声结节，边界不清，其内可见条状高回声（图14-5C，D）。术后7个月左叶见低回声实性结节，内回声不均，边界清，形态规则（图14-5E，F）。

**病理：**结节性甲状腺肿。

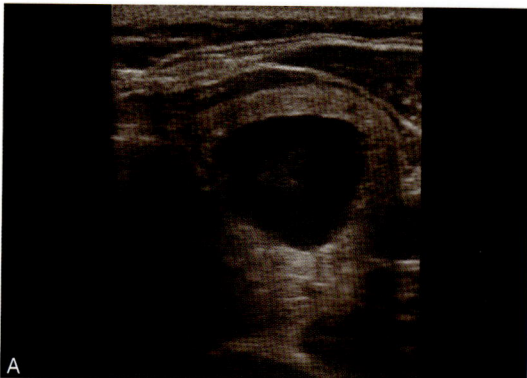

**图14-5** 结节性甲状腺肿。A. 术前左叶横切面超声；B. 术前左叶纵切面超声；C. 术中左叶横切面彩色多普勒超声（术中探头反向）；D. 术中左叶纵切面彩色多普勒超声；E. 术后7个月左叶横切面超声；F.术后7个月左叶纵切面彩色多普勒超声

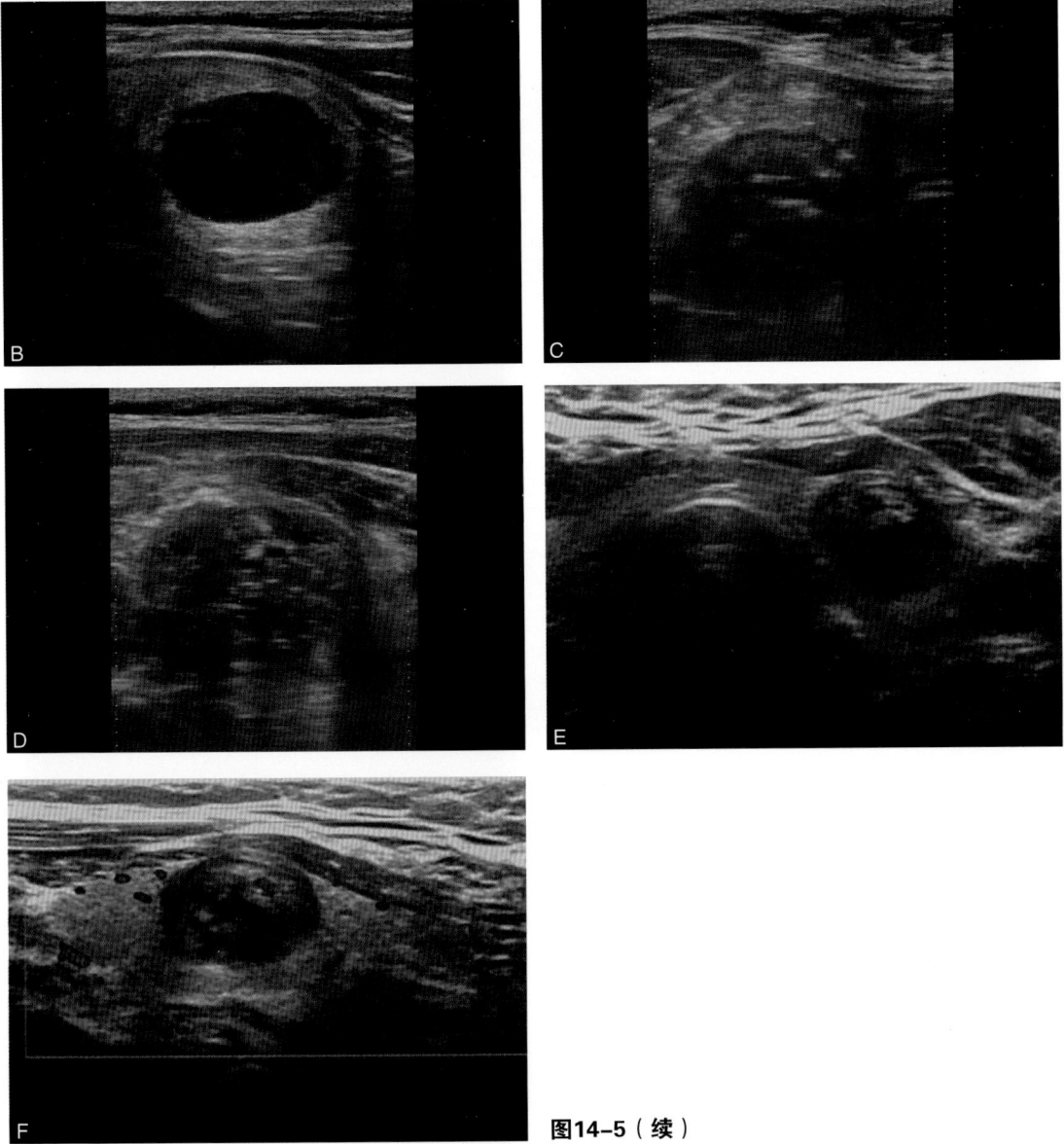

**图14-5（续）**

**病例6**

　男，37岁。

　**病史**：甲状腺右叶结节2周。

　**超声**：术前甲状腺右叶囊实性结节，形态规则（图14-6A，B）。消融后右叶结节边界不清，其内可见多发点状强回声（图14-6C，D）。术后6个月右叶见低回声实性结节，边界清，形态规则，其内见点状高回声（图14-6E）。

　**病理**：结节性甲状腺肿。

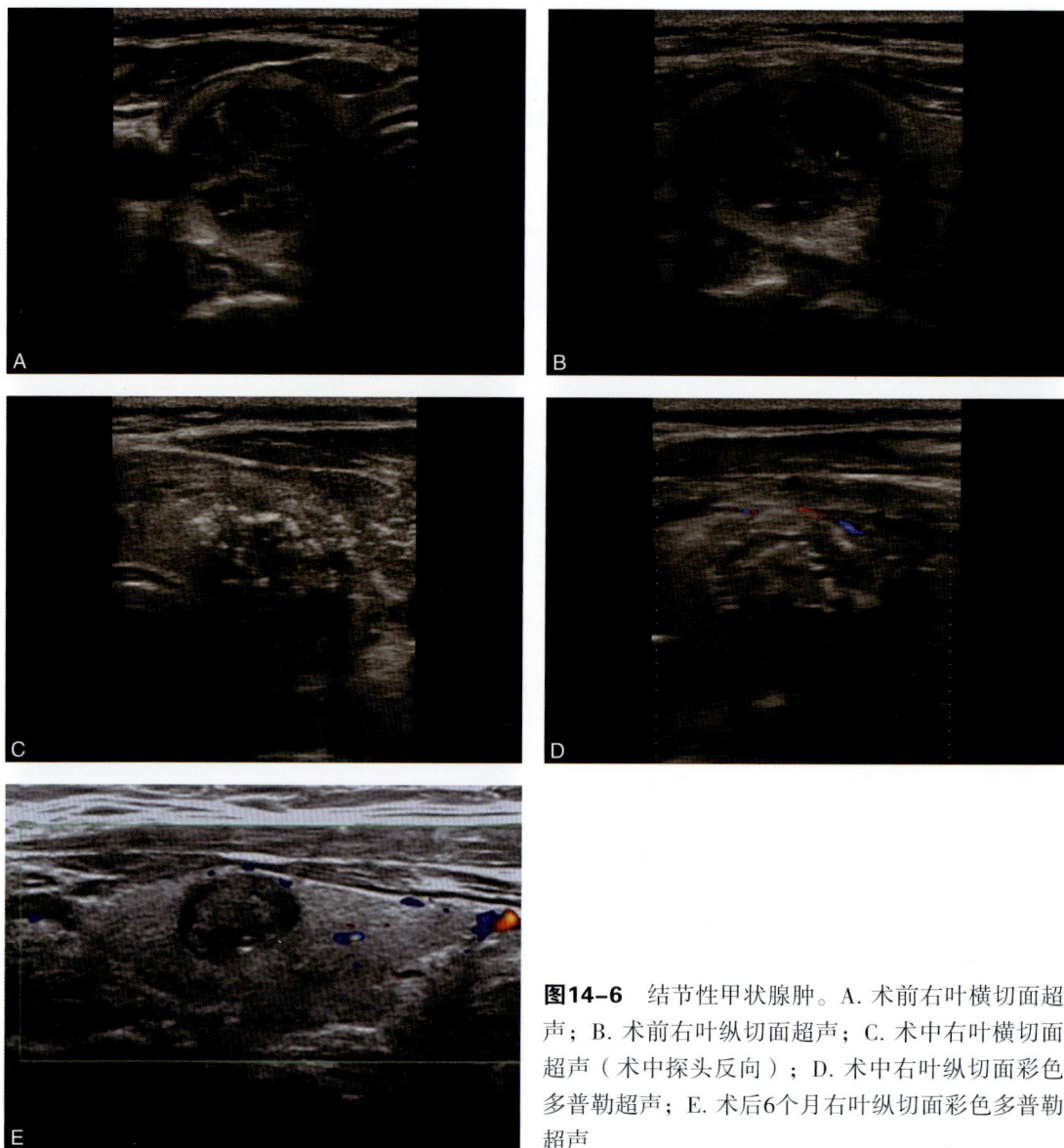

**图14-6** 结节性甲状腺肿。A. 术前右叶横切面超声；B. 术前右叶纵切面超声；C. 术中右叶横切面超声（术中探头反向）；D. 术中右叶纵切面彩色多普勒超声；E. 术后6个月右叶纵切面彩色多普勒超声

## 病例7

女，51岁。

**病史：** 甲状腺右叶结节3个月。

**超声：** 术前甲状腺右叶囊实性结节，形态规则（图14-7A，B）。术后4个月甲状腺右叶中部见中低回声囊实性结节，形态规则，边界清。CDFI：其内未见明确血流信号（图14-7C）。

**病理：** 结节性甲状腺肿。

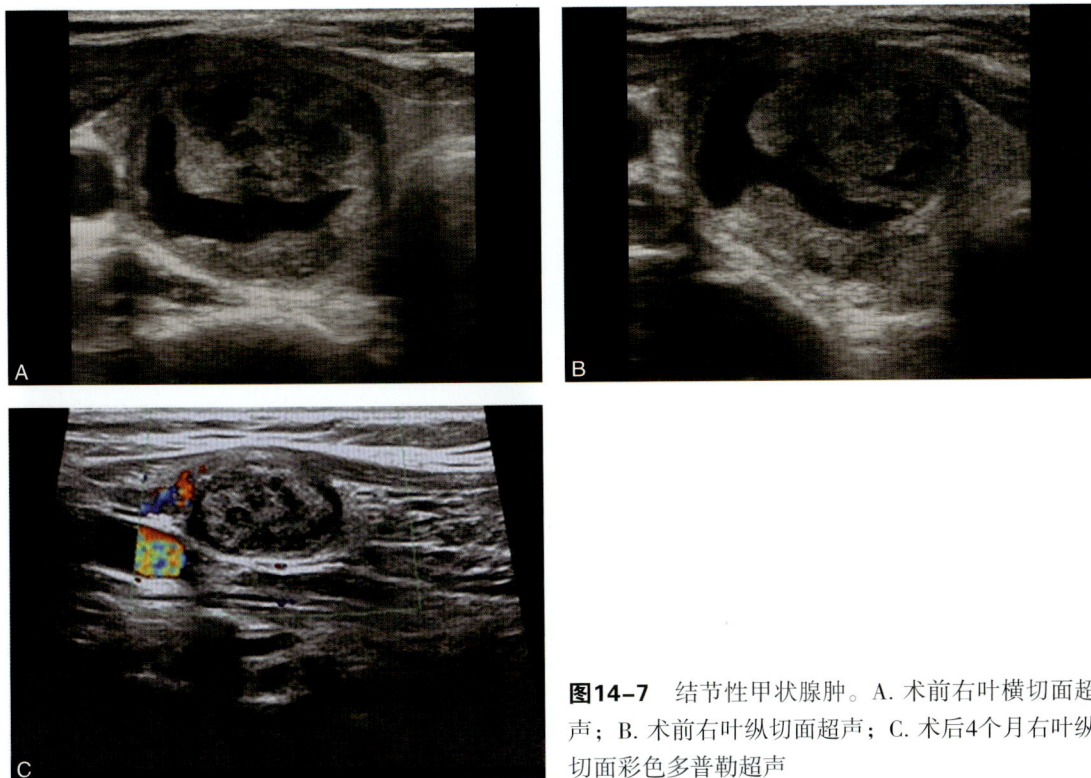

**图14-7**　结节性甲状腺肿。A. 术前右叶横切面超声；B. 术前右叶纵切面超声；C. 术后4个月右叶纵切面彩色多普勒超声

### 病例8

男，46岁。

**病史：** 甲状腺右叶结节1个月。

**超声：** 术前甲状腺右叶略低回声实性结节，形态规则，内见小片状无回声（图14-8A，B）。术后8个月甲状腺右叶见不均质低回声实性结节，形态规则，边界尚清。CDFI：其内及周边见少许点状血流信号（图14-8C，D）。

**病理：** 结节性甲状腺肿。

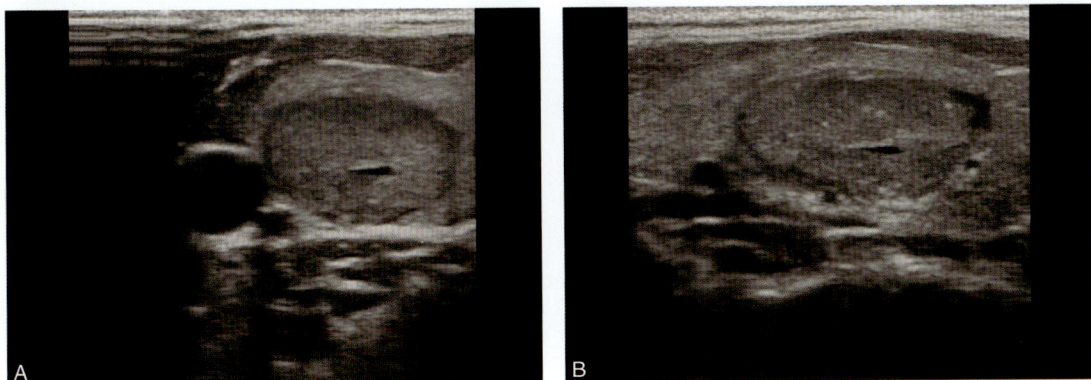

**图14-8**　结节性甲状腺肿。A. 术前右叶横切面超声；B. 术前右叶纵切面超声；C. 术后8个月右叶横切面超声；D. 术后8个月右叶纵切面彩色多普勒超声

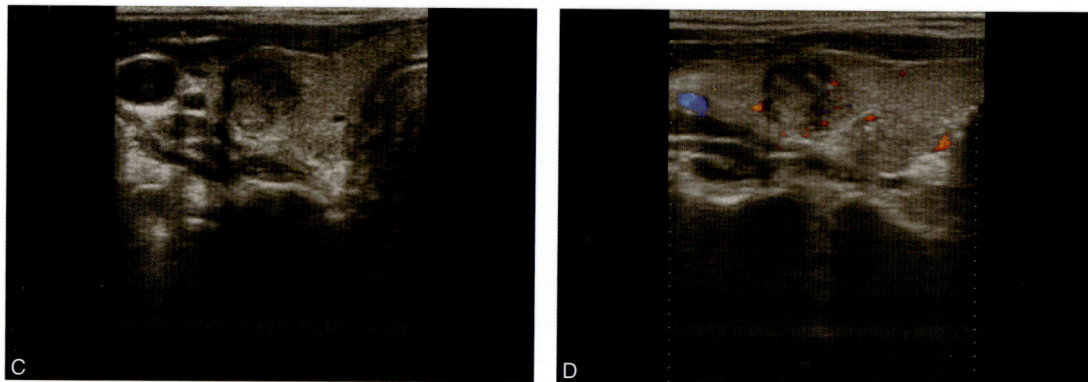

**图14-8（续）**

**病例9**

男，40岁。

**病史：** 甲状腺右叶结节2年。

**超声：** 术前甲状腺右叶囊性为主囊实性结节，囊内可见乳头状结构（图14-9A，B）。消融后右叶结节边界不清，其内可见多发片状强回声（图14-9C，D）。

术后7个月甲状腺右叶见低回声实性结节，内部回声欠均，形态规则，边界清。CDFI：边缘见少许条状血流（图14-9E，F）。术后18个月右叶中部见低回声实性结节，形态尚规则，内部回声欠均。CDFI：边缘见少许条状血流（图14-9G）。

**病理：** 结节性甲状腺肿。

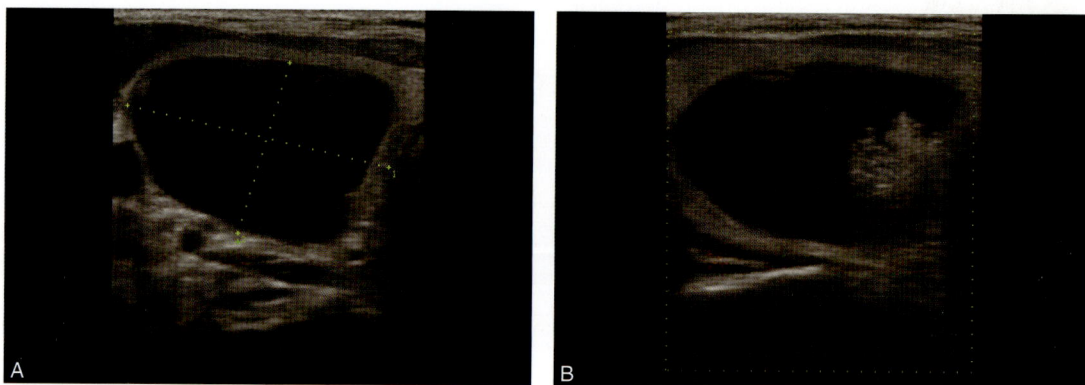

**图14-9** 结节性甲状腺肿。A. 术前右叶横切面超声；B. 术前右叶纵切面彩色多普勒超声；C. 术中右叶横切面超声（术中探头反向）；D. 术中右叶纵切面超声；E. 术后7个月右叶横切面超声；F. 术后7个月右叶纵切面彩色多普勒超声；G. 术后18个月右叶纵切面彩色多普勒超声

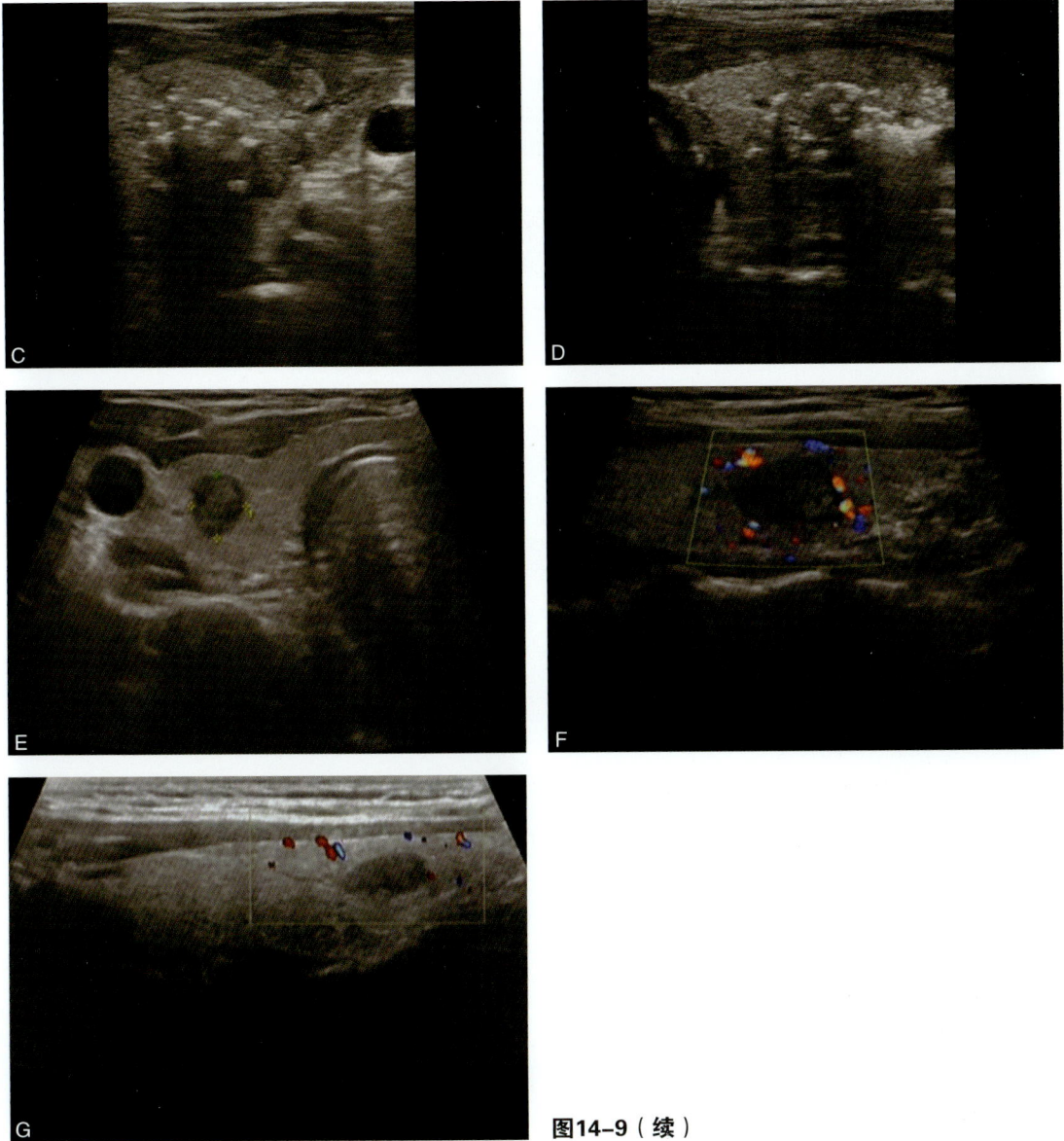

图14-9（续）

**病例10**

男，50岁。

**病史：**甲状腺左叶结节4年。

**既往史：**15年前因甲状腺良性结节手术治疗。

**超声：**术前甲状腺左叶等回声实性结节（图14-10A，B）。左叶结节消融后边界不清，其内可见片状高回声，内回声不均（图14-10C，D）。术后5个月甲状腺左叶见回声不均实性结节，形态略欠规则，边缘可见弧形强回声（图14-10E，F）。

**病理：**结节性甲状腺肿。

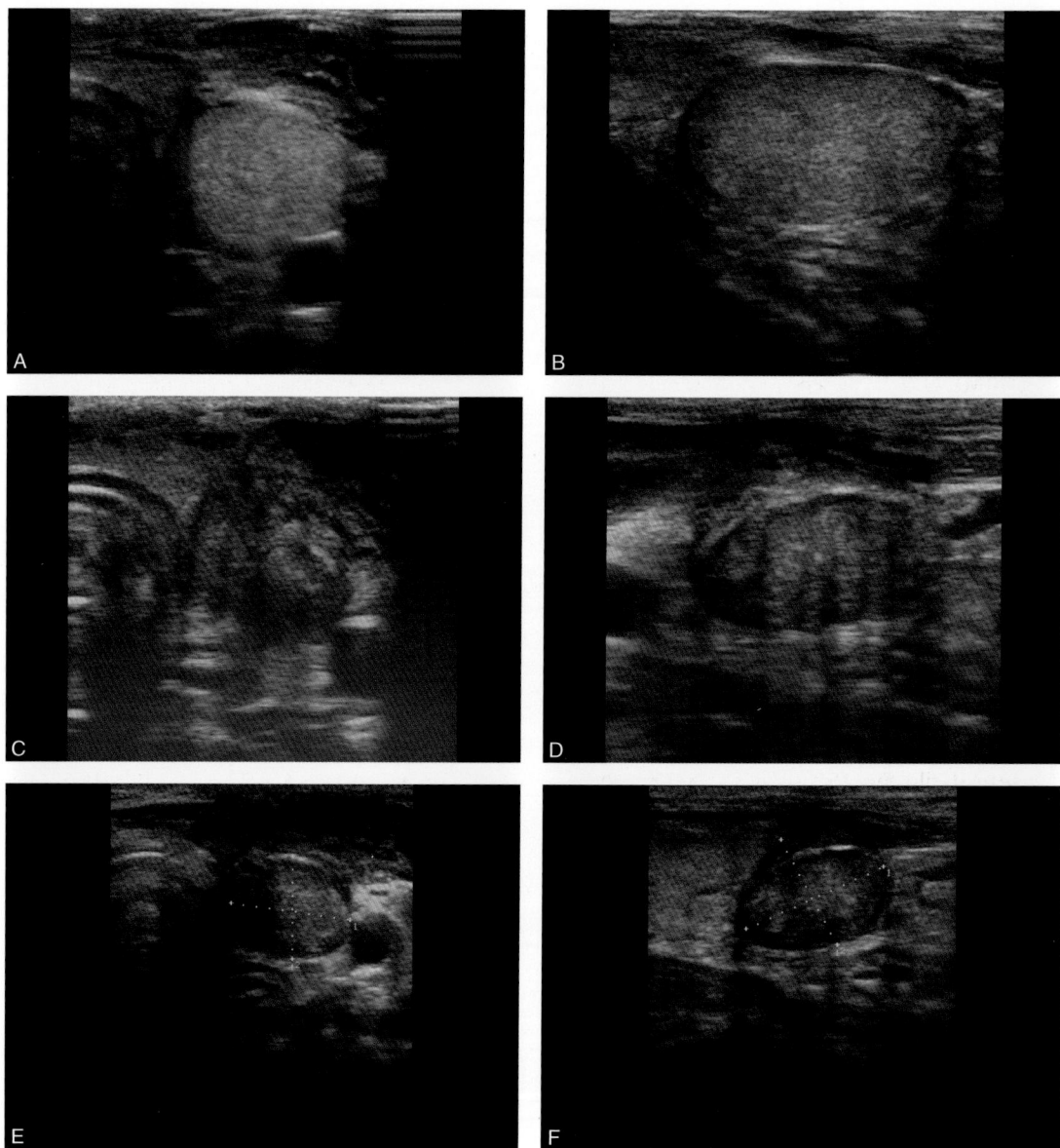

**图14-10** 结节性甲状腺肿。A. 术前左叶横切面超声；B. 术前左叶纵切面超声；C. 术中左叶横切面超声；D. 术中左叶纵切面超声；E. 术后5个月左叶横切面超声；F. 术后5个月左叶纵切面超声

# 参考文献
## References

[1] Ronald A. DeLellis, Ricardo V. Lloyd, Philipp U. Heitz, et al. 内分泌器官肿瘤病理学与遗传学[M]. 江昌新, 谭郁彬, 译. 北京：人民卫生出版社, 2006.

[2] 戴军, 方先勇. 甲状腺细胞病理图谱. 北京: 人民军医出版社, 2013.

[3] Scott L. Boerner, Sylvia L. Asa. 甲状腺病理活检解读[M]. 王炜, 薛德彬, 译. 北京: 北京科学技术出版社, 2015.

[4] 高明, 葛明华. 甲状腺肿瘤学[M]. 北京: 人民卫生出版社, 2018.

[5] Arne Heilo, Eva Sigstad, Krystyna Grøholt. 甲状腺超声与病理对照图谱[M]. 刘德泉, 陈晓宇, 赵萍, 译. 北京: 人民军医出版社, 2015.

[6] 邬宏恂, 包建东. 甲状腺疾病超声诊断图谱[M]. 天津: 天津科技翻译出版有限公司, 2014.

[7] Gregory W. Randolph. 甲状腺和甲状旁腺外科学[M]. 田文, 姜可伟, 译. 北京: 北京大学医学出版社, 2016.

[8] 刘畅, 焦金菊. 内分泌系统[M]. 北京: 人民卫生出版社, 2017.

[9] DouglasVan Nostrand, Leonard Wartofsky,Gary Bloom, et al. 解读甲状腺癌[M]. 关海霞, 吕朝辉主译. 沈阳: 辽宁科学技术出版社, 2014.

[10] Volante M, Collini P, Nikiforov YE, et al. Poorly differentiated thyroid carcinoma: the Turin proposal for the use of uniform diagnostic criteria and an algorithmic diagnostic approach[J]. Am J Surg Pathol, 2007, 31(8): 1256-1264.

[11] Ibrahimpasic T, Ghossein R, Shah JP, et al. Poorly Differentiated Carcinoma of the Thyroid Gland: Current Status and Future Prospects[J]. Thyroid, 2019, 29(3): 311-321.

[12] Stein SA, Wartofsky L. Primary thyroid lymphoma: a clinical review[J]. J Clin Endocrinol Metab, 2013, 98(8): 3131-3138.

[13] Wang Z, Fu B, Xiao Y, et al. Primary thyroid lymphoma has different sonographic and color Doppler features compared to nodular goiter[J]. J Ultrasound Med, 2015, 34(2): 317-323.

[14] Haugen BR, Alexander EK, Bible KC, et al. 2015 American Thyroid Association Management Guidelines for Adult Patients with Thyroid Nodules and Differentiated Thyroid Cancer: The American Thyroid Association Guidelines Task Force on Thyroid Nodules and Differentiated Thyroid Cancer[J]. Thyroid, 2016, 26(1): 1-133.

[15] Trimboli P, Giovanella L, Crescenzi A, et al. Medullary thyroid cancer diagnosis: an appraisal[J]. Head Neck, 2014, 36(8): 1216–1223.

[16] Struller F, Senne M, Falch C, et al. Primary squamous cell carcinoma of the thyroid: Case report and systematic review of the literature[J]. Int J Surg Case Rep, 2017, 37: 36-40.

[17] Xing M. Molecular pathogenesis and

mechanisms of thyroid cancer[J]. Nat Rev Cancer, 2013, 13(3): 184-199.

[18] Hu D, Zhou J, He W, et al. Risk factors of lateral lymph node metastasis in cN0 papillary thyroid carcinoma[J]. World J Surg Oncol, 2018, 16(1): 30.

[19] Gong Y, Yang J, Yan S, et al. Pattern of and clinicopathologic risk factors for lateral lymph node metastases in papillary thyroid carcinoma patients with lateral cervical lymphadenopathy[J]. Medicine (Baltimore), 2018, 97(36): e12263.

[20] Wells SA Jr, Asa SL, Dralle H, et al. Revised American Thyroid Association guidelines for the management of medullary thyroid carcinoma[J]. Thyroid, 2015, 25(6): 567-610.

[21] Francis GL, Waguespack SG, Bauer AJ, et al. Management Guidelines for Children with Thyroid Nodules and Differentiated Thyroid Cancer[J]. Thyroid, 2015, 25(7): 716-759.

[22] Fagin JA, Wells SA Jr. Biologic and Clinical Perspectives on Thyroid Cancer[J]. N Engl J Med, 2016, 375(11): 1054-1067.

[23] Hirsch D, Levy S, Tsvetov G, et al. LONG-TERM OUTCOMES AND PROGNOSTIC FACTORS IN PATIENTS WITH DIFFEREN-TIATED THYROID CANCER AND DISTANT METASTASES[J]. Endocr Pract, 2017, 23(10): 1193-1200.

[24] Walczyk A, Kopczyński J, Gąsior-Perczak D, et al. Histopathology and immunohistochemistry as prognostic factors for poorly differentiated thyroid cancer in a series of Polish patients[J]. PLoS One, 2020, 15(2): e0229264.

[25] Hong YW, Lin JD, Yu MC, et al. Outcomes and prognostic factors in thyroid cancer patients with cranial metastases: A retrospective cohort study of 4, 683 patients[J]. Int J Surg, 2018, 55: 182-187.

[26] Liontiris MI, Mazokopakis EE. A concise review of Hashimoto thyroiditis (HT) and the importance of iodine, selenium, vitamin D and gluten on the autoimmunity and dietary management of HT patients.Points that need more investigation[J]. Hell J Nucl Med, 2017, 20(1): 51-56.

[27] Liu Z, Zhou G, Nakamura M, et al. Encapsulated follicular thyroid tumor with equivocal nuclear changes, so-called well-differentiated tumor of uncertain malignant potential: a morphological, immunohistochemical, and molecular appraisal[J]. Cancer Sci, 2011, 102(1): 288-294.

[28] Thewjitcharoen Y, Krittiyawong S, Butadej S, et al. De-differentiation of papillary thyroid carcinoma into squamous cell carcinoma in an elderly patient: A case report[J]. Medicine (Baltimore), 2020, 99(16): e19892.

[29] Wang W, Ouyang Q, Meng C, et al. Treatment optimization and prognostic considerations for primary squamous cell carcinoma of the thyroid[J]. Gland Surg, 2019, 8(6): 683-690.

[30] Wang SS, Ye DX, Wang B,et al. The Expressions of Keratins and P63 in Primary Squamous Cell Carcinoma of the Thyroid Gland: An Application of Raman Spectroscopy[J]. Onco Targets Ther, 2020, 13: 585-591.

[31] Struller F, Senne M, Falch C, et al. Primary squamous cell carcinoma of the thyroid: Case report and systematic review of the literature[J]. Int J Surg Case Rep, 2017, 37: 36-40.